国医大师传薪丛书

2018 国家重点研发计划——基于“道术结合”思路与多元融合方法的名老中医经验传承创新研究（NO.2018YFC1704100）

中部地区名老中医学术观点、特色诊疗方法和重大疾病防治经验研究（NO. 2018YFC1704103）

2022 安徽省中医药传承创新项目——基于数据挖掘技术探讨韩明向教授辨治中医脑病常见病临证经验研究（NO.2022CCZD01）

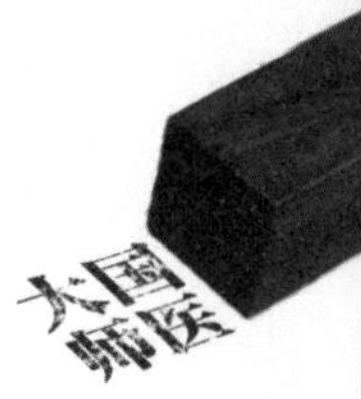

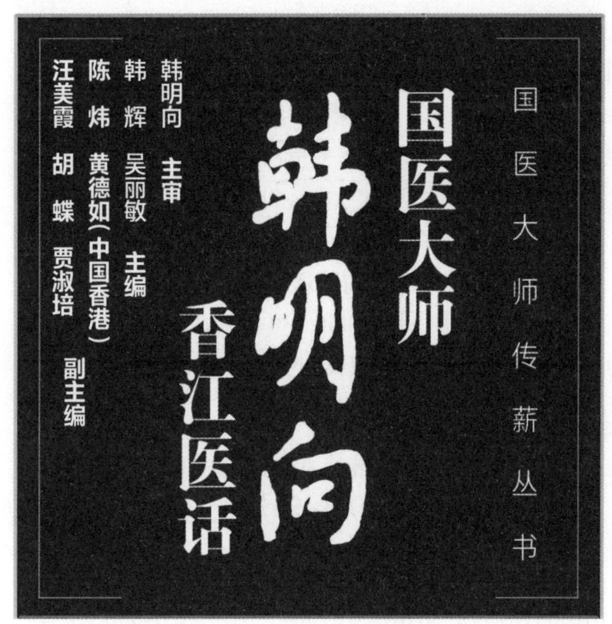

人民卫生出版社

·北 京·

图书在版编目(CIP)数据

国医大师韩明向香江医话 / 韩辉，吴丽敏主编．—北京：人民卫生出版社，2024. 3
（国医大师传薪丛书）
ISBN 978-7-117-35291-8

Ⅰ. ①国… Ⅱ. ①韩… ②吴… Ⅲ. ①医话－汇编－中国－现代 Ⅳ. ①R249.7

中国国家版本馆 CIP 数据核字（2023）第 189029 号

国医大师传薪丛书
国医大师韩明向香江医话
Guoyidashi Chuanxin Congshu
Guoyidashi Han Mingxiang Xiangjiang Yihua

主　　编：韩　辉　吴丽敏
出版发行：人民卫生出版社（中继线 010-59780011）
地　　址：北京市朝阳区潘家园南里 19 号
邮　　编：100021
E - mail：pmph @ pmph.com
购书热线：010-59787592　010-59787584　010-65264830
印　　刷：鸿博睿特（天津）印刷科技有限公司
经　　销：新华书店
开　　本：710 × 1000　1/16　　印张：23
字　　数：298 千字
版　　次：2024 年 3 月第 1 版
印　　次：2024 年 5 月第 1 次印刷
标准书号：ISBN 978-7-117-35291-8
定　　价：79.00 元
打击盗版举报电话：010-59787491　E-mail：WQ @ pmph.com
质量问题联系电话：010-59787234　E-mail：zhiliang @ pmph.com
数字融合服务电话：4001118166　E-mail：zengzhi @ pmph.com

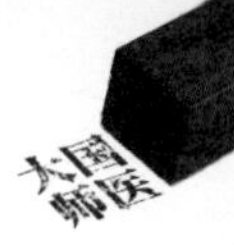

编委（以姓氏笔画为序）

丁小娟 王婷婷 王路瑶 龙胜 朱福生 刘祥 刘千琢 刘贾波
江鹏宇 李敏 豆可 吴丽敏 何蕾 汪美霞 宋书婷 宋成玮
张念 张仁佳 张锦秋 陈龙 陈炜 陈一民 陈奎玉 陈秋莹
房新如 赵丹 胡蝶 胡香菱 贾淑培 夏泽华 翁大伟（中国香港）
黄秋晨 黄德如（中国香港） 银苗朱 麻雨弟 韩辉 詹敏 谭芳
籍志慧

顾问（以姓氏笔画为序）

王亿平 方朝晖 刘健 李平 李泽庚 张念志 杨文明 戴小华

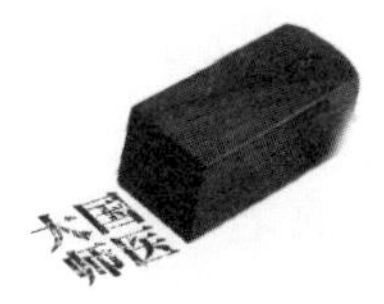

序

医话者，医家之言论也，每以随笔短文或笔记等形式，话其临床心得，道其用药心悟，述其医事见闻，抒其学术见解，文风活泼，常不分类别，不拘体例，不立标题，体裁多样。

以医话传于世者，代有名家。如宋之张杲《医说》，明之俞弁《续医说》，黄承昊《折肱漫录》，皆影响颇巨。及至清代医话体裁渐盛，如魏玉璜《柳洲医话》，史典《愿体医话》，黄凯钧《友渔斋医话》，王孟英《潜斋医话》《重庆堂随笔》《归砚录》，陆以湉《冷庐医话》，赵晴初《存存斋医话稿》，周学海《读医随笔》，尤怡《医学读书记》，皆多医理发挥，议论深刻。而同一医话，又体例不同，《存存斋医话稿续集》载《愿体医话》《友渔斋医话》《柳州医话》《潜斋医话》凡四种，《愿体医话》中重载良方，《友渔斋医话》则分"一览延龄""橘旁杂论""上池涓滴""肘后偶钞""证治指南""药笼小品"为六种，《柳州医话》乃王孟英辑魏柳州玉璜《续名医类案》中按语单方为柳州医话，故一名《柳州医话·良方》，《潜斋医话》则录简效方于前，载医话于后，故一名《潜斋简效方》，风格各异。今人之《岳美中医话集》，李今庸《舌耕余话》亦均为医话之佳作。

日前得《国医大师韩明向香江医话》(简称《香江医话》)书稿，索序于余，翻阅一过，香江医案篇涉及肺系疾病、心脑系疾病、脾肾系疾病、皮肤病、妇科疾病、杂病等多个疾病系统，内容丰富，颇多临床参考价值。书中并载精彩学术讲座多篇，涉及肺系病、心系病等常见老年慢性病，开创性地提出“虚 - 瘀 - 衰老”模式，“气虚、阴亏、血瘀是衰老的基本病机”，“气旺、阴充、血液流畅是生命活动的生理基础”，“元气决定人的天年”。这些观点，对于当今研究老龄化社会康养有理论和实践意义。本书还由弟子总结了韩明向大师行之有效的“药对”，对临床启迪良多。

十载旅港风和雨，千里香江云和月。2005—2014 年，经国家中医药管理局对台港澳中医药交流合作中心推荐，韩教授应邀到香港大学进行中医教学及中医临床工作，在香港大学专业进修学院中医临床中心十载寒暑。《国医大师韩明向香江医话》主要为其应诊讲学实录。我与明向大师多有过从，深感其医道品格言传身教惠泽中医学人，中医传承发展有幸甘于奉献的老中医人。无私奉献传帮带，一入杏林为终身，诚颔首称善，乐而为序。

中国工程院院士
国医大师 王琦
壬寅年腊月廿四日 于北京

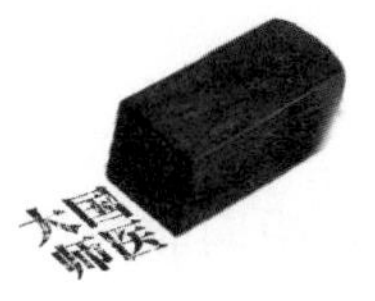

前　言

韩明向教授在2005年至2014年，赴香港大学专业进修学院，担任中医药学学部专科顾问、荣誉教授，香港大学专业进修学院中医临床中心及中药房中医师。他主要从事中医内科及全科医生的工作，治疗我国港澳地区及境外多个国家和地区的大量患者，其中既有常见病、多发病，又有久治不愈、原因不明的疑难病症，经过中医治疗取得良好疗效，受到了香港同胞的欢迎和赞誉。在此期间韩教授还参加了一些中医药学术活动，培养了一大批中医学徒，偷闲笔耕，著书献言。可谓是十载悬壶，情满香江。

在香港的近十年，约占据韩教授过去从事中医临床时间的六分之一，香港已经是他生活和从医的第二故乡。因此，韩教授门中弟子对其在港医疗和学术活动的有关资料加以总结和整理，编写成《国医大师韩明向香江医话》一书，来记录这一段难忘和美好的经历，希冀对传承中医药有一定作用。

《国医大师韩明向香江医话》一书主要分为两大部分。其中“香江医案篇”分为六节，涉及肺系疾病、心脑系疾病、脾肾系疾病、皮肤病、妇科疾病、杂病等多个疾病系统。每节前加入的引言部分反映了国医大师韩明向教授对该节疾病辨证论治的体会。选编了关于咳嗽变异性哮喘、血管神经性头痛、特发性面神经麻痹、慢性腹泻、慢性肾炎、急性湿疹、痛经、腰椎间盘突出症、神经性耳鸣、特发性水肿等精彩的医案医话。

“香江学术讲座篇”收录了韩明向教授在港期间开展的学术讲座，其中“中医药防治冠心病”“从肺肾论治肺胀”“温肺化饮治哮喘”“基于肺气虚证三级分度理论探索‘以证统病’的肺病管理模式”等讲座内容，引起了较为强烈的学术反响，使得以韩明向教授等专家学术思想为代表的安徽中医药文化在香港得到了传承和发展。本书还附有“跟师学习体会”“临床常用药对”，可供广大医者同仁参考。

《国医大师韩明向香江医话》一书汇集了编者的心血，从构思、动笔、文稿、校对、成书，大约花费了两年多的时间。本书旨在分享韩明向教授在香港行医的临床经验，给青年中医以指导启迪，共同为继承、发扬中医药事业贡献一份心力。

本书在编写过程中特别感谢中国工程院院士、国医大师王琦教授百忙之中予以作序，感谢北京中医药大学谷晓红教授和山东中医药大学第二附属医院徐云生教授领衔的国家重点研发计划予以资助，感谢香港大学的邀请及提供的交流平台。韩明向国医大师工作室、安徽中医药大学第一附属医院（安徽省中医院）、中国科学技术大学附属第一医院（安徽省立医院）在本书的出版过程中给予了大力的支持和协助，人民卫生出版社在编辑出版方面给予了大力的协助，在此一并致谢。

限于编写人员的水平，书中难免存在一些错误和不足之处，恳请广大同仁批评指正。

编者

2023年5月

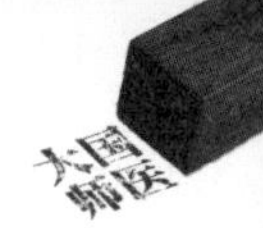

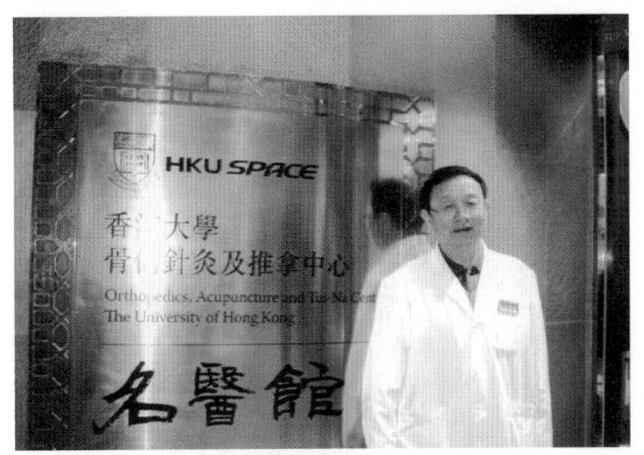

韩明向教授在香港大学名医馆

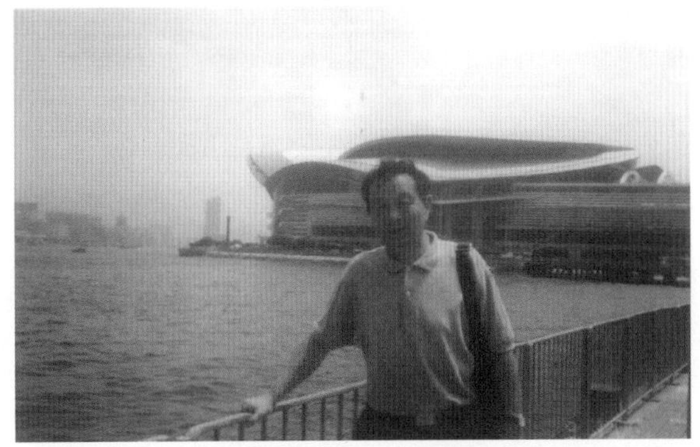

韩明向教授在香江留影

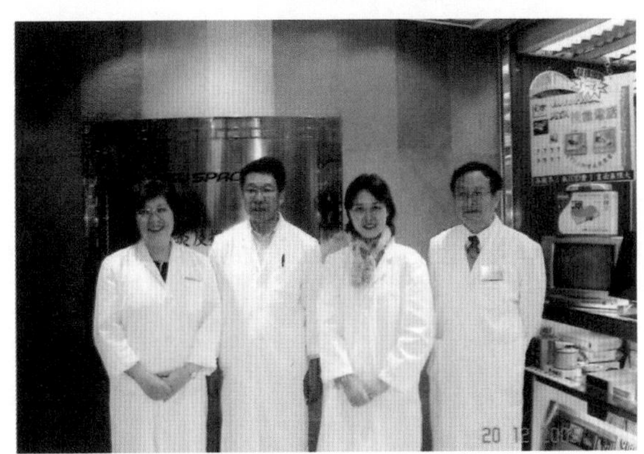

韩明向教授和香港同事合影

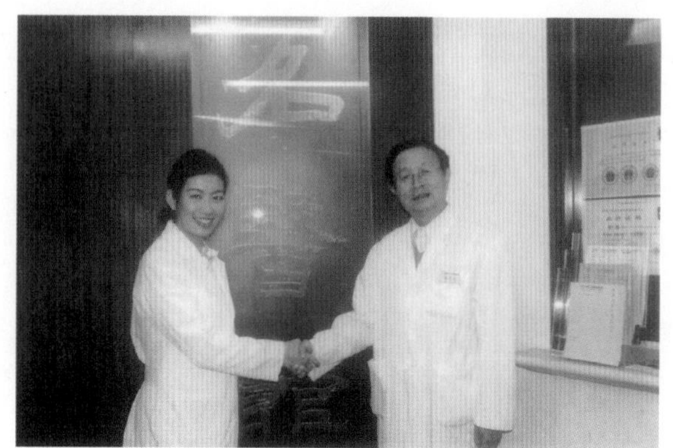

韩明向教授和香港弟子合影

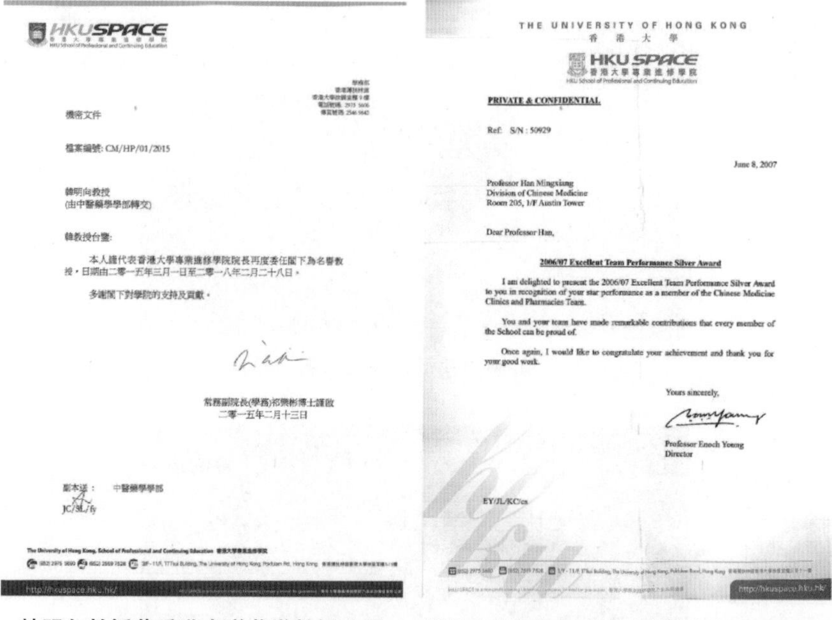

HKUSPACE

HKU School of Professional and Continuing Education

機密文件

檔案編號: CM/HP/01/2015

韓明向教授
(由中醫藥學學部轉交)

韓教授台鑒:

本人謹代表香港大學專業進修學院院長再度委任閣下為名譽教授，日期由二零一五年三月一日至二零一八年二月二十八日。

多謝閣下對學院的支持及貢獻。

常務副院長(學務)祁樂彬博士謹啟
二零一五年二月十三日

副本送： 中醫藥學學部

JC/SL/fy

The University of Hong Kong, School of Professional and Continuing Education 香港大學專業進修學院

http://hkuspace.hku.hk/

THE UNIVERSITY OF HONG KONG
香 港 大 學

HKU SPACE
香港大學專業進修學院
HKU School of Professional and Continuing Education

PRIVATE & CONFIDENTIAL

Ref: S/N : 50929

June 8, 2007

Professor Han Mingxiang
Division of Chinese Medicine
Room 205, 1/F Austin Tower

Dear Professor Han,

2006/07 Excellent Team Performance Silver Award

I am delighted to present the 2006/07 Excellent Team Performance Silver Award to you in recognition of your star performance as a member of the Chinese Medicine Clinics and Pharmacies Team.

You and your team have made remarkable contributions that every member of the School can be proud of.

Once again, I would like to congratulate your achievement and thank you for your good work.

Yours sincerely,

Professor Enoch Young
Director

EY/JL/KC/cs

http://hkuspace.hku.hk/

韩明向教授获香港大学荣誉教授称号　韩明向教授获得香港大学“杰出团队贡献奖”

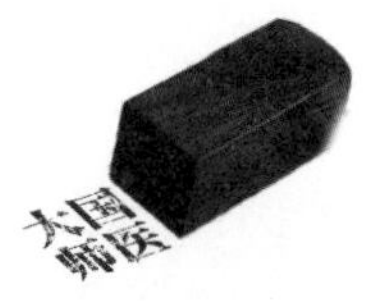

十年传岐黄，情誉满香江

——韩明向香港行医记

香江，香港的别称，因其港湾之水甘香清澈而得名。1997年7月1日，历经百年沧桑的香港终于回到祖国母亲的怀抱。为了建设香港，振兴香港的中医药事业，韩明向教授在2005年到2014年期间，历时近十年，传承岐黄，在香江悬壶济世，授徒解惑，合作交流，把传统中医的火种播撒在这片热土上。

一、年逾花甲，远涉香江

1940年，韩明向教授出生于安徽省肥东县一个普通农家。他学贯中西，声名远扬，来到香港之前，已经是第二批全国老中医药专家学术经验继承工作指导老师，国家中医药管理局多个重点学科及重点专科学术带头人，享受国务院政府特殊津贴。兼任中华中医药学会第四届理事会理事、中华中医药学会内科分会常务委员、中华中医药学会肺系病分会副主任委员、中华中医药学会脑病分会顾问。曾任国家自然科学基金项目评审专家、原国家食品药品监督管理局新药评审专家。他曾先后担任安徽中医药大学第一附属医院中医内科主任、中医内科教研室主任、大内科主任、院长、名誉院长，获得省部级科技成果奖17项，主持国家及省部级课题6项，获得中华中医药学会、安徽省科学技术进步奖等12项，发表学术论文240余篇，主编或参编学术著作31部。

2005年，65岁的韩明向教授经国家中医药管理局对台港澳中医药交流合作中心推荐应邀至香港大学从事中医临床和教学工作，尽管韩教授已年过花甲，但他仍毫不犹豫地接受了邀请。香港大学（The University of Hong Kong，HKU）是中华人民共和国香港特别行政区的国际化公立研究型大学，是亚洲著名大学之一。香港大学专业进修学院（HKU SPACE），是香港从事中医药教育的领跑者。他在收到香港特别行政区入境事务处《输入内地人才计划》正式通知以及香港大学专业进修学院中医药学学部正式邀请函后，即刻动身启程。

到了香港之后，他发现虽然香港居民热爱中医，早晚街头巷尾常见到打太极、练气功的人群，但由于历史原因，中医并未完全普及。香港的中医和香港一样，流浪百余年，历经苦与难，在逆境中举步维艰、挣扎生存。回归祖国以前，香港的中医中药长期生存在自生自灭的状态之中。当年在英国统治下的香港，中医师不能称为医生（doctor），只能称为种植或贩卖草药者（herbalist）；中医师的诊所不能使用“诊所”“医务所”等名称，甚至不能与注册西医共同从业于一个诊所；中医师无权签发死亡证书、疾病证明书，甚至连 X 线机、听诊器、血压计等现代医疗仪器的使用权也被剥夺。此外，过去港英政府的高地价政策使得香港房屋租金昂贵，限制了中医药业的经营发展。1941 年 12 月太平洋战争爆发，对香港中医业造成很大打击。日本占领香港后，认为中药需要慢慢煎煮，耗时耗力，十分烦琐，不适合战争需要，下令取消当时的香港东华三院中医，导致其从此一蹶不振。

1997 年 7 月 1 日，随着五星红旗和香港特别行政区区旗在香江上空同时飘扬，大地回暖，紫荆花又开，芳香弥天籁。香港人民终于扬眉吐气、当家作主，各项事业百废待兴。千疮百孔的香港中医也迎来了新的发展机遇。在香港需要振兴中医药事业的紧要关头，韩教授积极响应号召，虽年过花甲，只身一人，离开家乡，支援香江。

二、不畏艰辛，扎根临床

香港大学专业进修学院中医药学学部是韩教授到达香港的第一站。在中医药学学部沈博士、孟博士及罗女士的热情帮助下，韩教授以充实

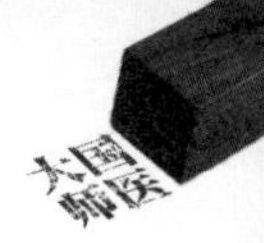

的支撑材料，不到一周时间便取得了香港有限制注册中医证书。从此，他便在中医药学学部开设的名医馆开始中医坐诊，长达近十年。

由于人生地不熟，在初来乍到之际韩教授便遇到了很多困难。一是语言交流障碍。90% 以上的香港市民讲粤语，韩教授完全听不懂，尤其在询问病史时显得尤为棘手。二是住宿环境较差。刚来时，他就住在中医药学学部对面破旧小区四楼的一个十多平方米的出租屋里，房间里的家具只有一个衣柜，窗户很小，光线不佳，通风不良，活动空间非常局限。三是合肥、香港两地往来交通不便。从合肥去香港的飞机，一周只有两个航班，而且都是清晨 6 点左右起飞。为了赶上飞机，年过花甲的他凌晨 3 点多就得起身出发，一整晚都无法安心睡觉。有时没有买到机票，他就从合肥坐一夜火车到达广州或深圳，第二天再坐动车到达香港，旅途十分劳顿。那时网络还不发达，还总是要担心到达香港之后没有旅馆住。

虽然在工作、生活上遇到很多困难，但是他一想到香港中医的现状，立马打起精神、顽强奋斗。他不仅跟着电视上的粤语频道练习粤语发音，还在名医馆安娜、阿珊等人的帮助下，专门做了一本厚厚的粤语学习笔记。这本泛黄的笔记上面清晰地记载着“您怎么不舒服”“您哪个部位痛”“您什么时候开始发烧”“您平时累不累”“这个症状多长时间了”等临床常用问诊话语的粤语注音。经过半年的时间，他基本能和当地患者进行交流了。

三、辨证求精，破解难症

香港大学为韩教授设立了专用的名医馆诊室。在名医馆开放当日，学校和特区卫生署的领导及十多家香港媒体记者出席开幕仪式。在这个名医馆里，韩教授诊治过的患者不计其数，尤其以老年患者及女性患者居多。对于广大患者，无论他们从事什么职业，他都一视同仁，认真看诊，收效良好，口碑颇佳。他接诊的患者主要来自我国港澳地区，也有来自美国、加拿大、澳大利亚、俄罗斯、英国、法国、德国、瑞典、比利时、以色列、日本、韩国、印度、新加坡、马来西亚、泰国、菲律宾等国家的患者。

韩教授坐诊的名医馆设置了四类诊室，分别是全科、骨伤科、针灸科、推拿科。韩教授基于其丰富的临床经验，诊治的疾病涉及内科、外科、妇科、儿科等多个领域。有人诧异地问韩教授："您在祖国内地主要从事中医内科学、中医老年病学方面的研究，如何能看这么多科的疾病，而且效果这么好?"他笑着说："香港的中医诊所是纯中医，没有西药，也不能开西药，遇到困难只能从中医药里找方法，这对于传承中医有好处。内、外、妇、儿等各科疾病都要看，这样更能锻炼人。我按照老祖宗的方法，掌握好'辨证论治'这一根本原则，同病异治、异病同治，万变不离其宗。"

在香港，韩教授充分运用"辨证论治"这个法宝，成功治疗了多种病症。如咳嗽、哮喘、肺胀、反复感冒、胸痹心痛、心悸、高血压、头痛、眩晕、胃痛、泄泻、便秘、水肿、肾炎、消渴、尿路结石、尿路感染、肿瘤术后、亚健康、皮肤湿疹、荨麻疹、红斑狼疮、过敏性鼻炎、耳鸣耳聋、月经不调、围绝经期综合征、不孕不育等。由于医术精湛，他两周后就被中医药学学部提升为"专科顾问医生"。

某女，30余岁，患缺铁性贫血10年。近2周出现食少纳呆，乏力神疲，时常头晕头昏，腰部酸软，畏寒怕冷，晚餐后胃脘疼痛，睡眠正常，小便可，便秘，舌淡苔薄，舌尖有瘀点，右脉沉细尺弱、左脉细滑。西医诊断：缺铁性贫血。中医诊断：虚劳（血虚血瘀证）。韩教授以健脾益肾、养血化瘀立法，以六君子汤合右归丸化裁。二诊：腰部酸软减轻，仍饮食不香，神疲乏力，胃脘疼痛不减，舌脉从前，自拟延芍六君子汤加减。三诊：诸症缓解。韩教授治疗此案贫血，没有直接见血补血，而是从血液的化生来源考虑。一则脾胃为后天之本，气血生化之源，《灵枢·决气》说："中焦受气取汁，变化而赤，是谓血。"二则，肾主骨，生髓，髓化血，《诸病源候论·虚劳病诸候·虚劳精血出候》说："肾藏精，精者血之所成也。"故以六君子汤健运脾胃、补气生血，右归丸补肾生髓化血，补而不滞。二诊，患者腰部酸软改善，去右归丸，改以自拟延芍六君子汤健脾益气养

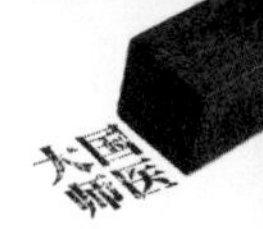

血，延胡索、白芍等药行气活血止痛。韩教授诊病看似云淡风轻，实则暗藏玄机，抬眸挥手之间，理法方药已经跃然纸上了。

某男，40余岁，夜间尿频近3年，加重1年。夜尿每晚3~6次，白天较为正常。若运动多出汗则夜间尿量减少，但口干多饮，平时容易疲劳，畏寒，汗多，纳可，大便正常，舌淡胖，苔薄，左脉细滑、右脉沉弦细。血、尿常规检查正常，肾、膀胱、前列腺未发现异常。此患者多方求助西医无明显疗效，故转投中医。韩教授认为此证属于肾阳虚。肾为水脏，主封藏、主水。膀胱为水腑，贮存、排泄尿液。膀胱的贮尿、排尿功能发挥全赖肾脏的封藏、气化作用。《笔花医镜·膀胱部》说："小便之利，膀胱主之，实肾气主之也。"此患者夜尿频繁，畏寒自汗，证属肾阳亏虚，失于封藏。立补肾助阳之法，方选巩堤丸加减。药后二周，夜尿逐渐减少至每晚3次。原方出入，继续服用，诸症缓解。韩教授四诊合参，审查内外，归纳病机，准确辨证，用药得当，方能应手取效。

那一份份病历，那一张张处方，那一味味中药……韩教授朴素淡泊，救死扶伤，执着熔炼医者本色，用真心、爱心、同情心守卫港人的身体健康。

四、传承岐黄，薪火相传

韩教授在精于临床的同时，还非常注重师承教学。在香港回归祖国之前，当地中医教育事业处于低迷期。当时，香港教育署不承认中医学科，也不接受中医学院备案；没有正规大学开设中医课程，只有一些私人或民间社团开办私立中医学校，且其不能被纳入香港的教育体系，只被允许进行商业注册。由于资金少、规模小、学制时间短，又受夜间开课、师资力量薄弱等各方面因素的制约，这些私立中医学校一直发展艰难。

直到20世纪90年代，随着香港回归祖国的时间日益临近，学习"中医药"在香港渐渐兴起。1991年，香港大学专业进修学院以敏锐的洞察力察觉到香港中医药人才方面的巨大缺口。1992年，首先开办"中医进修证书课程”班以及“基础医学证书课程”班。1994 年之后，香港大学专业进修学院继续开办了中医基础、中医诊断学、中草药、方剂学等证书课程。1996 年，香港大学专业进修学院开展了首个“针灸学进修文凭课程”班。香港大学专业进修学院对香港中医药事业的发展起到了积极的推动作用。

2005 年，香港大学专业进修学院在香港中医界首创“中医师带徒临床课程”（2005—2006 学年），这是对香港回归之后正规全日制中医教学的补充。韩教授担任香港大学专业进修学院第一位师带徒导师。20 多位资深中医师参加报名，经过 2 轮面试，张惠颐、翁汉威两名学生脱颖而出，成功入选为韩教授的入室弟子。韩教授严格把关教学质量，悉心传授学术经验，重视研究经典著作，认真指导临床实践。张惠颐、翁汉威每周跟诊于韩师，分析病案，撰写读书笔记，提交学习体会报告；还接受半年的课程训练，使理论知识与临床实践相结合。最终，这两名学生顺利通过了结业考试，“取得真经”。韩教授成功培养出香港第一批继承国家级名老中医思想与经验的中医人才。

现为香港注册中医师的张惠颐说：“韩教授真正带领我们理解每个症，教我问症施治的技巧，体会两个人服用相同的中药会有不同的身体反应。”现为香港私人中医师及物理治疗师的翁汉威说：“曾有一个患者耳朵流血，当时要是由我治疗，就会开具止血药处方以治标。但韩教授却找出其病在于肝，便处以龙胆泻肝汤。我非常有幸能得到国家级名老中医韩明向教授亲自指导，我们可以在实践中学习名中医的学术思想、临床经验与思维方法，领悟其精髓，以提升临床诊治能力。”

韩教授在香港大学专业进修学院培养的正式学徒共有 6 位，分别是张惠颐、翁汉威、罗洁馨、黄德如、张艾英、温万芬。其中，学生黄德如，毕业于香港中文大学社会科学专业，担任香港电视台主持人和卫生记者，后来在工作中对中医越发感兴趣，便来到香港大学学习中医并拜韩教授为师，现在已经成为香港注册中医师了。除了香港大学专业进修学

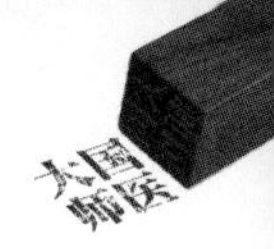

院正式下文的学徒外，因仰慕韩教授的医术医德，自发去名医馆跟师的学生们，更是络绎不绝。鉴于韩教授的突出成绩，2009 年香港大学专业进修学院聘请韩教授为荣誉教授。2012 年、2015 年、2018 年，多次被香港大学专业进修学院续聘为荣誉教授。

“星星之火，可以燎原”。韩教授的香港学生，如今已经遍布香江各地，在多个学科领域崭露头角、拔群出萃，为香港中医药事业的建设和发展兢兢业业、尽职尽责。

五、著书献言，壮心不已

任何学科都是与时俱进、不断发展的，博大精深的中医学更是如此。韩教授白天带徒看病，晚上挑灯夜读。当时，交通不方便，没办法带很多书过去。所以他将在互联网上查阅到的大量文献资料，下载并打印下来，晚上坐在简陋的出租屋里认真研读，为自己充电续航。韩教授先后出版了多部高质量的专著如《现代中医延缓衰老学》《现代中医临床辨病治疗学》《韩明向杏林耕耘 60 年》等。有的书籍畅销到美国、加拿大等海外市场，一版再版，颇受欢迎。

2005 年，在禽流感高发季节时，韩教授主动建言献策，创制了清热解毒、益气固本的“禽流感处方”，由黄芪、金银花、连翘、黄芩、贯众、板蓝根组成。他运用传统中医中药以提高机体免疫力、防止病毒的侵袭，为香港市民的健康保驾护航，受到当地患者的一致赞赏和好评。2005 年，新华网报道，韩教授成为首位向香港市民提供诊疗服务的“名老中医”。

六、十年香江，深广意远

十年坚守风和雨，千里香江云和月。古稀之年的韩教授仍然朝辞徽州暮香江，老骥伏枥，老当益壮。这不仅仅是一项责任，更是一种赤子情怀。他医术卓越，指导后学，各类成果突出，促进了香港与内地在中医药方面的交流和合作，提高了香港大学中医药研究的临床、教学、科研水平。他的事迹被香港《文汇报》《大公报》等十多家媒体争相报道。

1. 目睹了中医药在香港的新形象　1999 年香港特别行政区立法会公布了《中医药条例》。《中医药条例》的实施为香港中医的发展提供了法律保护和法律依据。本地区的人文渊源、地理环境、生活习惯等，也为发展中医药提供了适宜的土壤。这些都给韩教授带来了新的机遇。韩教授带着内地传统中医的火种和精湛的医术而来，与香港中医药的发展碰撞出了新的火花，为博大精深的传统中医药在香港的传承和发展贡献了重要力量，提升了中医药的公信力，促进了香港中医药的发展和进步。

2. 感受了港民学习中医的热潮　香港人平时喜喝凉茶，吃龟苓膏，煲汤好加中药。凉茶是粤港民间常用的复方药剂，配方全部是土产的祛火草药；龟苓膏主要配料为龟板、土茯苓、金银花、槐花、玄参等。这些足以说明香港很早就具备了较好地认识和使用中医的民众基础。而韩教授在名医馆坐诊期间，用中医药诊治了许多疑难杂症，更加提高了中医药的公信力。随着香港中医师注册制度、中药产品登记制度等相继推行，各种中医药管理措施的不断制定，中医药逐渐在广大市民中普及，并使市民享有更为优质的中医医疗与保健服务，加深社会各界的共同参与，从而有力地推动港民学习和热爱中医的热潮。

3. 开展了岐黄医学合作交流　由于香港传统中医药起步晚，人才较为缺乏。当时开办的中医药教育和研究机构规模小，从事中医药教育与研究的经验仍然不足。20 世纪 80 年代，香港多名著名老中医相继去世，形成了人才青黄不接的局面。为改变这些现状，香港采取了内地中医药高等人才引进政策。韩教授受邀来港，接收弟子，传道授业解惑。随着电脑、网络信息资源在中医诊室的普及，中药颗粒剂以及颗粒剂成方的应用，都给中医药的发展注入了新的强劲动力，开创了中医药事业的美好前景。

十年香江，一片赤诚！不忘初心、牢记使命！十年的香港行医生涯，目前已占据了韩教授从事中医临床时间的六分之一，成为他生命中不可

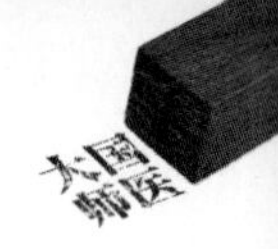

或缺的一部分。香港也已经成为他的第二故乡。他坚信，香港乃东西方文化交融之地，只要充分利用东西方文化和文明的成果对中医药进行管理、研究、发展，香港中医药事业的明天一定会更加美好！

（胡　蝶　整理）

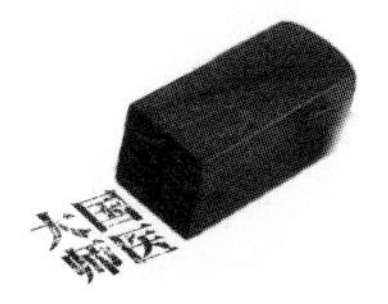

目 录

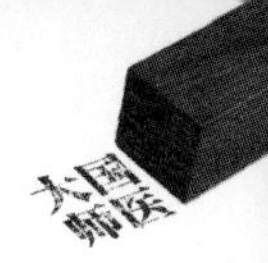

香江医案篇

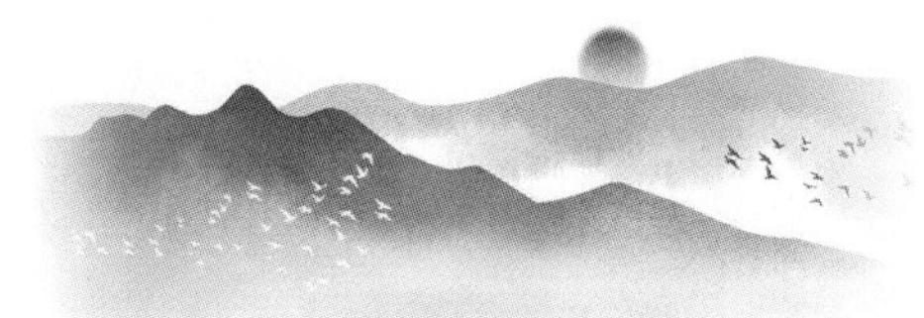

肺系疾病

肺为华盖，可为人体五脏六腑“遮风避雨”，因此保护肺气对人体健康至关重要。肺为娇脏，外窍为鼻，内窍为喉，外合皮毛，所以最容易为外邪侵犯。肺喜温而恶寒，更易感受寒邪。咳嗽是肺气上逆而排出病邪的保护性防御反射，是肺系疾病最常见的信号。但久咳可耗伤肺气，病及脾肾，影响气血运行，导致水液代谢异常而变生诸病，必须及时予以治疗。止嗽散是治疗咳嗽常用的基础方剂，全方温润和平，具有疏散风寒而不助热，解表祛邪且不伤正的特点，临床可根据辨证不同而随证加减，用以治疗多种咳嗽证型，如表寒咳嗽可加麻黄、杏仁、甘草，风热咳嗽可加桑叶、菊花、金银花、连翘，寒痰咳嗽可加干姜、细辛、五味子，痰热咳嗽可加芦根、枳实、竹茹、胆南星，痰湿咳嗽加用半夏、茯苓、陈皮，燥痰咳嗽加天冬、麦冬、贝母、知母，风痰咳嗽加蝉蜕、僵蚕、苏叶等。

咳嗽多有咳痰，根据痰液的质地、性状及患者全身状况，可有寒痰、热痰、湿痰、燥痰、风痰之不同。其中寒痰多色白清稀，多见于阳虚体质者，可选用干姜、细辛、白芥子；热痰痰黄黏稠，多见于阳热偏亢者，可选用桑白皮、黄芩、枇杷叶；湿痰色白量多，多见于脾虚湿重者，可选用半夏、茯苓、陈皮；燥痰色白量少黏稠，多发于阴虚体质者，可选用贝母、杏仁、瓜蒌仁；风痰多泡沫，可见喉痒、喉中痰鸣，多见于体质过敏者，可选用蝉蜕、僵蚕、荆芥穗。

肺系疾病常见气短、气促、气喘等呼吸困难表现，气短为呼吸时间短，呼吸幅度狭窄；气促为呼吸急促，节律不整；气喘为不能用力呼吸，呼吸浅表。发作性气喘伴有喉间痰鸣音时为哮喘。气喘分为实喘与虚喘，实喘又有寒喘及热喘之分。寒喘用苓甘姜辛五味汤加味，兼有表寒者用小青龙汤；热喘用麻杏石甘汤加味，若有血压高需慎用麻黄，或以地

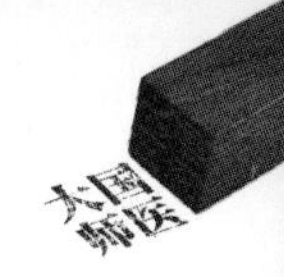

龙代替。虚喘有肺脾气虚型、肺肾气虚型。肺脾气虚型用玉屏风散合补肺汤加减，或加异功散培土生金而补肺气；肺肾气虚型用补肺汤加紫河车、蛤蚧、核桃仁等。

鼻为肺之外窍，喉为肺之门户。肺窍不利，则肺气宣肃失司而引起咳痰喘症。鼻窍不通可用苍耳子发散风热通鼻窍，热重加黄芩、栀子，涕清加麻黄、细辛散寒通窍；喉痒不利加荆芥穗、蝉蜕、薄荷以祛风止痒。

咳嗽变异性哮喘（气阴两虚，风痰瘀阻）

黄某，男，39岁。初诊：2010年8月18日。

主诉：咳嗽、咳痰9年余，再发1个月余。

病史：患者确诊为咳嗽变异性哮喘9年余，症见咳嗽，咳痰色白，口干咽痒，夜间加重。

刻下：气短乏力，唇甲紫绀，纳差，便秘，夜寐欠安。舌质黯，苔薄黄，脉沉涩滑。

西医诊断：咳嗽变异性哮喘。

中医诊断：哮咳；气阴两虚，风痰瘀阻证。

治法：益气养阴，祛风化痰，活血行瘀。

处方：

黄芪30g	生白术30g	木蝴蝶6g	桑叶15g
麦冬15g	北沙参15g	炙款冬花15g	防风6g
僵蚕6g	地龙6g	桃仁10g	橘络10g
生龙骨先煎30g	生牡蛎先煎30g	鸡内金10g	炙甘草6g

7剂，水煎服，每日1剂，早晚温服。

复诊：2010年8月25日。患者诉药后夜间不咳，白天稍咳，咽痒减轻，痰少，仍口干乏力，食可，大便畅，眠可，舌质黯，苔薄白，脉沉涩。稍作加减，上方去生龙骨、生牡蛎、鸡内金，加桔梗10g，继服7剂。

三诊：2010年9月1日。患者诉药后诸症明显好转，白天偶有咳嗽，舌质稍黯，苔薄白，脉沉。仍守原法，去僵蚕，加黄精30g、绞股蓝15g、山药15g，续服7剂。

四诊：2010年9月8日。诸症平稳，继续巩固治疗。

按语：咳嗽变异性哮喘(cough variant asthma，CVA)是一种特殊类型的哮喘，临床表现为阵发性、刺激性干咳，遇冷空气、灰尘、油烟等易诱发或加重咳嗽，伴有咽痒等症状。我国高达33.3%的慢性咳嗽由咳嗽变异性哮喘所致。目前西医学治疗咳嗽变异性哮喘主要使用支气管扩张剂或者类固醇药物等。通过西医规范治疗，短期疗效尚可，然而一旦停药则易复发，且西医治疗存在副作用、耐药性以及依赖性等问题。对此，传统中医药治疗咳嗽变异性哮喘患者具有改善机体肺脾功能、减少疾病复发以及缩短疗程等优势。

本例患者乃气阴两虚，痰瘀互结，风邪扰动，肺失宣肃，发为哮咳。韩老指出，治疗当气阴同治，虚实兼顾，治以益气养阴，祛风化痰，活血行瘀。以自拟哮咳1号方加减，以黄芪、白术内补脾肺之气，增强机体免疫力；北沙参、麦冬、桑叶、木蝴蝶养阴增液，滋养肺之脉络；桃仁活血润燥通便；炙款冬花止咳化痰；橘络、僵蚕化痰通络；地龙通络平喘，现代药理研究表明地龙具有松弛气管平滑肌、抗过敏、调节免疫等功效；生龙骨、生牡蛎宁神镇咳；配合少量防风祛风解表，使补中寓散；鸡内金消食化积，以助脾胃吸收药力；甘草调和，诸药合用，扶正祛邪，标本兼顾。二诊时加桔梗增强利咽润燥之功。三诊时加黄精、山药、绞股蓝以扶正固本，三者药性平和，均可健脾益气，养阴填精，临床疗效满意。

《素问·风论》云："故风者百病之长也，至其变化乃为他病也，无常方，然致有风气也。"肺为华盖，肺为娇脏，喜润恶燥，风为百病之长，为外邪之先导，即所谓"伤于风者，上先受之"(《素问·太阴阳明论》)。韩老通过长期的临床观察进行了总结，认为咳嗽变异性哮喘患者咳嗽的特点

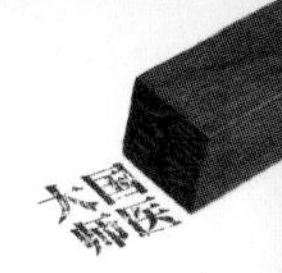

为阵咳、呛咳及挛急突然发作，且伴随咽痒、喉痒、喷嚏、恶风等症状，患者多由受风、冷空气及异味诱发而作痒，一痒即咳，较难控制。临床证候表现出了中医学中“风胜则痒甚”和“风善行而数变”的特点。其强调本病虽属哮喘的一种，但临床表现仅以咳为主，且有“风咳”之称，《诸病源候论·咳嗽病诸候·咳嗽候》记载风咳症状为“欲语因咳，言不得竟是也”，故风邪扰动为其发病的基础。

《杂病源流犀烛·咳嗽哮喘源流》曰：“有久咳经年百药不效，余无他症，与劳嗽异者。”再如《诸病源候论·咳嗽病诸候·久咳逆上气候》中所述：“定后复发，连滞经久也。”这里的“百药不效”及“定后复发”与本病顽固难愈的特点相类似。韩老根据咳嗽变异性哮喘患者的病程缠绵、久治不愈及反复发作等特点并结合望、闻、问、切，认为患者机体内存在导致其缠绵难愈的致病因素，即痰饮和瘀血。二者皆为机体津液代谢失常所产生的病理产物，一旦形成又会成为新的致病因素。《诸病源候论·痰饮病诸候·诸痰候》云：“诸痰者，此由血脉壅塞，饮水积聚而不消散，故成痰也。”故痰瘀互结为其久治不愈的核心。

肺为娇脏，喜润恶燥，如《素问·阴阳应象大论》所云：“西方生燥，燥生金，金生辛，辛生肺，肺生皮毛……其在天为燥，在地为金，在体为皮毛，在藏为肺。”韩老指出，患者往往在急性期疏忽治疗，就诊率偏低，常常自行口服抗菌药物或镇咳定喘药物，效果欠佳，致使疾病迁延日久，邪气郁久化热，热盛伤阴耗气，阴津失润，气失摄纳，就医时多已至病程后期，故气阴两虚是病情进展的根本。临床表现为咽干、咽痒，一痒即咳，咳后暂舒，但稍后会病情加重，伴口干、咽燥、神疲乏力、纳差腹胀等。

韩老临床根据百病多由痰作祟的经典理论，认为咳嗽变异性哮喘与支气管哮喘在病理机制上存在统一性。咳嗽变异性哮喘患者多因“宿根”痰饮久伏于肺，每遇外感风邪而引动伏痰，以致痰气搏结于气道而发病。同时，韩老认为瘀血和痰饮皆属阴邪，二者形成又可共同致病，进而导致本病缠绵难愈。韩老强调本病乃久病顽疾，瘀血亦是其病理变化的一个重要方面，临床治疗本病不仅要重视辨痰、治痰，还需注意通利肺络、活血化瘀中药的使用。韩老认为本病多由于痰瘀互结，每遇风邪扰动，不期而发。痰瘀互结贯穿始末，临床应以化痰通络、活血行瘀为主线，中病即止。临床治疗本病善用二陈汤和桃红四物汤化裁加减，常选用橘络、川贝母、姜半夏、桃仁、丹参、虎杖、莪术等。对于久病顽咳，痰瘀互结者，韩老临床善用虫类中药，常用僵蚕、蝉衣、蜈蚣、全蝎、地龙等加强药力。韩老以健脾益气、养阴增液为根本治则，并佐以祛风、化痰、行瘀之品，严谨组方治疗咳嗽变异性哮喘之久咳，临床自拟哮咳 1 号方，疗效确切。药用生黄芪 30g，生白术 30g，桑叶 15g，枇杷叶 15g，木蝴蝶 6g，麦冬 15g，北沙参 15g，紫菀 15g，百部 10g，款冬花 15g，桃仁 10g，地龙 6g，炙甘草 6g 等。方中生黄芪、白术共为君药，补肺健脾、益气扶正；桑叶、枇杷叶、木蝴蝶、麦冬、北沙参共为臣药，养阴润肺；佐以紫菀、百部、款冬花止咳化痰；桃仁、地龙活血通络；使药炙甘草调和诸药。全方共奏益气养阴，活血祛风，止咳化痰之功。

慢性咳嗽（阴虚咳嗽）

患者杨某，女，56 岁。初诊：2005 年 9 月 10 日。

主诉：感冒后反复咳嗽 2 个月余。

病史：患者 2 个月前因感冒后而诱发咳嗽，西医治疗咳嗽缓解不明显，患者转求中医治疗。既往有高血压、高脂血症病史。

刻下：咳嗽，呈阵发性，痰少色白，喉痒干，唇干，舌生疮，畏热，夜间多咳多汗，常凌晨方能入睡，纳少，乏力气促，时有耳鸣耳痒，视物模糊，目干，腰酸，排尿不畅，尤夜间为甚，尿黄。脉弦数，舌尖红，舌胖，苔少而干，有裂纹。

西医诊断：慢性咳嗽。

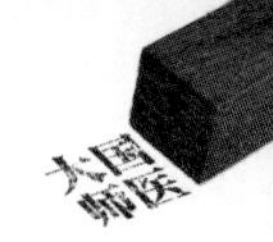

中医诊断：咳嗽，肺阴虚证。

治法：滋阴润肺，化痰止咳。

方选沙参麦冬汤合止嗽散加减。

处方：

北沙参 15g　麦冬 10g　玉竹 10g　甘草 6g
霜桑叶 10g　天花粉 10g　桔梗 6g　紫菀 10g
白前 10g　百部 10g　川贝 6g　知母 10g
蝉蜕 5g

5 剂，水煎服，每日 1 剂，早晚温服。

复诊：2005 年 9 月 15 日。咳嗽较前明显改善，但晨起较重，痰少色白而黏，喉干唇干，舌脉如前。上方加太子参 10g。再服 7 剂，水煎服，早晚温服。

三诊：2005 年 9 月 22 日。遇冷风刺激偶有咳嗽，干咳为主，口干，纳少，乏力气促，舌尖红，舌胖苔少。治拟疏风止咳，滋阴润肺之剂，上方加荆芥 10g、防风 10g、山药 10g。拟嘱咐患者避风寒，预防感冒，加强体育锻炼，增强免疫力，饮食清淡，心情舒畅。

按语：咳嗽是人体排出异物的保护性防御反射，是肺系疾病最常见的信号。咳嗽分为急性、亚急性和慢性三种，一般病程大于 8 周的为慢性咳嗽，小于 3 周为急性咳嗽，大于 3 周而小于 8 周的称亚急性咳嗽。慢性咳嗽作为一种临床常见病症，其发病率高，病程长，且容易受到多方面因素的综合影响。

中医学上，咳嗽是指外感或内伤等因素，导致肺失宣肃而肺气上逆，以咳嗽或咯吐痰液为主要表现的病证，也是肺系疾病的主要症状之一。肺为娇脏，外窍为鼻，内窍为喉，外合皮毛，所以最容易为外邪侵犯。《素问·咳论》指出咳嗽系由“皮毛先受邪气，邪气以从其合也”，“五脏六腑，皆令人咳，非独肺也。”“咳证虽多，无非肺病”（《景岳全书·咳嗽》），正如程钟龄在《医学心悟·咳嗽》所言：“肺体属金，譬若钟然，钟非叩不鸣。

风、寒、暑、湿、燥、火，六淫之邪，自外击之则鸣；劳欲、情志、饮食、炙煿之火，自内攻之则亦鸣。”若“医者不去其鸣钟之具，而日磨锉其钟，将钟损声嘶而鸣之者如故也”。韩老认为，咳嗽一病，因六淫之邪袭肺，或外邪袭于肌表，伤及肺系，使肺失宣降，气机上逆而发为此病。内伤者，多由久咳伤肺，或由其他脏腑功能失调累及于肺所致。同时，咳嗽久发，病及脾肾，影响气血运行，导致水液代谢异常而变生诸病，脏气虚衰，则有正虚的表现，如肺阴亏虚之证，须及时予以治疗。

本案例辨病辨证分析：根据患者主诉辨病为“咳嗽”，因患者年过七七，天癸绝、阴津枯、肝肾阴虚。伤阴无外乎以下，或禀赋阴虚；或感冒迁延伤金；或酒膏厚味，助热伤阴；或气虚及阴；或误汗伤阴；或相火灼金；或土虚不能培金等。证为肺阴虚，见干咳少痰，喉干唇干，苔少。余邪未尽全，使咳嗽迁延两三月，喉痒、阵发性咳嗽乃风之表现。阴虚生内热，故畏热多汗、尿黄脉数。舌干有裂纹乃舌体久失濡养，阴液亏损所致。除肺阴虚之外，亦见肝肾阴虚，肝肾阴虚又以肾虚为主，腰为肾之府，肾虚故见腰酸；肾开窍于耳，故有耳鸣耳痒；肾主二阴，症见排尿不畅；肾水不足，不能涵木，故见肝阳上亢，可见脉弦数；肾水不能济心火，水火不济，心火上炎，舌为心之苗，故见舌尖红、舌生疮，《素问·至真要大论》云：“诸痛痒疮，皆属于心。”心主神明，心火内炽，心神扰动而不寐。肝肾同源，肝开窍于目，肝阴不足不能上荣于目，故见目干。气虚则见纳少、乏力、气促，易反复感冒，舌胖。综上所述，此乃气阴两虚之证，但以阴虚为重。

方选沙参麦冬汤合止嗽散加减，以滋阴润肺、止咳化痰，标本兼治。沙参麦冬汤出自吴鞠通《温病条辨》，诸药合用有清养肺胃，生津润燥之功。止嗽散源自于《医学心悟》，由清代医家程钟龄所创，全方温而不燥、润而不腻，符合肺为娇脏、不耐寒热的生理特点，适用于咳嗽迁延不愈或愈而复发者。方中麦冬、北沙参宣肺益胃、养阴生津，为主药；辅以玉竹、天花粉生津润燥，增加麦冬、沙参的清养肺胃之力；桔梗宣提肺气，

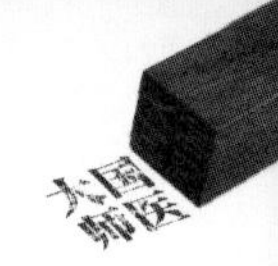

紫菀、百部润肺下气，白前降气化痰；佐以桑叶轻宣燥热；甘草调和诸药。止嗽散温润平和，不寒不热，疏风祛痰，宣肺止咳，颇适宜于新咳、久咳，去陈皮嫌其燥；加二母增强滋阴润燥、化痰止咳之效；加蝉蜕以其虫类药物镇咳功效更宏。

二诊时症状明显改善，仍守原方，加太子参，因气阴互根之故。

三诊时缓则遇寒诱发咳嗽，纳少，加荆芥、防风疏风止咳，山药平补肺肾。

中医治病但求辨证论治，此乃中医特色也。所以，辨证论治不仅是中医的特色，亦是中医的最大优势。韩老认为内伤咳嗽一病，多为邪实正虚，治当祛邪扶正，调理脏腑功能，权衡标本、主次、缓急，攻邪以理肺气、调畅气机，扶正以充肺气，故其临证喜用“温润和平”之止嗽散为主方加减运用。止嗽散是治疗咳嗽的常用基础方剂，具有解表祛邪且不伤正的特点，临床根据辨证不同类型随证加减，可以治疗多种证型的咳嗽。

慢性气管炎（寒饮郁肺）

患者潘某，女，62岁，初诊：2007年4月5日。

主诉：反复发作性咳嗽10余年，再发2个月。

病史：患者既往有慢性支气管炎病史10余年，2个月前因气温骤变感冒后诱发，咳嗽、咳痰迁延不愈，CT提示慢性支气管炎。

刻下：咳嗽、咳白色黏痰，量多，尤以早晨为著，胸闷，喉间痰鸣，头重如裹，纳谷偏少，口干不欲饮，二便调，舌红，苔薄白腻，脉沉紧。

西医诊断：慢性支气管炎。

中医诊断：咳嗽，寒饮郁肺证。

治法：温肺化痰，理气止咳。

方选射干麻黄汤合止嗽散加减。

处方：

射干 10g	麻黄 10g	生姜 9g	细辛 3g
姜半夏 9g	百部 10g	紫菀 10g	款冬花 10g
白芥子 10g	五味子 9g	大枣 6g	陈皮 6g
山药 12g	白术 10g	苍术 10g	

7剂，水煎服，每日1剂，早晚温服。

复诊：2007年4月12日。咳嗽减轻，咳痰量少，余无不适，苔脉同前，上方再进14剂。

三诊：2007年4月26日。上方服半个月后，加太子参15g，继服月余，咳、痰均愈，终以香砂六君丸、参苓白术散调服。嘱咐患者不宜肥甘、辛辣及过咸，嗜酒及吸烟等不良习惯尤当戒除，避免刺激性气体伤肺。

按语：慢性支气管炎是一种常见的慢性非特异性呼吸系统疾病。是由于感染或非感染（过敏、氧化应激等）因素导致的气管、支气管黏膜及其周围组织慢性非特异性炎症，吸烟、空气污染、生物化学物质的吸入等均与其发病有一定的关系。患者的主要临床表现为咳、痰、喘等，主要病理特点是支气管腺体增生、黏液分泌增多，气道表面脱水及气道重塑等。慢性支气管炎患者早期临床症状较轻，冬季多发，春暖后缓解，若治疗不当或失治误治，疾病缓慢进行性发展，咳、痰、喘等临床症状反复发作，严重者可并发慢性阻塞性肺疾病、肺动脉高压及肺源性心脏病，对患者的生活质量造成严重影响。

中医学对慢性支气管炎有明确病名记载及独立论述，从临床症状表现看，当属中医学"咳嗽""痰证""喘证""饮证"等范畴。该病病位在肺，却与肝、脾、肾等脏器关联密切，古代医家对其病因病机的解释多种多样。例如，《素问·咳论》提出："五脏六腑皆令人咳，非独肺也。"《证治汇补·痰症》提出："脾为生痰之源，肺为贮痰之器。"《类证治裁·喘证论治》云："肺为气之主，肾为气之根，肺主出气，肾主纳气，阴阳相交，呼吸乃

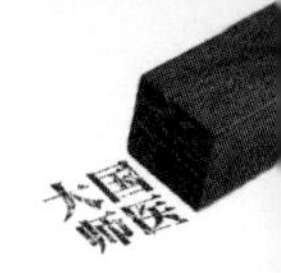

和。若出纳升降失常，斯喘作焉。”《景岳全书·杂证谟·咳嗽》指出：“咳嗽之要，止惟二证。何为二证？一曰外感，一曰内伤而尽之矣。”

咳嗽的病变主脏在肺，与肝、脾有关，久则及肾。主要病机为邪犯于肺，肺气上逆而咳。因肺主气，司呼吸，上连气道、喉咙，开窍于鼻，外合皮毛，内为五脏华盖，其气贯百脉而通他脏，且不耐寒不耐热，称为“娇脏”，易受内外之邪侵袭而致宣肃失司。《医学三字经·咳嗽》：“肺为脏腑之华盖，呼之则虚，吸之则满。只受得本然之正气，受不得外来之客气。客气干之，则呛而咳矣。亦只受得脏腑之清气，受不得脏腑之病气。病气干之，亦呛而咳矣。”提示咳嗽是内外病邪犯肺，肺脏祛邪外达的一种病理反应。

内伤咳嗽，病理因素主要为“痰”与“火”。而痰有寒热之别，火有虚实之分。痰火可互为因果，痰可郁而化火（热），火能炼液灼津为痰。多由脏腑功能失调，内邪上干于肺所致。常反复发作，迁延日久，脏气多虚，故属邪实与正虚并见。虚实之间尚有先后主次的不同。他脏有病而及肺者，多因实致虚。如肝火犯肺者，每见气火炼液为痰，灼伤肺津。痰湿犯肺者，多因湿困中焦，水谷不能化为精微上输以养肺，反而聚生痰浊，上干于肺，久延则肺脾气虚，气不化津，痰浊更易滋生，此即“脾为生痰之源，肺为贮痰之器”的道理。甚则病及于肾，以致肺虚不能主气，肾虚不能纳气，由咳致喘。如痰湿蕴肺，遇外感引触，痰从热化，则易耗伤肺阴。肺脏自病者，多因虚致实。如肺阴不足每致阴虚火炎，灼津为痰；肺气亏虚，气不化津，津聚成痰，甚则痰从寒化为饮。

本案患者反复咳嗽、咳痰，邪伤肺气，为内伤咳嗽。肺喜温而恶寒，更易感受寒邪。患者因感寒诱发，患者咳嗽痰多，胸闷、气喘等伴随症状较多，苔白，痰浊较为明显，可见必有痰饮久伏在肺。痰饮伏藏于肺，每当外邪侵袭，外邪引动内饮，水寒相搏，水寒射肺，肺失宣降，可见之咳喘、咳痰，正如《难经·四十九难》所言：“形寒饮冷则伤肺。”内有伏痰阻遏经络，气机不畅则见头重如裹，湿困脾胃，运化失调，则见纳食少，口干不欲饮则为津液不上，输布障碍。

本案方选射干麻黄汤合止嗽散加减。射干麻黄汤出自《金匮要略》，为祛痰剂，具有温肺化饮、下气祛痰之功效，主治寒痰郁肺结喉证。由小青龙汤去白芍、桂枝、甘草，加射干、款冬花、紫菀而成，相较于小青龙汤，温肺化饮之功稍逊，偏于祛痰降气止咳。方中麻黄开达气机，宣发肺气，又能温肺散寒化饮；射干性温，消痰利咽散结，祛痰化饮；寒饮内盛，以生姜、细辛温肺化饮；患者痰多，白芥子温肺豁痰利气；百部、紫菀、款冬花润肺下气止咳，常相须为用，调理肺气；患者体质肥胖，属脾虚之体，湿痰偏盛，以陈皮、姜半夏、二术燥湿化痰，以杜绝生痰之源；肺气上逆，以五味子收敛肺气，使肺气宣降有序，兼防宣发降泄药伤肺气，为佐药；山药能补脾益肺肾，大枣补益中气，生化气血，滋荣肺气。

二诊时患者症状改善，上方继服。

三诊时加太子参 15g 益气生津，继服月余后咳痰均愈，予香砂六君、参苓白术散调补肺脾胃。

外感咳嗽与内伤咳嗽可相互为病。外感咳嗽如迁延失治，邪伤肺气，更易反复感邪，而致咳嗽屡作，肺脏易伤，逐渐转为内伤咳嗽。内伤咳嗽，肺脏有病，卫外不强，易受外邪引发或加重，在气候转冷时尤为明显。久则肺脏虚弱，阴伤气耗，由实转虚。于此可知，咳嗽虽有外感、内伤之分，但两者又可互为因果。

止嗽散是治疗咳嗽常用的基础方剂，全方温润和平，具有疏散风寒而不助热，解表祛邪且不伤正的特点。临床根据辨证不同随证加减，可以治疗多种证型咳嗽。

支气管扩张伴感染（痰热壅肺）

患者陈某，男，60 岁。初诊：2007 年 10 月 12 日。

主诉：反复咳嗽、咳血 2 年余，加重 1 个月。

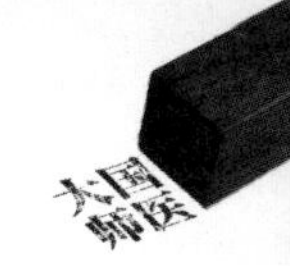

病史：1个月前因冒雨受寒后而发。胸部CT提示支气管扩张伴感染、肺气肿改变。既往有慢性阻塞性肺疾病。有饮酒史30余年。

刻下：咳嗽，咳黄痰，痰中带脓血，味腥臭，纳可，寐欠安，二便调。舌红，苔黄腻，脉滑数。

西医诊断：支气管扩张伴感染。

中医诊断：肺痈，痰热壅肺证。

治法：清肺化痰，逐瘀排脓。

方用苇茎汤合小柴胡汤加减。

处方：

芦根 30g	桃仁 9g	冬瓜子 30g	薏苡仁 30g
柴胡 20g	沥半夏 15g	紫菀 15g	款冬花 10g
桑白皮 15g	败酱草 30g	葶苈子 10g	桔梗 6g
黄芩 20g	金银花 20g	生甘草 9g	白茅根 10g
藕节炭 15g	前胡 20g	连翘 20g	

7剂，水煎服，每日1剂，早晚温服。

复诊：2007年10月19日。咳嗽咳痰减轻，咳血未作，痰黄脓，难咯，口干、口苦，舌苔薄黄，质红，脉滑数。此时为邪盛正未虚，宜攻为主，补为辅：改黄芩30g、柴胡30g；加太子参10g。再服7剂，水煎服，早晚温服。

三诊：2007年10月26日。咳嗽咳痰减轻，痰黄，难咯，未闻及明显腥臭味，口干，舌苔薄黄，质红，脉滑数。此时为邪退正虚之时，宜扶正鼓邪外出，去葶苈子、藕节炭，加黄芪20g、北沙参10g、天冬10g、麦冬10g。14剂，水煎服，早晚温服。嘱咐患者避风寒，预防感冒，增强体质。

按语：支气管扩张症（简称支扩）是呼吸科常见的以慢性咳嗽、咳吐大量脓痰甚至反复咯血为主要特征的疾病，因支气管壁肌肉和弹力支撑组织破坏所导致的支气管不可逆性扩张。本病大多继发于呼吸道感染和支气管阻塞，由于失治误治，病情反复不愈。本病多见于青少年，而中老年人可因结核及慢性阻塞性肺疾病继发支气管扩张症，其患病率与年龄呈正相关，近年来有增高的趋势。西医学对本病的治疗主要以抗菌药物治疗、促进排痰、止血、氧疗及对症治疗为主。

在中医学中，众多医家将支气管扩张归属于“咳嗽”“咯血”“咳血”“肺痈”及“肺络张”的范畴。肺痈病名首见于汉代张仲景《金匮要略·肺痿肺痈咳嗽上气病脉证治》，该篇有“咳而胸满，振寒脉数，咽干不渴，时出浊唾腥臭，久久吐脓如米粥者，为肺痈”的记载。《证治汇补·咳嗽》载：“久咳不已，浊吐腥臭，咳则胸中隐隐痛，口中辟辟燥。”又说：“若觉胸膺有窍，口中所咳脓血，与窍相应而出者，当大补气血，佐以排脓之品。”这是古代医家对支气管扩张症最形象的描述。外有非时之邪，外邪袭肺，郁久化热，邪热犯肺，蕴结不解，内有正气不足，肺体亏损，卫外不固，或素有痰热壅肺，或嗜酒过度，嗜食肥甘，以致湿热内蕴，化腐灼肌，发为支气管扩张。

随咳嗽而出血谓之咳血，不随咳嗽动作而出谓之咯血，本案例则属于前者。咳血一证，早有记载，最早见于《灵枢·经脉》：“肾足少阴之脉……是动则病饥不欲食，面如漆柴，咳唾则有血，喝喝而喘。”明代缪希雍《先醒斋医学广笔记·吐血》提出“宜行血，不宜止血”“宜补肝，不宜伐肝”“宜降气，不宜降火”的治血三法，并强调行血、补肝、降气，以求气血调和，运行通畅。唐容川在《血证论·咳血》中论述颇详，认为“肺主气，咳者气病也，故咳血属之于肺”“人必先知咳嗽之原，而后治咳血之病”，提出止血、消瘀、宁血、补虚的治血之法，为后世医家治疗血证供以参考。

虽然各家对该病的认识有所差异，但对其基本的病理特点认识基本一致：该病为本虚标实，肺脾气虚为本，痰、热、瘀为标。支气管扩张症患者出现咳血之根本在于气机逆乱，损伤血脉，气血失和，经口而咳出；或因血热妄行，溢于脉外；或因瘀血阻滞，血不归经；或因气虚不固，血

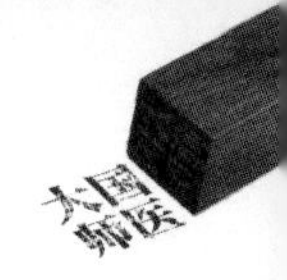

失所统；或因肝气郁滞，横逆犯肺等，患者常有咳嗽不止、痰中带血或痰血并见、痰少难咳、喉干燥痒、胸痛胀满，或伴有消瘦、贫血等。临床对于急性期患者首当以止血为主，兼顾各脏腑体征变化，缓解期可随证变化，行气逐瘀、培固元气等。

本案患者辨病为肺痈，辨证为痰热壅肺证。患者平素嗜酒太过，饮食不节，酿湿生痰化热，熏灼于肺，外因感受风寒，郁而化热，痰热壅肺，阻塞气道，出现咳吐腥臭浓痰。热毒迫肺，伤及血脉，致热壅血瘀，久则血败肉腐，乃成肺痈。痰热瘀血壅阻肺络，血腐肉败，故咳痰腥臭。肺络受损，咳血当考虑木火刑金，口苦亦为佐证。

本案患者血脉已损，活血当为禁忌，则应治以凉血止血，兼用清肝宁肺之法。方选苇茎汤加小柴胡汤加减。苇茎汤出于《外台秘要方》引《古今录验方》，主治肺痈，热毒壅滞，痰瘀互结证。小柴胡汤出自《伤寒论》，主治伤寒少阳证寒热往来，胸胁苦满，默默不欲饮，心烦喜呕，口苦，咽干等。本方中桔梗、薏苡仁排脓散结化浊；败酱草、金银花、连翘清热解毒消痈；芦根、黄芩、柴胡、桑白皮清肺化痰；冬瓜子清热、利湿排脓，与芦根相配，则清肺宣壅，涤痰排脓；葶苈子清泻肺热；紫菀、款冬花、竹沥、半夏、前胡肃肺化痰止咳；桃仁活血逐瘀，可助消痈；白茅根、藕节炭清热凉血止血；桑叶合黄芩、柴胡则清肝宁肺止血；甘草调和诸药。

复诊时患者服药 7 剂后，咳痰显减，然痰仍黄脓难咳，故黄芩、柴胡用至 30g，以增清肺解毒之功；大量攻伐之药，恐伤正气，故加用太子参，清肺益气养阴，以期清补兼顾。

三诊时患者痰量减少，口干明显，此乃津伤之候，故去葶苈子、藕节炭，加黄芪 20g、北沙参 10g、天冬、麦冬各 10g。

在临床治疗咳嗽与咳血的时候，尤其应当重视气血之间的联系，治血当先治咳，反复咳嗽导致血脉损伤而见咳血之症，反复咳血又会加重或延缓病情；反复咳嗽、咳痰与体虚易感之间又常互为因果，患者长期咳嗽，肺气耗伤，肺卫不固，易感受外邪，使病情变化更加复杂，同时肺脾失调，津液代谢障碍，痰浊内生，亦会加重病情。治当虚实兼顾，攻补并用，才能使正胜邪退，临床更加显效。

咳嗽多有咳痰，根据痰液的质地性状及患者全身状况，可分为寒痰、热痰、湿痰、燥痰、风痰之不同，其中寒痰多色白清稀，多见于阳虚体质者，可选用干姜、细辛、白芥子；热痰痰黄黏稠，多见于阳热偏亢者，可选用桑白皮、黄芩、枇杷叶；湿痰色白量多，多见于脾虚湿重者，可选用半夏、茯苓、陈皮；燥痰色白量少黏稠，多发于阴虚体质者，可选用贝母、杏仁、瓜蒌仁；风痰多泡沫，喉痒喉中痰鸣，多见于体质过敏者，可选用蝉蜕、僵蚕、荆芥穗。

肺痈多表现为虚实夹杂，故而在病情未愈，邪盛正虚时，扶正当以清补为法，选用清肺、益气、养阴兼顾之品，如太子参、南沙参、北沙参、麦冬、生地黄等甘寒养阴中药，扶正而不恋邪，慎用熟地黄、阿胶等滋腻妨碍脾运之物。

支气管哮喘(冷哮)

患者林某，女，48 岁。初诊：2005 年 10 月 21 日。

主诉：哮喘反复发作 20 余年，加重 2 年，近 1 个月频繁发作。

病史：近 1 个月因感冒后而诱发，每日哮喘发作加重 2~3 次，多发夜间，甚至通宵不能平卧入睡。

刻下：面色青灰，呼吸急促，喉间痰鸣，干咳无痰，偶咯白痰清稀，喉痒，鼻塞，鼻流清涕，喘甚咳剧时尿失禁，纳谷不香，少寐或不寐。脉浮数无力，舌淡黯，苔薄腻。

西医诊断：支气管哮喘。

中医诊断：哮病，冷哮证。

治法：温肺化饮，止咳平喘。

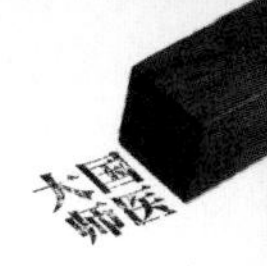

处方:

炙麻黄 6g	干姜 6g	细辛 5g	五味子 10g
炙百部 10g	紫菀 10g	款冬花 10g	陈皮 10g
杏仁 9g	苍耳子 9g	辛夷布包 6g	炒麦芽 20g
建神曲 10g	荆芥 10g	桔梗 10g	炙甘草 6g

7剂,水煎服,每日1剂,早晚温服。

复诊:2005年10月28日。服药当晚咳喘症状明显减轻,夜可平卧,次日偶有鼻塞流涕,食欲改善。现呼吸急促不明显,偶有胸闷,喉间痰鸣,脉浮细,苔薄白。上方去建神曲、辛夷,加瓜蒌皮10g,再服7剂。

三诊:2005年11月5日。咳喘未发,活动后偶有干咳胸闷,舌脉如前。治拟补肺脾气,温肺止咳平喘。拟方:

炙黄芪 30g	炒白术 10g	防风 10g	党参 15g
茯苓 10g	陈皮 10g	干姜 6g	细辛 5g
五味子 10g	炙百部 10g	紫菀 10g	款冬花 10g
炙甘草 6g			

14剂,水煎服,早晚温服。嘱咐患者注意保暖,加强锻炼,饮食清淡,心情舒畅,避免因寒冷空气、花粉、海膻发物等刺激而复发。

按语:支气管哮喘是呼吸系统的常见疾病之一,是多种细胞和细胞组分参与的气道慢性炎症,伴有气道高反应性,可逆性的气流受限,随病程延长最终会导致气道重构。其病因病机至今尚未完全明确,与先天遗传、后天环境、神经调节因素可能均有关系。其典型表现是,发作性伴有哮鸣音的呼气性呼吸困难。肺功能结合支气管激发试验或运动试验、支气管舒张试验、呼气流量峰值(peak expiratory flow,PEF)昼夜变异率≥20%,是其诊断的重要指标。治疗上主要采用糖皮质激素结合抗生素、支气管扩张剂等长期控制症状,预防未来风险发生。

中医学将支气管哮喘称为“哮病”，其特点是反复发作，喘息伴有哮鸣音，呼吸气促困难，严重时不能平卧、难以安睡。《金匮要略·肺痿肺痈咳嗽上气病脉证治》说：“咳而上气，喉中水鸡声。”《症因脉治·哮病》云：“哮病之症，短息倚肩，不能仰卧，伛偻伏坐，每发六七日，轻则三四日，或一月，或半月，起居失慎，则旧病复发，此哮病之症也。”

哮病，每与先天禀赋、外邪袭肺、饮食失调、情志不节、劳欲久病等因素有关。《灵枢·论勇》说：“有人于此，并行并立，其年之长少等也，衣之厚薄均也，卒然遇烈风暴雨，或病或不病。”《临证指南医案·哮》谓：“若夫哮证，亦由初感外邪，失于表散，邪伏于里，留于肺俞。”《医碥·喘哮》曰：“哮者，喉间痰气作响……得之食味酸咸太过，(幼时多食盐醋，往往成此疾，俗谓之盐哮。)渗透气管，痰入结聚，一遇风寒，气郁痰壅即发。其发每在冬初，必须淡饮食，行气化痰。”《太平圣惠方·治咳嗽喉中作呀呷声诸方》说：“夫气者肺之所主，若肺虚为风冷所搏，则经络痞涩，气道不利，嗽而作声也。此由肺气不足……故呀呷有声也。”

哮病的病理因素是以伏痰为主，病机变化多为痰壅气道、肺气宣降失常。《丹溪心法·哮喘》云：“哮喘……专主于痰。”《证治汇补·哮病》说：“内有壅塞之气，外有非时之感，膈有胶固之痰，三者相合，闭拒气道，搏击有声，发为哮病。”哮病，多从虚实辨证，发作时祛邪治标，缓解期固本培元。《丹溪心法·喘》云：“凡久喘之证，未发宜扶正气为主，已发用攻邪为主。”《证治汇补·哮病》曰：“实邪为哮，固宜祛散，然亦有体弱质薄之人，及曾经发散，屡用攻劫，转致脉虚形减者，治当调补之中，兼以清肺理气。”

本案是典型的支气管哮喘，中医哮病中的冷哮证。该患者病程较长，虽经治疗，但仍反复发作，难以痊愈，究其缘由在于痰饮留伏、结成窠臼。此次，因外感寒邪，触动夙根伏痰，痰升气阻，宣降失司而再次发作，出现喉间痰鸣、呼吸急促、咯白痰清稀等一系列症状。韩老遵循丹溪“发时治标、平时治本”原则，拟用温肺化饮，止咳平喘之法，选

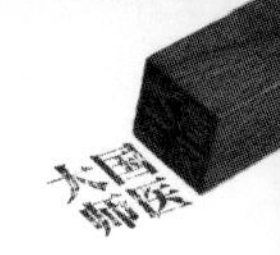

用射干麻黄汤合止嗽散加减。方中炙麻黄发散风寒，宣肺平喘；干姜、细辛温肺化饮，助炙麻黄解表祛邪；五味子敛肺止咳，防肺气耗散太过；炙百部、紫菀、款冬花、杏仁润肺下气，止咳平喘祛痰；陈皮理气化痰，健脾燥湿；苍耳子、辛夷发散风寒，宣通鼻窍；荆芥疏风解表；桔梗开宣肺气，载药上行；炒麦芽、建神曲健胃消食化积；炙甘草调和诸药。全方温而不燥，润而不腻，温肺为主，解表为辅，散寒不助热，解表不伤正。

二诊时，咳喘诸症减轻，验不变法、效不更方。鼻塞流涕减轻，食欲改善，故上一方去通窍之辛夷、消食之建神曲。偶有胸闷，喉间痰鸣，加瓜蒌皮以宽胸化痰。舌脉较前好转。

三诊时，咳痰喘闷诸症基本缓解，故以扶正治本为主。炙黄芪、炒白术、防风组成玉屏风散补肺脾之气并固表；党参、炒白术、茯苓、陈皮、炙甘草组成异功散益气健脾，行气化痰，杜生痰之源；干姜、细辛、五味子温肺化饮，敛肺止咳；炙百部、紫菀、款冬花润肺止咳，降气平喘祛痰；炙甘草调和诸药。此方标本兼治，培土生金，补而不滞，以资巩固。

纵观本案，谨守病机，药证契合，应手取效，挽救顽疴。

支气管哮喘（真寒假热）

患儿，男，13岁，初诊：2005年10月8日。

主诉：反复发作性咳嗽气喘3年余，加重1个月。

病史：患儿自幼患有哮喘之症，偶感风寒则易发作，每逢冬、春季节更易发病。曾多次就诊，诊断为支气管哮喘。但屡愈屡发，殊难根治。近1个月来发作频繁特来就诊。

刻下：哮鸣有声，胸膈烦闷，呼吸急促，喘咳气逆，烦躁，口渴，大便偏干，舌尖边红，苔黄腻，脉弦紧。

西医诊断：支气管哮喘。

中医诊断：哮病，热哮证。

治法：宣肺降气，清热化痰平喘。方选定喘汤加减。

处方：

白果 10g	炙麻黄 6g	款冬花 10g	法半夏 10g
桑白皮 10g	紫苏子 10g	苦杏仁 9g	黄芩 6g
甘草 6g			

7剂，水煎服，每日1剂，早晚温服。

复诊：2005年10月15日。患儿服3剂后症状未改善，提前复诊。呼吸急促，哮鸣有声，胸膈烦闷，喘咳气逆，烦躁，自觉身热，口渴不欲饮，大便偏干，舌尖边红，苔黄腻，脉弦紧。患儿症状未见缓解，仔细追问病史，患儿母亲诉患儿夜间身热反欲盖衣被，口渴却不欲饮，结合前方效果不佳，考虑其为真寒假热证，治以宣肺散寒、降气平喘之剂。方选射干麻黄汤合止嗽散加减。

炙麻黄 6g	射干 12g	干姜 6g	细辛 5g
五味子 10g	炙百部 10g	紫菀 10g	款冬花 10g
陈皮 10g	荆芥 10g	桔梗 10g	炙甘草 6g

7剂，水煎服，每日1剂，早晚温服。

三诊：2005年10月22日。咳嗽发作次数较前减少，活动后偶有胸闷，食欲不佳，舌红，苔腻，脉弦。前方加山药10g、建神曲10g、鸡内金10g，嘱咐患者注意保暖，加强锻炼，饮食清淡，心情舒畅，避免因寒冷空气刺激而复发。

按语：患儿素体阳虚，寒痰内伏，外邪引动伏痰壅阻肺气，宣降失职，气道受阻，则见咳嗽气喘，胸膈烦闷，呼吸急促，喘咳气逆，烦躁，口渴，大便偏干。患儿初诊时一派热象，因此方用定喘汤宣肺降气，清热平喘。3剂后效果不佳，当反思辨证有无偏差，再详细追问病史，患儿母亲诉患儿夜间虽身热但反欲盖衣被，口渴却不欲饮，同时喜热饮，加之治

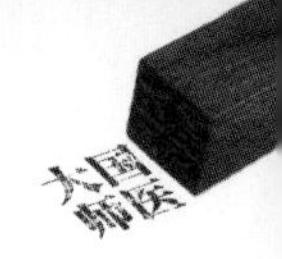

疗无效，考虑其为真寒假热证，治以宣肺降气、化痰平喘之剂，方选射干麻黄汤合止嗽散加减。方中炙麻黄宣肺温肺，化饮散寒，止咳平喘，开达气机；寒饮结喉，以射干泻肺降逆，利咽散结，祛痰化饮；寒饮内盛，以细辛、干姜温肺化饮，温宣肺气；肺主宣降，以款冬花宣肺化饮止咳；紫菀泻肺止咳，降逆祛痰，温化寒饮，调畅气机，与款冬花相配，一宣一降，调理肺气；百部润肺下气，增强紫菀、款冬花降逆之功；痰饮蕴结，以半夏燥湿化痰，温肺化饮，利喉涤痰；肺气上逆，以五味子收敛肺气，使肺气宣降有序，兼防宣发降泄药伤肺气；大枣补益中气，生化气血，滋荣肺气，为佐使药；荆芥疏风解表，桔梗则为引经药，载药上行，开宣肺气；炙甘草调和诸药。诸药配伍，以奏温肺化饮，下气祛痰之效。三诊时患者病情得到控制，伴纳差，故予山药、鸡内金、建神曲各 10g，补脾益肺，健胃消食。

哮喘之证病情复杂，常常阴阳难分，虚实兼夹，表里夹杂，寒热错杂，甚则表现为真寒假热、真热假寒。辨证乃论治之基础，辨证不明则难以治疗；临证需注意寒证与热证的互相兼夹与转化。寒痰冷哮久郁也可化热，尤其在感受外邪引发时，更易如此。小儿、青少年阳气偏盛者，多见热哮，但久延而至成年、老年，阳气渐衰，每可转从寒化，表现冷哮。虚实之间也可在一定条件下互相转化。一般而言，新病多实，发时邪实，久病多虚，平时正虚，但实证与虚证可以因果错杂为患。实证包括寒热两证在内，如寒痰日久耗伤肺、脾、肾的阳气，可以转化为气虚、阳虚证；痰热久郁耗伤肺肾阴液，则可转化为阴虚证。虚证属于阳虚，因肺、脾、肾不能温化津液，而致津液停积为饮，兼有寒痰标实现象；属于阴虚，因肺肾阴虚火炎，灼津成痰，兼有痰热标实现象；兼腑实者，又当泻肺通腑，以恢复肺之肃降功能；因肝气侮肺，肺气上逆而致者，治当疏利肝气，清肝肃肺。

本案例为寒哮，真寒假热证，热象只是为表象，实为阴盛格阳，当用温法。正如《金匮要略·痰饮咳嗽病脉证并治》所言："病痰饮者，当以温药和之。”本案因外邪引动内伏寒痰发为哮喘，因此寒痰饮病，治以温化，而见其效。温法，属中医八大治法之一，是通过温中、驱寒、回阳、通脉等法，使寒邪去，阳气复，经络通，血脉和，适用于脏腑经络因寒邪为病的一种治法。

支气管哮喘是一种复杂的疾病，其症状反复、多变，给临床治疗带来一定挑战。哮喘患者的呼吸特点是发作性气喘伴有喉间痰鸣音，因此改善患者呼吸，稳定呼吸是改善病情的重要举措。有效的康复运动如跑步、散步、太极拳、跳舞等，均有利于改善患者呼吸功能。通过有效的锻炼能改善胸廓容积，提高肺容量；而有氧运动能提升肺弹性组织，增强肺泡的扩张力。当患者运动耐量不断提高时，患者的肺活量也逐渐提高。大多的有氧运动均显示能改善肺活量，提升肺通气能力，促进血液与肺泡内的气体交换，从而加速肺血液循环，改善呼气和吸气频率，提升气道平滑肌的扩张力，降低粘连发生。长期坚持有效的有氧运动，随着运动的增强，能减少支气管哮喘疾病的发生。

肺结核（虚火灼肺）

患者林某，男，56岁，初诊：2007年7月3日。

主诉：反复咯血3年，2周前再次发作。

病史：患者3年前经胸部X线检查、痰培养检查诊为肺结核。曾在外院接受抗结核治疗半年，小量咯血反复发作，缠绵不愈，2周前再次发作。

刻下症：咳嗽气急，干咳无痰，时时咯血，血色鲜红，潮热盗汗，口渴，夜寐不安，形体消瘦，舌干而红，苔薄黄，脉细数。

西医诊断：肺结核。

中医诊断：肺痨，虚火灼肺证。

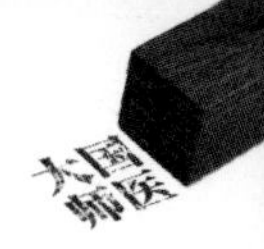

治法：滋阴降火。

方选百合固金汤加减。

处方：

熟地黄 10g	生地黄 10g	当归 10g	白芍 6g
甘草 6g	玄参 9g	麦冬 12g	百合 12g
地骨皮 12g	知母 12g	青蒿 12g	乌梅 12g
鳖甲先煎 12g	秦艽 12g	仙鹤草 10g	胡黄连 10g

7剂，水煎服，每日1剂，早晚温服。

复诊：2007年7月10日。咳嗽、盗汗、潮热减轻，咯血明显减少，食欲不佳，睡眠稍转佳，舌淡红，苔薄，脉缓。上方去地骨皮、青蒿，加南沙参10g、玉竹10g。再服14剂。

三诊：2007年7月24日。诸症明显改善，基本无咯血，食欲增加，夜寐转佳，去胡黄连，加诃子10g，再服1个月。嘱咐患者多食用富含钙、锌的食物，如鱼肉、虾皮、乳制品、蛋类、花生、豆制品等；提高维生素摄入，多食用新鲜果蔬、菇类等；适当食用鸡血、猪血、猪肝、瘦肉、牛肉等，少食多餐，适当活动，养成良好的生活习惯。

按语：肺结核是严重危害人类生命健康的一种常见肺部疾病。结核分枝杆菌通过呼吸道感染后，还可通过血液或淋巴管播散到人体的其他部位，如骨骼、胃肠道、肾及输尿管等。近年来，结核病在全球感染人数呈回升趋势，现已成为世界第二大感染性疾病，每年有数百万人感染结核，仅次于艾滋病。按照发生部位分为肺结核和肺外结核，依据发病程度分为活跃型和潜伏型肺结核。结核病患者是结核病主要的传染源，特别是痰涂片阳性者，呼吸道是其主要的传播途径。婴幼儿、老年人、慢性疾病患者、人类免疫缺陷病毒感染者等免疫力低下者是结核病的主要易感人群。临床主要可见咳嗽、咯血、低热、乏力、消瘦等症状。

肺结核是我国最常见的咯血原因。其机制为结核的病变，与周围的毛细血管通透性增高密切相关，大部分表现为痰中带血；但是如果侵犯到小血管，会出现中等量的咯血；空洞壁的肺动脉分支形成的小动脉瘤破溃，又或是结核性支气管扩张，而形成的动静脉瘘破裂的话，则会大量咯血，危及生命。严重时咯血会导致窒息，主要原因是黏稠的血块堵塞呼吸道，同时咳出无力，亦可因过度紧张，诱发喉头痉挛而致窒息。

中医学上，肺结核病属于“肺痨”范畴。早在《黄帝内经》对本病的临床特点即有较具体的记载，认为本病属于“虚劳”范围的慢性虚损性疾病。如《素问·玉机真脏论》说：“大骨枯槁，大肉陷下，胸中气满，喘息不便，内痛引肩项，身热，脱肉破䐃……肩髓内消。”《灵枢·玉版》云：“咳，脱形，身热，脉小以疾。”均生动地描述了肺痨的主症及其慢性消耗表现。汉代张仲景《金匮要略·血痹虚劳病脉证并治》描述本病时指出：“苦肠鸣，马刀侠瘿者，皆为劳得之。”

本病的发病部位主要在肺，日久影响到其他脏器，病情迁延日久，阴损及阳，元气耗损，阴阳两亏，其虚损不仅在肺，久则累及脾肾。唐代孙思邈《备急千金要方》把“尸注”列入肺脏病篇，明确病位主要在肺。陈修园《时方妙用·痨症》指出：“痨症，大抵外感、内伤、七情过用皆能致之”，说明肺结核的病因不出内外二者。外因主要是“痨虫”感染，《备急千金要方》谓“劳热生虫在肺”。内因责之于虚，即患者抵抗力降低所致。

肺痨是具有传染性的慢性虚弱疾患，华佗《中藏经·传尸论》已认识到本病具有传染的特点，指出“人之血气衰弱，脏腑虚羸……或因酒食而遇，或因风雨而来，或问病吊丧而得……钟此病死之气，染而为疾”。宋代许叔微《普济本事方·诸虫飞尸鬼注》提出本病是由“肺虫”引起，说：“肺虫居肺叶之内，蚀人肺系，故成瘵疾，咯血声嘶。”

本案是典型的肺结核，属中医肺痨中的虚火灼肺证。患者病久则肺肾阴虚，阴虚生内热，虚火上炎，肺失肃降，则咳嗽；虚火煎灼津液，则潮热盗汗，甚者灼伤肺络，以致咯血。此乃为肺阴亏损，累及肾水，肺肾两

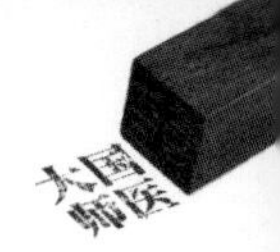

虚，真阴亏损，阴液已伤，水不制火，而致阴虚内热。治宜金水相生，肺肾同治，滋养肺肾之阴血，兼以止血，以图标本兼顾。

方选百合固金汤加减。百合固金汤出自《慎斋遗书》，具有滋养肺肾，止咳化痰之功效。主治肺肾阴亏，虚火上炎证。肺乃肾之母，肺虚及肾，病久则肺肾阴虚。方中百合甘苦微寒，滋阴清热，润肺止咳；生地黄、熟地黄并用，滋肾壮水，以制虚火，其中生地黄兼能凉血止血。三药相伍，为润肺滋肾，金水并补的常用组合。麦冬甘寒，协百合以滋阴清热，润肺止咳；玄参咸寒，助二地滋阴壮水，以清虚火；当归治咳逆上气，伍白芍以养血和血；鳖甲、知母滋阴养血；秦艽、地骨皮、胡黄连、青蒿清热除蒸；乌梅敛阴止汗；仙鹤草、白及收敛止血；生甘草清热泻火，调和诸药。诸药合用，既能滋阴养血以治本，又能止血、除蒸以治标。

二诊时患者症状明显减轻，原方去地骨皮、青蒿，加南沙参 10g、玉竹 10g 增强养阴之力。再服 14 剂。

三诊时诸症明显改善，食欲增加，夜寐转佳，去苦寒之胡黄连，加诃子收敛肺气以止咳，半年后随访未见复发。

长期营养不良可导致机体组织器官功能低下，促进疾病发生发展，故嘱咐患者适当补充营养，积极的营养支持可有效改善患者的病情，缩短治疗时间，促进患者早日康复。对于咯血患者还应增加铁剂的补充，以血制品、红肉类为佳。

慢性阻塞性肺疾病（肺肾气虚）

李某，男，68 岁。初诊：2010 年 12 月 1 日。

主诉：反复咳嗽、气喘 10 年余。

病史：患者 10 年前日常生活中出现咳嗽、气喘，平地步行百米即感喘甚，严重时张口抬肩、倚息不能平卧，咳声低弱，痰量少，不易咳出，多于冬春交替发生，易于感冒。2 月前肺癌术后症状加重，伴心慌胸闷、乏力，活动后尤甚，腰膝酸软，双足浮肿，夜尿2～3次，大便如常。

刻下：咳嗽，气喘，胸闷，腰膝酸软，双下肢轻度浮肿，夜尿多，苔薄，脉细滑。

西医诊断：慢性阻塞性肺疾病，肺癌术后。

中医诊断：肺胀，肺肾气虚证。

治法：补肺纳肾，降气平喘。

方选补肺汤合异功散加减。

处方：

炙黄芪20g　生晒参5g　熟地黄20g　五味子6g
桑白皮10g　紫菀10g　款冬花10g　白前10g
前胡10g　浙贝10g　杏仁10g　补骨脂15g
茯苓10g　陈皮10g　杜仲10g　山萸肉10g

7剂，水煎服，每日1剂，早晚温服。

二诊：2010年12月8日。患者无明显胸闷，活动后气喘减轻，偶在上楼时喘甚，乏力有所好转，咳少，偶有黄白色痰咳出，鼻塞，喷嚏，大便日行1次，小便如常，纳寐可，苔薄，脉细滑。原方去补骨脂、白前、前胡，加苍耳子10g、辛夷布包6g、生石膏先煎30g，再服7剂，水煎服，早晚温服。

三诊：2010年12月15日。患者诉5天后，鼻塞、喷嚏消失，双足已无明显浮肿，舌脉同前，予补肺汤合二陈汤调理1个月，随访至次年1月底，胸闷气喘未作。

按语：慢性阻塞性肺疾病（chronic obstructive pulmonary disease，COPD），简称慢阻肺，多归属于中医"肺胀"的范畴。是一种破坏性的肺部疾病，是以不完全可逆的气流受限为特征的疾病，气流受限通常呈进行性发展，并与肺对有害颗粒或气体的异常炎症反应有关。慢性阻塞性肺疾病是一种可以预防和治疗的慢性气道炎症性疾病。本病虽然是气道的疾病，但对全身的系统影响也不容忽视。其确切的病因

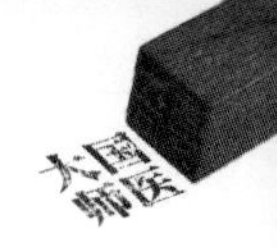

不清楚，但与吸烟、职业性粉尘和化学物质、空气污染、感染等因素密切相关。急性发作期可见到大量中性粒细胞，严重者为化脓性炎症，黏膜充血、水肿、变性坏死和溃疡形成，基底部肉芽组织和机化纤维组织增生导致管腔狭窄。肺功能的测定对确定诊断是必要的，任何考虑可能患慢性阻塞性肺疾病的患者都应进行该项检查。应用吸入性支气管扩张剂后，第一秒用力呼气量与用力肺活量比值（FEV_1/FVC）<0.7者可确立慢性阻塞性肺疾病的诊断。慢性阻塞性肺疾病的预防主要是避免发病的高危因素、急性加重的诱发因素以及增强机体免疫力。戒烟是预防该病的重要措施，在疾病的任何阶段戒烟都有益于防止该病的发生和发展。

肺胀是指多种慢性肺系疾患反复发作，迁延不愈，肺脾肾三脏虚损，从而导致肺气胀满，不能敛降的一类病证。肺胀的发生多因先天禀赋不足或喘息、久咳、慢性肺系疾病所引起。肺胀病变早期在肺，继则影响脾、肾，后期病及于心。病理因素有痰浊、水饮、瘀血、气虚、气滞，它们互为影响，兼见同病。《灵枢》最早提出肺胀病名，并有病机、证候的描述，如《灵枢·胀论》云："肺胀者，虚满而喘咳。"《灵枢·经脉》亦云："肺手太阴之脉……是动则病肺胀满膨膨而喘咳。"张仲景《金匮要略·肺痿肺痈咳嗽上气病脉证治》指出"咳而上气，此为肺胀，其人喘，目如脱状"。此外，《金匮要略·痰饮咳嗽病脉证并治》中所述支饮之"咳逆倚息，气短不得卧，其形如肿"，也与本病相似。此后，历代医家对本病的认识逐渐成熟。如隋代巢元方《诸病源候论·咳嗽病诸候·咳逆短气候》阐述了肺胀的发病机制："肺虚为微寒所伤，则咳嗽。嗽则气还于肺间，则肺胀，肺胀则气逆。而肺本虚，气为不足，复为邪所乘，壅痞不能宣畅，故咳逆短气也。"元代朱丹溪《丹溪心法·咳嗽》曰："肺胀而嗽，或左或右，不得眠，此痰挟瘀血，碍气而病。"提示本病病理机制主要在于痰瘀阻碍肺气。清代李用粹《证治汇补·咳嗽》认为肺胀："又有气散而胀者，宜补肺；气逆而胀者，宜降气，当参虚实而施治。"说明对肺胀的辨证论治当分虚实两端。

本案患者系肺癌术后，咳嗽、气喘日久，肺肾两虚，气失摄纳，故呼吸气短难续，声低气怯；痰饮阻肺，故咳嗽、痰白如泡沫、胸满闷窒；肺病及心，心阳不振，故心慌、汗出；肾虚不固，膀胱失约，故小便清长，或咳则小便自遗。补肺汤出自《云岐子保命集论类要》卷下。方中生晒参、黄芪补益肺肾之气；熟地黄、五味子填精益髓，收敛固涩肺肾之气，二药合用，有补有收，增强补益效果；紫菀、款冬花泻肺平喘，清肺化痰，二药合用针对肺肾气虚，祛邪无力而导致痰饮等实邪停留于肺，引起肺气宣发肃降失常导致的咳喘。诸药合用，有补有收有泻，共奏补肺纳气、养阴润肺、清火化痰之功。患者病程日久，乏力、腰酸、浮肿、夜尿频多，为肺肾两虚之表现。清代林珮琴《类证治裁·喘证论治》说："肺为气之主，肾为气之根。"补骨脂具有补肾壮阳、纳气平喘的功效，且能温补脾土，补肾纳气。以异功散益气补中，理气健脾，以固后天之本，使得后天滋养先天，肺脾肾三脏功能正常，而喘自平。杜仲皮主治肾气虚弱、风冷乘之或血气相搏、腰痛如折、起坐艰难、俯仰不利、转侧不能；茯苓利水消肿；山茱萸补养肝肾，并能涩精，取"肝肾同源"之意。久喘多虚，虚喘久则及肾，患者多表现为气短喘促，呼多吸少，动则尤甚，与肾气虚而不能摄纳肺气有关。

二诊患者活动后气喘好转，精神渐佳，小便如常，而出现鼻塞，喷嚏等症状，去补骨脂、白前、前胡，加苍耳子、辛夷宣通鼻窍，石膏清热生津，以防日后邪气伤阴。

三诊诸症减轻，考虑患者肺癌术后，正气虚衰，则应扶正固脱，并嘱日常生活中避风寒、畅情志，佐以食补。

"实喘，气实肺盛……虚喘，由肾虚"(《脉因证治·喘》)，"实喘者有邪，邪气实也；虚喘者无邪，元气虚也"(《景岳全书·喘促》)，"喘由外感者治肺，由内伤者治肾"(《类证治裁·喘症》)。韩老认为肺系疾病常见气短、气促、气喘等呼吸困难表现。喘证分为实喘与虚喘，实喘又有寒喘及

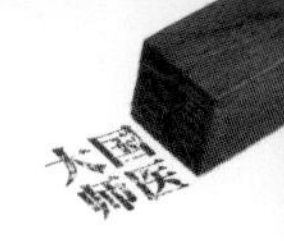

热喘之分，寒喘用苓甘五味姜辛汤加味，兼有表寒且血压正常者用小青龙汤；热喘麻杏石甘汤加味，若有血压高需慎用麻黄，或以地龙代替。虚喘有肺气虚型及肺肾气虚型，肺气虚型用玉屏风散合补肺汤加减，或加异功散培土生金而补肺气；肺肾气虚型用补肺汤加紫河车、蛤蚧、核桃仁等。实喘多属邪实，痰为主要致病因素，治当宣肺祛痰平喘；虚喘病位在肺，多与脾、肾相关，治疗肺肾两虚证在补肺肾的基础加温补肾阳，纳气平喘之药，使得元阳壮而阴翳消，痰饮自消，咳喘自平。

肺癌术后（气阴两虚，痰瘀互结）

吴某，女，47岁。初诊：2014年1月1日。

病史：肺癌术后，动则胸闷气喘，咳嗽、咳白痰1周，无发热。

刻下：肺癌术后，胸满而痛，喘息咳唾，气短，舌紫黯少津，苔白腻，脉沉弦而紧。

西医诊断：肺癌术后。

中医诊断：肺积；气阴两虚，痰瘀互结证。

治法：益气养阴，化痰散结。

处方：

黄芪 30g	薏苡仁 30g	莪术 20g	牡蛎先煎 20g
浙贝母 10g	灵芝 10g	陈皮 10g	炙甘草 6g
天冬 10g	蒲公英 20g	白花蛇舌草 20g	片姜黄 20g
川芎 10g	瓜蒌皮 10g	薤白头 10g	法半夏 9g
延胡索 10g	川楝子 10g		

7剂，水煎服，每日1剂，早晚分服。

以二陈汤加薏苡仁健脾燥湿，理气和中；瓜蒌薤白半夏汤通阳散结，行气祛痰；片姜黄、延胡索、川楝子行气活血止痛；黄芪补气，天冬养阴；其他清热解毒、软坚散结药物既能改善当前证候，又有很好的预防肿瘤复发和转移的作用。

二诊：2014 年 2 月 1 日。患者胸痛症状改善，便溏，去延胡索、川楝子，加黄连片 3g。

三诊：2014 年 3 月 1 日。患者便溏消失，胸满痛和喘息咳唾好转，去黄连、瓜蒌皮、薤白，加熟地黄 20g、醋五味子 10g、蜜桑白皮 10g、蜜紫菀 10g、荆芥 10g、黄芩 10g、蜜百部 10g。组成补肺汤，加强益气养阴补血，润肺清肺化痰。

四诊：2014 年 4 月 10 日。患者纳差、乏力，去黄芩，加防风 10g、赤芍 10g、牡丹皮 10g、瓜蒌皮 10g、炒麦芽 30g、鸡内金 10g。顾护胃气，祛痰平喘。

五诊：2014 年 4 月 17 日。阴虚证减轻，上方去天冬。

六诊：2014 年 5 月 17 日。患者纳食增多，偶有鼻塞、喷嚏，上方去鸡内金、炒麦芽、荆芥、防风、赤芍、丹皮，加天冬 10g、炒苍耳子 10g、木香 10g、姜厚朴 10g，通鼻窍，加强养阴润燥、行气运脾、燥湿消痰。

七诊：2014 年 7 月 17 日。患者易感冒，上方加防风 10g、盐小茴香 10g。疏风解表，理气和胃止痛。

八诊：2014 年 9 月 20 日。患者受凉后感冒，鼻塞，流涕，喷嚏，舌红苔白，脉细滑。

黄芪 10g	薏苡仁 15g	莪术 10g	煅牡蛎[先煎] 20g
浙贝母 10g	灵芝 6g	陈皮 10g	炙甘草 3g
天冬 10g	蒲公英 10g	白花蛇舌草 15g	姜黄 6g
川芎 6g	法半夏 9g	党参 10g	熟地黄 10g
醋五味子 6g	炒苍耳子 9g	防风 10g	白术 10g
辛夷[布包] 6g	白芷 6g	地骨皮 10g	银柴胡 6g
桑叶 10g	浮小麦 15g		

因表证明显，防风和地骨皮、银柴胡、浮小麦、桑叶益气固表，清热止汗；苍耳子、白芷、辛夷通鼻窍、止疼痛；补益药、清热解毒药、软坚散

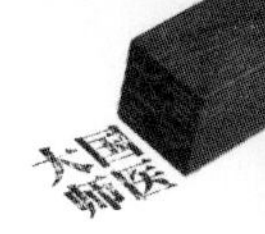

结药等剂量大幅度削减，重在解表。

九诊：2014 年 10 月 7 日。无发热，无鼻塞流涕，偶有干咳，无咽痛不适，纳食一般，二便调，夜眠安，舌淡红苔薄白，脉细数。上方去炒苍耳子、防风、白术、辛夷、白芷、地骨皮、银柴胡、桑叶、浮小麦。余药共奏扶正固本，祛瘀散结之功。

韩老认为，肺积主要是由于痰湿、热毒积聚，气血瘀滞所致。《杂病源流犀烛·积聚癥瘕痃癖痞源流》认为："邪积胸中，阻塞气道，气不宣通，为痰为食为血，皆得与正相搏，邪既胜，正不得而制之，遂结成形而有块"。认识到痰结于肺而致胸中有形结块的形成。张元素《活法机要》曰："治积者，当先养正则积自除。"韩老认为肺癌及肺癌术后中医治疗尤其要重视扶正固本，在辨证施治基础上，确立脏腑气血阴阳亏虚病机，其中特别要注意补益气阴，固护脾胃。

按语：无论是正气内虚、脏腑失调，还是外邪侵肺、寒热太过，均经过肺气贲郁，积聚成痰的病理过程。无痰，则无以生肺积，故痰结于肺是肺癌的病理基础。脾为生痰之源，肺为贮痰之器，肺脾气虚，阴阳失和，受于风寒或风热之邪，初未能成积聚，正虚祛邪不力，日久留滞成痰，痰气胶结，乃成肺积。痰瘀化热，灼伤血脉，则咳唾痰血，形成肺积。

肺癌是一种多因素疾病，通常由因虚致实，即先因正气虚弱而导致痰浊、瘀血、热毒积聚，痰浊、瘀血、热毒进而耗伤正气，互为因果，反复循环，加重病情发展，临证时应标本兼顾、攻补兼施。张介宾认为："治积之要，在知攻补之宜"(《景岳全书·积聚》)，即治疗肺积要辨明标本虚实，轻重缓急，采用攻补兼施治法。根据肺癌发病阶段及正虚邪实之轻重，确立扶正与祛邪之多少。如肺癌早期，正气未弱，治以攻邪散积为主，中期治以攻补兼施，晚期疾病经久不愈，耗伤正气，应予扶正为主。

中医药治疗肺癌病时应以临床辨证为基础，结合辨病用药，有利于提高临床疗效。韩老长期治疗肺癌及其术后患者积累了丰富的用药经验。如肺鳞癌选用山豆根、海藻、蛇六谷、紫草根、蚤休等，肺腺癌选用蛇毒、山慈菇、夏枯草、藤梨根、龙葵等，肺未分化癌选用白花蛇舌草、马兜铃、半枝莲、黄药子、野菊花等。肺癌容易脑转移，提前配合应用钩藤、桔梗、葛根为诸药舟楫，预防癌毒上行；若向纵隔淋巴结转移，应用浙贝、夏枯草、山慈菇、郁金等软坚散结消肿；若向肝转移，应加用白芍、青蒿、鳖甲、仙鹤草、秦艽等。

韩老认为肺癌起病源于正虚，而已经发病，各种病因及病理产物则更伤正气，其虚更甚，肺癌之发展过程实质上是邪正交争的过程，扶正的原则当贯穿于肺癌施治的全过程。韩老在攻补药物用量上有一个明显的特点，即增加攻邪药物剂量的同时，补益药物剂量应同幅增加；当攻邪药物剂量减少时，如果正虚不甚，可相应减小补益药物的剂量；当表证明显时，补益和攻邪药要同幅度减少，重点先解决表证。

韩老认为中医治疗肺癌适用于不宜用或不愿意接受手术、化疗、放疗的患者，继用于化疗、放疗副反应严重而不能坚持者或对化疗药物耐药者，也用于针对放疗、化疗副反应而减毒增效，从而达到改善临床症状、提高生存质量、稳定瘤体、延长带瘤生存期的目的。肺癌是全身性疾病的一个局部表现，属全身虚、局部实的一种疾病。即使肿瘤术后患者，虽然实体病灶已被消除，但体质的偏颇，心理、社会的诱因依然存在，仍需从虚、痰、瘀、毒等诸方面治疗，防微杜渐和整体调养，降低复发、转移的可能，用于肿瘤的维持治疗。

鼻衄（肺经风热）

田某，男，44岁。初诊：2009年9月7日。

主诉：反复鼻出血1年。

病史：鼻出血，点滴而下，色鲜红，鼻底有血块凝结，鼻内干燥、灼热感；鼻黏膜色红，多伴有鼻塞流涕，咳嗽痰少，口干身热，纳食正常，尿黄

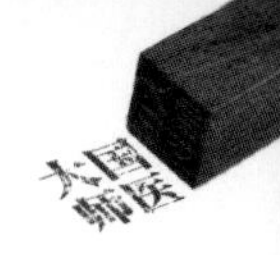

便结。

刻下：反复鼻出血，多伴咳嗽、鼻塞涕黄，口干身热，尿黄便结，舌质红，苔薄白而干，脉浮。

西医诊断：干燥性鼻炎。

中医诊断：鼻衄，肺经风热证。

治法：疏风散邪，清热止血。

处方：

桑叶 15g	苍耳子 15g	杏仁 9g	菊花 10g
桔梗 10g	薄荷 10g	牡丹皮 15g	白茅根 10g
侧柏叶 10g	栀子皮 10g	甘草 6g	

4 剂，水煎服，每日 1 剂，早晚分服。

二诊：2009 年 9 月 13 日。患者自述流鼻血次数较前减少，出血量明显减少，鼻内灼热感缓解，咳嗽、鼻涕症状基本消失，大便通畅。舌脉同上，原方减薄荷、菊花，加当归 10g、北沙参 10g，再服 4 剂，水煎服，早晚温服。

三诊：2009 年 9 月 17 日。患者诸症皆缓解，嘱患者注意饮食调护，保持心情愉悦，1 个月后随访未见复发。

按语：鼻衄又称鼻出血，指各种原因引起的鼻腔的活动性出血。根据其产生的原因，可分为两类：原发性鼻出血与继发性鼻出血。前者指由鼻腔本身疾病引起的鼻腔出血，后者指由全身其他疾病引起的鼻腔出血。鼻出血多为单侧，少数情况下可出现双侧鼻出血；出血量多少不一，轻者仅为涕中带血，重者可引起失血性休克，反复鼻出血可导致贫血。鼻腔内血管分布丰富，筛前、筛后动脉的鼻中隔支和蝶腭动脉的鼻腭动脉，在鼻中隔的前下部与上唇动脉中隔支及腭大动脉吻合形成网状动脉丛，称为利特尔区（Little area），是鼻出血最常见的部位。

引起鼻衄的原因很多，可因鼻腔本身疾病引起，也可因鼻腔周围或全身性疾病诱发。局部原因常见：鼻部损伤、鼻中隔穿孔、鼻部炎症、鼻中隔血管瘤、鼻咽纤维血管瘤、出血性鼻息肉和鼻腔鼻窦恶性肿瘤等；全身原因包括：出血性疾病及血液病、急性发热性传染病、心血管系统疾病，其他全身性疾病妊娠、绝经前期、绝经期均可引起鼻出血。

鼻衄属于中医“血证”范畴。历代医家根据鼻衄发生的病因病机和出血缓急不同有不同的命名，如伤寒鼻衄、时气鼻衄、温病鼻衄、虚劳鼻衄、经行鼻衄、红汗鼻衄、鼻大衄等。鼻衄首见于《黄帝内经》，始称“衄”，如《素问·金匮真言论》说：“春善病鼽衄。”《灵枢·百病始生》认为鼻衄的发生主要为“阳络伤则血外溢，血外溢则衄血”。《景岳全书·杂证谟·血证》说：“衄血之由，内热者多在阳明经，治当以清降为主。微热者，宜生地黄、芍药、天冬、麦冬、玄参、丹参，或《局方》犀角地黄汤、生地黄饮子、麦门冬散之类主之。热甚者，宜芩、连、栀、柏，或茜根散、抽薪饮、加减一阴煎；若兼头痛、口渴者，宜玉女煎、白虎汤之类主之。或阳明热极，下不通而火壅于上者，宜《拔萃》犀角地黄汤之类，通其下而上自愈。”其完善了鼻衄的治疗方法与方药。鼻衄的病因病机可分为虚、实两大类。实证者，多因肺、胃、肝之火热为主，火性上炎，循经上蒸鼻之脉络而为衄；虚证者，多见于肝肾阴虚，虚火上越，灼伤脉络而致衄，或因脾虚弱，气不摄血而为衄。在辨证治疗方面，鼻衄主要依据病情的缓急、出血量的多少、血色的深浅以及全身症状进行辨证治疗。

对于鼻出血的患者，要遵照“急则治其标”的原则，立即止血。常用的止血方法有冷敷法、压迫法、引导法、滴鼻法、吹鼻法、烧灼法、鼻腔填塞法等。

本案患者鼻衄伴有外感，需祛邪外出，同时适当予以补益之剂，祛邪安正后，则鼻衄自愈。反复出血，邪热入肺，灼伤鼻窍脉络，故鼻衄，点滴而下，色鲜红，鼻黏膜色红；邪热伤津，故鼻腔干燥、灼热感；肺经风热故鼻塞涕黄、咳嗽痰少、口干身热、舌红、苔薄黄而干、脉浮。《诸病源候论·鼻病诸候·鼻衄候》说：“凡血与气，内荣腑脏，外循经络，相随而行

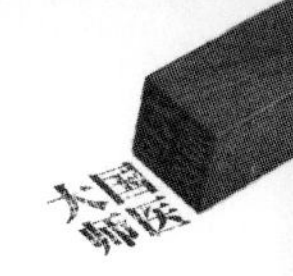

于身，周而复始。血性得寒则凝涩，热则流散；而气，肺之所主也，肺开窍于鼻，热乘于肺，则气亦热也。血气俱热，血随气发出于鼻，为鼻衄。”方中韩老重用苍耳子宣通鼻窍，桑叶甘寒质润，长于散肺中风热以止咳，取其疏散轻清之意；杏仁宣降肺气，桔梗辛散，开宣肺气，与杏仁相合，一宣一降，以复肺脏宣降而祛痰止咳，为宣降肺气的常用药对；菊花辛甘性寒，长于疏散上焦风热，清头目以肃肺；薄荷协助桑叶、菊花疏散风热，清利头目；栀子皮轻，清上焦肺热，白茅根、牡丹皮活血化瘀、止血而不留瘀，清热生津；侧柏叶凉血、清热止咳；甘草调和诸药，为使药，与桔梗相配祛痰利咽。

二诊患者无鼻塞流涕等外感症状，去薄荷、菊花以防透发太过，流鼻血次数及量均较前改善，考虑鼻衄日久，肺阴耗伤，故佐以当归以补血，北沙参养阴生津，诸药合用，补为一体，诸症悉平。

三诊诸症皆消失，纵观全方，韩老以清肺热与止血并举，标本兼治，如白茅根凉血止血而能清热，尤善清肺胃之热。对于鼻衄患者，辨证型属肺热者十之八九，所以白茅根是治疗鼻衄的良药。牡丹皮治疗血热妄行之出血。该方既能清热凉血，又能滋阴，用于治疗鼻衄可谓面面俱到。

鼻出血属于耳鼻咽喉科常见急症，应及时选择正确恰当的止血方法，从而达到既能有效止血，又能预防和减少并发症发生的目的，将鼻出血对患者的危害降到最低。针对不同情况的患者和病情，采用相应的治疗方法。发挥中西医结合的协同作用，多方面、多角度地加大对基础理论与临床实践的研究力度，为更有效、更合理地治疗鼻出血建立良好的理论和实践平台。

鼻鼽（肺气虚寒）

崔某，女，40岁。初诊：2005年2月1日。

主诉：鼻敏感2年余。

病史：早晚流鼻水但量不多，色白透明，伴有鼻痒鼻塞，嗅觉减退，畏风怕冷，自汗，气短懒言，语声低怯，面色苍白。夜间咳嗽，每周1～2次，阵发性咳嗽每次持续10～15分钟，痰少色白，喉痒，纳食可，二便调。

刻下：恶风寒，面白，鼻痒，阵发性咳嗽、咳痰，连续喷嚏，鼻塞，鼻涕清稀量不多，气短懒言，脉沉细滑，舌淡红苔薄白，舌下络脉增粗有瘀。

西医诊断：变应性鼻炎。

中医诊断：鼻鼽，肺气虚寒证。

治法：温肺益气，祛风散寒。

方选玉屏风散合止嗽散加减。

处方：

黄芪15g	麻黄10g	细辛3g	僵蚕10g
蝉蜕6g	白术10g	防风6g	荆芥10g
百部10g	紫菀10g	陈皮10g	炒苍耳子10g
白芷10g	甘草6g		

4剂，水煎服，每日1剂，早晚分服。

二诊：2005年2月5日。药后诸症减轻，偶咳，无痰，无喉痒，早晚鼻水减少，色透明，无鼻痒鼻塞，纳寐便尚可。舌脉同上。原方减荆芥、苍耳子；加当归10g、川芎10g、款冬花10g。再服5剂，水煎服，早晚温服。

三诊：2005年2月10日。药后无鼻痒鼻塞、无咳嗽，遇冷后偶流涕，舌淡红苔薄，脉沉细。治拟益肺散寒，祛风通窍。拟方：

黄芪15g	麻黄10g	细辛3g	僵蚕10g
蝉蜕6g	白术10g	防风6g	当归10g
川芎10g	陈皮10g	白芷10g	甘草6g

再服7剂，水煎服，每日1剂，早晚分服。

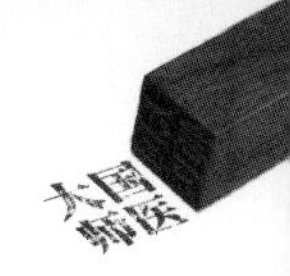

按语:“鼻敏感”又称变应性鼻炎,以青壮年多见。近年来,变应性鼻炎在香港的发病率有增加趋势,可能与空气污染有关。临床上分为2型:①常年型;②季节型(花粉症)。变应性鼻炎属Ⅰ型变态反应。临床表现有:鼻痒和喷嚏。鼻痒常为最早出现症状,有时有眼部、咽喉部发痒,大量清水样鼻涕、鼻塞,常伴有头痛、流泪、嗅觉减退、耳鸣。检查:鼻腔黏膜苍白水肿,鼻分泌物可见大量嗜酸性粒细胞。

另外一种症状类似于变应性鼻炎的疾病是血管运动性鼻炎。它是一种非IgE介导的鼻黏膜神经内分泌功能紊乱性疾病。临床表现为阵发性喷嚏、流大量水样鼻涕及鼻塞,与变应性鼻炎相似,应注意其与变应性鼻炎的鉴别诊断:血管运动性鼻炎没有明确的鼻变应原接触诱发病史,变应原皮试和鼻黏膜激发试验阴性,鼻分泌物中查不到嗜酸性粒细胞,血清和鼻分泌物特异性IgE抗体阴性。引发血管运动性鼻炎的因素复杂,包括:情绪因素如过劳、烦躁、焦虑、精神紧张引起交感神经兴奋使黏膜血管扩张、腺体分泌旺盛;内分泌因素如甲状腺功能低下可引起自主神经交感性张力减低;青春期、月经期、妊娠期及老年人的性激素水平变化,均可使鼻黏膜发生超敏反应。

鼻鼽之“鼽”字有三种含义:一是人体解剖部位名称,如《素问·气府论》说:“面鼽骨空各一。”二是指鼻塞不通,如《释名·释疾病》解释为:“鼻塞曰鼽。鼽久也,涕久不通,遂至窒塞。”三是指鼻流清涕。中医学早在西周的《礼记·月令》中就有了对本病的记载:“季秋行夏令,则其国大水,冬藏殃败,民多鼽嚏。”而正式称之为鼻鼽则首见于《素问·脉解》:“所谓客孙脉则头痛、鼻鼽、腹肿者,阳明并于上,上者则其孙络太阴也,故头痛、鼻鼽、腹肿也。”鼻鼽的病因主要有肺气虚寒、脾气虚弱、肾阳不足、肺经有热四大方面,本病多由脏腑虚损,正气不足,腠理疏松,卫表不固,风邪、寒邪或异气侵袭,寒邪束于皮毛,阳气无从泄越,故喷而上出为嚏。肺气虚寒,卫表不固,则腠理疏松,邪气乘虚而入;脾为后天之本,化生不足,鼻窍失养,外邪或异气从口鼻侵袭;肾阳不足,则摄纳无权，气不归元，温煦失职，腠理、鼻窍失于温煦；肺经素有郁热，肃降失职，邪热上犯鼻窍，邪聚鼻窍，邪正相搏，肺气不宣，津液骤停，致喷嚏、流鼻涕、鼻塞等，发为鼻鼽。

本案患者素体肺气虚，气短懒言，语声低怯。肺主皮毛，开窍于鼻，肺气虚则卫表腠理不密，风邪乘虚而犯鼻窍，邪正相搏，肺气不得通调，津液停聚，鼻窍壅塞，遂致喷嚏流涕。鼻痒、喉痒、阵发性咳嗽乃风之表现。“邪之所凑，其气必虚”气虚不能卫外，卫气不固，则腠理空疏，容易感受风邪。治病求本，当以增强卫气以固表，遂治以玉屏风散。肺位居上焦，为五脏之华盖，肺失宣发，正邪交争故出现鼻鼽症状。方中韩老重用黄芪为君扶正气则邪不可干；麻黄辛温发汗，归肺、膀胱经，能宣肺散寒，启鼻窍，肺气通利则喷嚏、鼻塞等状况减轻；细辛性味走窜，归肺、肾二经，助麻黄解表；僵蚕、蝉蜕息风止痒；白术补脾益气，改善体倦无力的肺气虚证，防风味辛、甘，性微温而润，入肝、脾经，能治风邪，一补一散调肝脾之不和。拟止嗽散加减平和不寒不热，新久咳嗽皆宜。另加入苍耳子及白芷等宣通鼻窍，则鼻塞流涕之症渐愈。

二诊时诸症减轻，鼻腔无痒，风症减，故去荆芥；鼻水减少，而苍耳子有小毒不好久服亦去之；款冬常与紫菀相须为用止咳化痰；久咳入络而舌脉瘀阻，故以当归、川芎化瘀兼止咳。

三诊时鼻塞流涕症状基本缓解，但正气耗损，受凉后易反复，故以扶正祛邪为主，方中玉屏风散（防风、黄芪、白术）益气固表止汗，用于表虚易感风邪者；陈皮理气，僵蚕、蝉蜕息风止痒，当归、川芎扶正化瘀，甘草调和诸药、清宣肺气，诸药相合可益肺散寒，祛风通窍。用于治疗过敏反应引起的鼻塞。

韩老指出肺外窍为鼻，内窍在喉，鼻窍不通可用苍耳子散风热通鼻窍，热重加黄芩、栀子；涕清加麻黄、细辛散寒通窍；喉痒不利加荆芥穗、蝉蜕、薄荷以祛风止痒。以中医理论来指导临床诊治，积极防

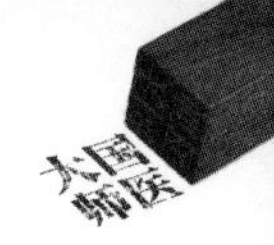

治，标本兼治，亦不可忽略易过敏体质者，日常生活中需避免接触过敏原。

慢性咳嗽（气阳亏虚，风寒外扰）

李某，男，63岁。初诊：2006年3月10日。

主诉：咳嗽、咳痰3个月余。

病史：患者于3个月前感冒后出现咳嗽，迁延难愈。平素易于感冒，神疲肢冷，纳食少，睡眠及二便尚调。

刻下：咳嗽、咳痰，痰少而黏，不易咳出，咽痒不适，如有虫行，阵咳不止，以晨为甚，舌淡白，苔润，脉沉细而无力。

西医诊断：慢性咳嗽。

中医诊断：咳嗽；气阳亏虚，风寒外扰证。

治法：助阳益气，祛风散寒，化痰止咳。

处方：玉屏风散合异功散加减。

黄芪 15g	细辛 3g	白术 10g	干姜 10g
紫菀 10g	荆芥 10g	杏仁 10g	炙百部 10g
款冬花 10g	防风 10g	制半夏 10g	陈皮 10g
僵蚕 10g	桔梗 10g	炙甘草 5g	

5剂，水煎服，每日1剂，早晚分服。

桂附地黄丸，水蜜丸一次6g，一日2次。

二诊：2006年3月15日。咳嗽、咳痰明显改善，纳食及精神渐佳，余症皆有好转。原方减紫菀、款冬花、防风、桔梗，再服5剂，水煎服，早晚温服。

三诊：2006年3月20日。患者无咳嗽、咳痰，效不更方，继服5剂而愈。

按语：韩老指出肺为华盖，为人体五脏六腑遮风避雨，可见保护肺气对维持人体健康的重要性。肺为娇脏，外窍为鼻，内窍为喉，外合皮毛，所以最容易为外邪侵犯。肺喜温而恶寒，更易感受寒邪。咳嗽是肺气上逆而排出病邪的保护性防御反射，所以是肺系疾病最常见的信号。但久咳可耗伤肺气，病及脾肾，影响气血运行，导致水液代谢异常而变生诸病，必须及时予以治疗。

临证阳虚体质的人平素表现为面色发白，手足不温，不耐寒凉，喜热饮食，大便清薄。多形体肥胖，肌肉不健壮，精神不振，睡眠偏多。舌淡胖嫩，边有齿痕，舌苔白润，脉偏沉迟，发病多为寒证。常用药物有黄芪、人参、附子、桂枝、细辛、羌活、防风、川芎、甘草、生姜、大枣、赤芍。宜温阳益气，体现张仲景“病痰饮者，当以温药和之”之旨。另外，痰易碍气机，气机不畅又致痰阻。痰随气升降，气滞则痰聚，气顺则痰消，痰非气顺而不消。因此，韩老在治疗痰饮时适当配伍理气药物，喜用制半夏、陈皮、紫苏子、莱菔子、芥子、枳实，正如《丹溪心法·痰》所言：“善治痰者，不治痰而治气，气顺则一身之津液亦随气而顺矣。”韩老治疗顽固性久咳强调用药“轻宣温润”。肺居高位，用药需轻宣，方达病所。吴鞠通《温病条辨·治病法论》言“治上焦如羽，非轻不举”。肺为娇脏，不耐寒热，外合皮毛，开窍于鼻，易受外邪，肺喜润恶燥，用药宜温润。本案患者兼阳虚证，再以桂附地黄丸加减，因证施治，灵活运用，治疗久治不愈的顽固性咳嗽常取得满意疗效。

本案患者素体阳虚，又受风寒。风寒在表，必然恶寒发热，无汗头痛。风寒外扰，肺失宣肃，而见咳嗽、咳痰。但由于阳气素虚，故热轻寒重，四肢冰冷，倦怠嗜卧，面色苍白，语言低微；舌苔脉象皆表现出虚寒之象。此种情况下，若纯以大剂辛温之品驱寒，则会由于阳虚无力作汗而表证难解，或虽得汗而致阳随汗脱。故当助阳益气与解表散寒、化痰止咳兼顾。韩老用黄芪补气助阳，既能助药势以鼓邪外出，又可防止阳随汗脱；再配合细辛、干姜、防风疏风散寒，以解表逐邪，则扶正而不留邪，发汗而不伤正，相辅相成，恰到好处。《成方切用·再造散》说：“经曰：

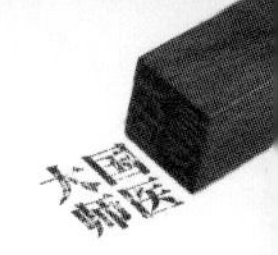

阳之汗，以天地之雨名之。汗之无汗，邪盛而真阳虚也。故以参、芪、甘草、姜、桂、附子大补其阳。”阳虚外感如果病证表现较轻，也可用《伤寒论》麻黄附子细辛汤加减治疗。制半夏、陈皮健脾化痰，以绝生痰之源；僵蚕更助祛风化痰之效；杏仁降气化痰，与桔梗一升一降，调畅气机。诸药合用，祛风固表、理气化痰多法并施，标本兼治。配紫菀、款冬花使温不伤肺，润不滞邪，以增强润肺、下气止咳之功；加干姜强温阳化气之功。

二诊时患者风邪已祛而正气尚虚，咳痰已明显好转，减紫菀、款冬花、防风、桔梗，拟玉屏风散加减以益气固表，以防复发。

三诊时患者症状已明显好转。《成方便读·玉屏风散》云："大凡表虚不能卫外者，皆当先建立中气，故以白术之补脾建中者为君，以脾旺则四脏之气皆得受荫，表自固而邪不干；而复以黄芪固表益卫，得防风之善行善走者，相畏相使，其功益彰，则黄芪自不虑其固邪，防风亦不虑其散表，此散中寓补，补内兼疏，顾名思义之妙，实后学所不及耳。"

临床中所见很大一部分久咳患者的主要症状为干咳无痰，或咳痰量少，寒热之象大多不著，给辨证带来一定难度，故疗效不佳。韩老认为顽固性咳嗽一病常为肺脾肾亏虚，痰饮内伏为其本，外邪袭肺为其标，故常以温肺散寒，止咳化痰为基本治法。疾病初期，或久病突然加重，或兼有表证者，以温阳散寒、宣肺止咳为主；久病痰饮咳喘，治以温阳化饮、止咳平喘；见有瘀血者，佐以化瘀；疾病缓解期，治以温补脾肾而固本。临床每每本虚标实，虚实错杂，痰瘀互结，综合运用温散、温化、温补之法，兼顾他脏，辅以益气健脾、温阳补肾等法，临证每多效验。

韩老认为感邪时偏于标实，平时偏于本虚，本虚主要责之于脾肾虚寒。脾主运化，与肺母子相依，为湿土，赖阳气以健运；肾为水脏，主纳气，为肺之子，与肺金水相滋，肾阳为一身阳气之根本。脾肾阳虚，则转

输健运蒸化失职，生痰化饮，内伏于肺，每遇外感诱发，予温阳之法，每多效验。

急性气管支气管炎（气虚感冒）

杨某，男，9岁。初诊：2009年12月4日。

主诉：咳嗽、咳痰1天。

病史：平素体质虚弱，1天前不慎受凉后，恶寒较甚，头痛身楚，咳嗽痰白，倦怠无力；平时恶风，容易疲乏，精神不振，易出虚汗，稍有不慎反复易感。

刻下：恶寒、头痛、咳嗽，汗出，乏力，舌质淡，苔薄白，脉浮而无力。

西医诊断：急性气管支气管炎。

中医诊断：感冒，气虚感冒证。

治法：益气解表。

方选桂枝麻黄汤合止嗽散加减。

处方：

麻黄15g	桂枝10g	紫菀10g	款冬花10g
杏仁10g	姜半夏10g	百部10g	白前10g
桔梗10g	荆芥10g	甘草6g	

5剂，水煎服，每日1剂，早晚分服。

二诊：2009年12月9日。患者诉偶咳，痰少，偶口干，无恶寒身热、汗出较前缓解。纳寐便尚可。舌脉同上。原方减杏仁、荆芥、桂枝，加川贝母、南沙参各10g。再服5剂，水煎服，早晚温服。

三诊：2009年12月14日。药后患者诉诸症渐消，咳嗽、咳痰均好转，遇风寒防护不慎复发，食欲不佳，仍少许汗出，便溏。舌淡苔薄白，脉濡滑。治拟健脾益气、收敛止汗。原方基础上合异功散加减，去紫菀、款冬花、桔梗、麻黄，加党参15g、黄芪10g、浮小麦10g、茯苓

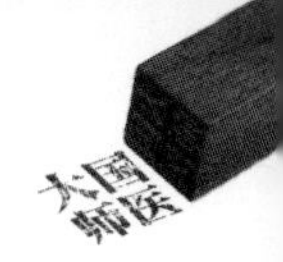

10g。再服7剂，水煎服，早晚温服。

按语：急性气管支气管炎，多散发，无流行倾向，年老体弱者易感。可由病毒、细菌直接感染，也可由冷空气、粉尘、刺激性气体或烟雾的吸入，刺激气管-支气管黏膜引起急性损伤和炎症反应，或吸入过敏原所致。其疾病病理是气管、支气管黏膜水肿，淋巴细胞和中性粒细胞浸润；同时可伴纤毛上皮细胞损伤、脱落；黏液腺体肥大增生。合并细菌感染时，分泌物呈脓性。临床上初为干咳或少量黏液，随后痰量增多，咳嗽加剧，偶伴血痰。咳嗽、咳痰可延续2～3周，如迁延不愈，可演变成慢性支气管炎。伴支气管痉挛时，可出现程度不等的胸闷气促。治疗多以抗菌药物治疗为主，根据感染的病原体及药物敏感试验选择抗菌药物治疗。

早在《黄帝内经》已有外感风邪引起感冒的论述，如《素问·骨空论》曰："风者百病之始也……风从外入，令人振寒，汗出头痛，身重恶寒。"外感病统以"伤寒"名之。《难经·五十八难》曰："伤寒有五，有中风，有伤寒，有湿温，有热病，有温病，其所苦各不同。"对外感病作出了分类。外邪侵袭人体是否发病与正气强弱、感邪轻重有关。《灵枢·百病始生》曰："风雨寒热，不得虚，邪不能独伤人。"若卫外功能减弱，肺卫调节疏懈，外邪乘袭卫表，即可致病。也有素体虚弱，卫表不固，稍有不慎即易感邪者，为体虚感冒。本案患者大多由于素来脾肺气虚、卫外不固而易于感受外邪。体虚感冒会反复发生。有些患者往往感冒刚好些，又因冷天外出、保暖不足，或在洗头、洗澡、换衣服时不小心受凉而复发感冒。正如明代《证治汇补·伤风》中所说："如虚人伤风，屡感屡发。"在临床上，体虚感冒的病程往往较长(常在1周以上)，严重时还会诱发患者的宿疾或使其原有的疾病加重。临床实践证实，中医治疗体虚感冒有较好的效果。其治法不是单纯地祛邪解表而要兼用补法，不仅重视对患者病症的治疗，还要注意对患者病后的调理以及病前的预防。外感的治疗常用辛温解表、辛凉解表之剂，一般禁用补法，以免敛邪。

但是体虚感冒是由于正气不足，卫外不固，感受六淫之邪，导致肺卫功能失调，容易导致兼证、变证，症状严重，甚至可导致死亡，而且反复发作。所以体虚感冒的治疗是以扶正祛邪为主，本案根据肺气虚病证而采用益气固表法。

本案患者为素体卫外功能不足，肺气亏虚，感受外邪而发，风寒外袭，卫表不和，故恶寒、头痛；素体气虚，卫表不密，故平时稍有不慎反复易感，倦怠无力；腠理不固，故恶风，易汗出。《证治汇补·伤风》说："如虚人伤风，屡感屡发，形气病气俱虚者，又当补中，而佐以和解，倘专泥发散，恐脾气益虚，腠理益疏，邪乘虚入，病又增剧也。"故起病初期以解表散寒，止嗽化痰为主，方中麻黄苦、辛，性温，归肺与膀胱经，善开腠发汗，祛在表之风寒；宣肺平喘，开闭郁之肺气，故本方用以为君药。又用透营达卫的桂枝，解肌发表，温通经脉，既助麻黄解表，又畅行营阴，使疼痛之症得解。二药相须为用。荆芥辛而微温，疏风解表，以祛在表之余邪。杏仁降利肺气，与麻黄相伍，一宣一降，以恢复肺气之宣降。紫菀、款冬花、桔梗都入肺经，其性温而不热，润而不腻，皆可止咳化痰；合百部共奏止咳之功，对于新久咳嗽都能使用。白前味辛甘性亦平，长于降气化痰。甘草调和诸药。本方配伍润而不腻、散寒不助热、解表不伤正。

二诊咳嗽、咳痰均见好转，故减荆芥、桂枝解表之用；苦杏仁有小毒，不宜久服宜去之；患者口干，恐耗伤肺阴，加川贝、南沙参滋阴润肺，止咳化痰。

三诊症状基本缓解，无诉咳嗽咳痰，减紫菀、款冬花，表证渐除，减桔梗、麻黄；患者食欲不佳，易汗出，便溏，加黄芪，味甘微温，入脾、肺经，补中益气，升阳固表，与党参合用，以增强其补益中气之功。茯苓甘淡，渗湿益脾，浮小麦益气止汗。纵观全方，扶正祛邪，益气健脾，发散与补气共举。用于体虚外感之气虚感冒。

韩老认为体虚感冒的患者由于具有正气不足、气血亏虚、腠理

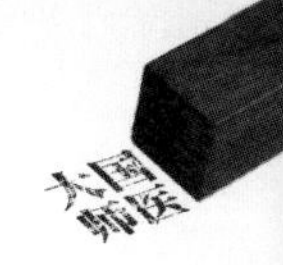

疏懈、卫气不固的特点，容易反复感冒，而且可能造成严重后果。本着“不治已病治未病”的学术思想，应对易感冒的患者进行预防性治疗。

（陈　炜　黄秋晨　张仁佳　胡香菱　整理）

心脑系疾病

心主血脉又主神明，心病主要表现为血脉运行障碍和神志精神活动异常。脑为精明之府，又称元神之府，故脑病亦表现为神志异常。胸骨后或心前区发作性、一过性闷痛或含糊不清的不适感，应高度怀疑为冠状动脉粥样硬化性心脏病（简称冠心病）心绞痛，可按中医胸痹心痛辨证。其基本病机为气滞血瘀，以血府逐瘀汤为基础，针对患者寒凝、痰浊及气血阴阳亏虚的变化，酌情加减治疗。胸部憋闷加瓜蒌、薤白、半夏；寒凝胸痛加高良姜、荜茇、川椒。心悸是常见心脏病证，表现为心慌不安不能自主的一种病证。心神失养者治以补气血，调理阴阳，配合酸枣仁、柏子仁、龙眼肉养心安神；心神不宁者治以化痰涤饮，活血化瘀，配合生龙骨、生牡蛎、珍珠母重镇安神；心功能不全者，针对其气（阳）虚、血瘀、水肿的变化，采用参芪桂附益气温阳，益母草、五加皮、葶苈子化瘀利水方药治疗。中医治疗高血压采用辨证与辨病相结合的方法，能改善症状、调整患者病理生理状态，改善血压昼夜节律紊乱，改善高血压相关的内分泌代谢紊乱，降低血液黏度，改善血液流动性。

风性清扬直达巅顶，故头痛多与风邪有关，外风治以祛风通络止痛，如川芎茶调散、九味羌活汤、清上蠲痛汤，方中均含有川芎、白芷、细辛，而为头痛所常用。眩晕为风、火、痰、虚、瘀引起的一类病证，实证者治以平肝潜阳、清肝泻火、燥湿化痰、化瘀通窍，虚证者治以补养气血、滋养肝肾。出血性中风急性期以风火痰瘀、气血逆乱为主要病机，治当平肝息风，化痰通腑祛瘀；出血性中风缓解期或后遗症及缺血性中风多为气虚血瘀、肝肾亏虚，治当益气活血，滋养肝肾。癫痫治疗多用化痰息风，阳痫治拟清热化痰息风，阴痫治拟温化痰

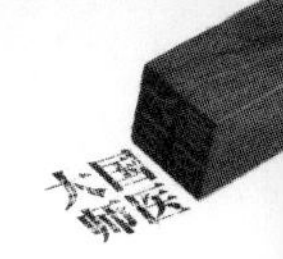

涎，息风定痫，外伤性癫痫加用活血化瘀通窍。郁病为现代临床所常见，多呈现肝郁气滞，或肝气郁结，或肝郁化火，或气滞血瘀，或痰气郁结。

血管神经性头痛（风阳上扰）

患者，吴某，女，50岁。初诊：2006年4月16日。

主诉：左侧头部胀痛反复发作8年。

病史：左侧头部胀痛反复发作8年，呈搏动感，每年发作数次，每次持续1个多月，每天发作1个多小时，呈现强刺激性疼痛，伴左眼视物昏花，心悸，烦躁不安，曾经多方西药治疗，缓解后易复发，遂来求中医治疗。

刻下：头部左侧及左眼眶周围疼痛不止，头部发胀感，头晕，左眼视物模糊，耳鸣，夜寐多梦，时有口苦，胃纳一般，舌淡红，苔薄白，脉弦细涩。

西医诊断：血管神经性头痛。

中医诊断：头痛，风阳上扰证。

治法：祛风止痛，平肝明目。

处方：

当归 10g	川芎 10g	白芷 10g	羌活 9g
防风 9g	钩藤后下 9g	蔓荆子 12g	麦冬 10g
独活 10g	黄芩 5g	细辛 3g	杭菊花 10g
甘草 6g	蕤仁肉 9g		

7剂，水煎服，早晚温服。

复诊：2006年4月23日。服药3天，头部胀痛减轻，头晕缓解，无视物模糊，现偶有耳鸣，心神不宁，饮食夜寐可，舌脉同前，效不更方，依前方加决明子9g，再服7剂，水煎服，早晚温服。

三诊：2006年4月30日。头痛未发，偶发头晕头胀，但较前明显减轻，视物模糊感及耳鸣症状消失，纳寐可，舌淡红，苔薄，脉弦。治拟补肺脾气，益气固表。拟方：黄芪15g，白术15g，防风10g，党参10g，茯苓15g，厚朴10g，怀山药15g，甘草6g，陈皮10g，砂仁后下5g。7剂，水煎服，早晚温服。嘱咐患者注意保暖，饮食清淡，心情舒畅，避免情志、饮食偏嗜等因素诱发。

按语：偏头痛是临床最常见的原发性头痛类型，临床以发作性中重度、搏动样头痛为主要表现，多为偏侧，一般持续4～72小时，可伴有恶心、呕吐，光、声刺激或日常活动均可加重头痛，安静环境、休息可缓解头痛。偏头痛是一种常见的慢性神经血管性疾患，多起病于儿童和青春期，中青年期达发病高峰，女性多见，多受遗传因素的影响。偏头痛频繁发作将影响患者的生活工作，最直接的就是影响睡眠，有部分患者常常一工作就发作。同时，人久患头痛疾病，性格会发生变化，往往性情变得暴躁。时间长了对人的心脑血管将产生不利影响，临床上头痛发作后也较常见脑血栓、高血压、脑出血。偏头痛的治疗目的是减轻或终止头痛发作，缓解伴发症状，预防头痛复发。治疗包括药物治疗和非药物治疗两个方面。非药物治疗主要是物理疗法可采取用磁疗、氧疗、心理疏导，缓解压力，保持健康的生活方式，避免各种偏头痛诱因。药物性治疗分为发作期治疗和预防性治疗。发作期的治疗为了取得最佳疗效，通常应在症状起始时立即服药。治疗药物包括非特异性止痛药如非甾体抗炎药和阿片类药物，特异性药物如麦角类制剂和曲普坦类药物。药物选择应根据头痛程度、伴随症状、既往用药情况等综合考虑进行个体化治疗。

我国对头痛病认识很早，在殷商甲骨文就有“疾首”的记载，《素问》称本病为“脑风”“首风”，《素问·风论》认为其病因乃外在风邪寒气犯于头脑而致。《素问·五脏生成》还对头痛的病机进行了解释：“是以头痛巅疾，下虚上实。”汉代《伤寒论》在太阳病、阳明病、少阳病、

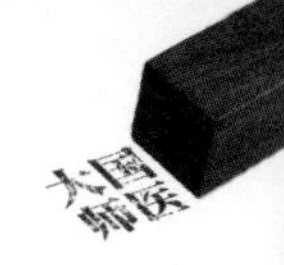

厥阴病篇中较详细地论述了外感头痛病的辨证论治。隋代《诸病源候论·痰饮病诸候·膈痰风厥头痛候》已认识到“风痰相结，上冲于头”可致头痛。宋代《三因极一病证方论·头痛证治》对内伤头痛已有较充分的认识，认为“有气血食饮厥而疼者，有五脏气郁厥而疼者”。现代认为头痛发病因素中外邪以风邪为主，因风为阳邪，“伤于风者，上先受之”，“巅高之上，唯风可到”。且“风为百病之长”“六淫之首”，常夹寒、湿、热邪上袭。若风夹寒，寒为阴邪伤阳，清阳受阻，寒凝血滞，络脉绌急而痛；若夹热邪，风热上炎，侵扰清空，气血逆乱而痛；若夹湿邪，湿性黏滞，湿蒙清阳，头为“清阳之府”，清阳不布，气血不畅而疼痛。外邪所致头痛，其病机如《医碥·头痛》所说：“六淫外邪，惟风寒湿三者，最能郁遏阳气。火暑燥三者皆属热，受其热则汗泄，非有风寒湿袭之，不为患也。然热甚亦气壅脉满，而为痛矣。”内伤头痛之病机多与肝脾肾相关，实证多由肝阳上亢、痰湿阻滞、瘀血阻窍所致气血壅滞脑络所致，虚证多见于气虚、血虚及肾虚，气血不能上达头络，脑络失养，发为头痛。

本案是典型的风阳上扰所致头痛，患者病程较长，多因素体阴虚，不能潜阳，肝火偏旺，阳亢化风，横窜络脉。本方中川芎祛风止痛，为治头痛之要药，配以当归养血活血，寓有“治风先治血，血行风自灭”(《医宗必读·痹》)之义；细辛、羌活、白芷、独活、苍术、防风疏风止痛；菊花、蔓荆子清利头目，疏风散热；黄芩清热泻火；麦冬清热养阴，以制风药之燥；甘草调和诸药。诸药配伍，具有清热止痛，疏风散邪之功，主治风热上扰之头痛。患者虽有阴虚之象，但从舌脉上看，阴虚并不明显，故以祛风为主。

二诊时头痛减轻，头晕头胀缓解，验不变法、效不更方，现偶有耳鸣，饮食夜寐可，舌脉同前，在原方基础上加用决明子，以发挥其清肝明目之效。

三诊时患者头痛未发，偶发头晕头胀，耳鸣消失，纳寐可，舌淡红，苔薄，脉弦。故应以补肺脾气，益气固表为主，方中黄芪甘温，内补脾肺之气，外可固表止汗，为君药；白术健脾益气，助黄芪以加强益气固表之功，为臣药；佐以防风走表而散风邪，合黄芪、白术以益气祛邪。且黄芪得防风，固表而不致留邪；防风得黄芪，祛邪而不伤正，有补中寓疏，散中寓补之意。

韩老充分从头痛的内外虚实相鉴别，充分把握清上蠲痛汤的使用范围，不拘泥于外风的使用，而将之运用于风阳上扰证。

感冒后头痛（外感风寒，内有郁热）

患者王某，女，34岁。初诊：2006年10月20日。

主诉：感冒后头痛3天。

病史：患者外受风寒后喷嚏连连，鼻塞流涕，恶寒发热，无汗，头痛明显，肢体酸楚疼痛，咽干，口苦微渴，患者拒绝口服西药治疗，遂求中医治疗。

刻下：头痛，肢体酸楚疼痛，喷嚏连连，鼻塞流涕，恶寒发热，无汗，咽干，口苦微渴，舌质淡苔白，脉浮紧。

西医诊断：感冒后头痛。

中医诊断：头痛；外感风寒，内有郁热证。

治法：解表清里，通络止痛。

处方：

羌活10g　防风10g　苍术10g　细辛3g
川芎9g　白芷9g　生地黄10g　黄芩6g
甘草6g　炙麻黄6g　炒杏仁10g　炙百部10g

4剂，水煎服，早晚温服。嘱患者注意保暖。

复诊：2006年10月24日。服药1天，患者恶寒已解，头痛、肢体酸楚疼痛减轻，现偶感喷嚏，仍有鼻塞流涕，口苦口渴症状缓解，舌质淡红，苔薄，脉浮。效不更方，前方基础上去黄芩、炙麻黄，加生姜、葱白各

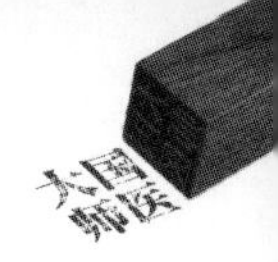

8g，再服 4 剂，水煎服，早晚温服。

三诊：2006 年 10 月 28 日。现患者已无头痛、肢体酸楚疼痛，仅偶有咳嗽，舌质淡红，苔薄白，脉弦细。治法：补益脾气，益气固表。拟方：黄芪 15g，白术 10g，防风 10g，桂枝 8g，芍药 10g，龙骨 10g，牡蛎 10g，党参 10g，麦冬 6g，五味子 6g，甘草 6g，红枣 5 枚。14 剂，水煎服，早晚温服。嘱咐患者注意保暖，加强锻炼，饮食清淡，保持心情舒畅。

按语：该患者以“头痛，肢体酸楚疼痛，喷嚏连连，鼻塞流涕，恶寒发热，无汗”为主症，中医上该病归属于头痛，病因病机不外乎外感、内伤。感受外邪多因起居不慎，坐卧当风，感受风寒湿热等外邪上犯于头，清阳之气受阻，气血不畅，阻遏络道而发为头痛。外邪中以风邪为主，因风为阳邪，“伤于风者，上先受之”，“巅高之上，唯风可到”。且“风为百病之长”“六淫之首”，常夹寒、湿、热邪上袭。若风夹寒，寒为阴邪伤阳，清阳受阻，寒凝血滞，络脉绌急而痛；若夹热邪，风热上炎，侵扰清空，气血逆乱而痛；若夹湿邪，湿性黏滞，湿蒙清阳，头为“清阳之府”，清阳不布，气血不畅而疼痛。内伤头痛可因情志郁怒，长期精神紧张忧郁，肝气郁结，肝失疏泄，络脉失于条达拘急而头痛；或平素性情暴逆，恼怒太过，气郁化火，日久肝阴被耗，肝阳失敛而上亢，气壅脉满，清阳受扰而头痛。若饮食不节素嗜肥甘厚味，暴饮暴食，或劳伤脾胃，以致脾阳不振，脾不能运化转输水津，聚而痰湿内生，以致清阳不升，浊阴下降，清窍为痰湿所蒙；或痰阻脑脉，痰瘀痹阻，气血不畅，均可致脑失清阳、精血之充，脉络失养而痛。如《丹溪心法·头痛》说“头痛多主于痰”。饮食伤脾，气血化生不足，气血不足以充营脑海，亦为头痛之病因病机。先天禀赋不足，或劳欲伤肾，阴精耗损，或年老气血衰败，或久病不愈，产后、失血之后，营血亏损，气血不能上营于脑，髓海不充则可致头痛。此外，外伤跌扑，或久病入络则络行不畅，血瘀气滞，脉络失养而易致头痛。头为神明之府，“诸阳之会”，“脑为髓海”，五脏精华之血，六腑清阳之气皆能上注于头，即头与五脏六腑之阴精、阳气密切相关，凡能影响脏腑之精血、阳气的因素皆可成为头痛的病因，归纳起来不外外感与内伤两类。病位虽在头，但与肝脾肾密切相关。风、火、痰、瘀、虚为致病之主要因素。邪阻脉络，清窍不利；精血不足，脑失所养，为头痛之基本病机。

患者证属外感风寒，内有郁热证。多因喜食冷饮，贪吃生冷瓜果等寒凉之物，损伤人体阳气所致，又感不正之风邪，故而风寒交扰，恶寒发热，无汗，舌质淡苔白，脉浮，本方主证为外感风寒。肢体酸痛为兼湿邪，口苦微渴为兼有里热之象。头痛为次要症状。风寒湿邪，外束肌表，腠理闭塞，卫阳郁遏，故恶寒发热，无汗；经络不畅，故头痛；湿性重浊黏滞，气血不畅，故肢体酸痛；口苦微渴为里有郁热之象。羌活辛苦温，入太阳经，散表寒，祛风湿，利关节，为治风寒湿邪在表的要药，为本方君药。防风辛甘温，为太阳本经药物，散风除湿之力缓和；苍术苦温，既可燥湿健脾，又可发汗祛表湿。二者共为臣药。川芎、细辛、白芷散风祛寒，除诸经头痛；生地黄、黄芩清泄在里之郁热，并可防止温燥之药伤津耗液。麻黄、杏仁配伍，发汗解表配合宣降肺气之用，炙百部重在润肺。以上均为佐药。甘草调和诸药，为使药。

二诊时患者恶寒已解，头痛、周身酸痛减轻，现无喷嚏，仍有鼻塞流涕，口苦口渴症状缓解，舌质淡红，苔薄，脉浮。患者热象也已不明显，故去黄芩；恶寒已消，去麻黄，加葱白、生姜以温阳，并进一步去除风寒。汪昂在《医方集解·九味羌活汤》中，始加入生姜、葱白，以助发汗解表。

三诊时风寒症状基本解除，缓则治本，黄芪益气固表，白术健脾益气，助黄芪益气固表，防风走表而御风邪。加用桂枝发汗解肌，芍药敛阴止汗，二者同用助表邪得解，营卫调和；龙骨、牡蛎镇惊安神；合生脉饮之党参、麦冬、五味子益气养阴，防津气耗散太过；甘草调和诸药，红枣顾护脾胃。诸药合用，补中有散，共建益气、固表止汗之功。补气虚，固表虚，增强人体抵御外邪的能力。

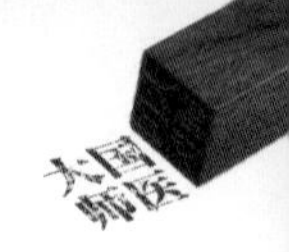

纵观本案，韩老用药紧贴证型，谨守病机，药证契合，应手取效。

后循环缺血（气血亏虚，清阳下陷）

何某某，男，75岁。初诊：2007年4月27日。

主诉：头晕目眩3年，加重1个月。

病史：患者站立数分钟就会出现头晕眼花症状，偶有恶心欲呕，平素饮食少，肢体倦怠，少气懒言，面色萎黄，寐差，小便偶见浑浊，大便一日4次，大便稀溏。经西医治疗不见好转，遂转求中医。

刻下：头晕眼花，饮食少，肢体倦怠，少气懒言，面色萎黄，寐差，小便偶见浑浊，大便一日4次，大便稀溏。舌胖边有齿痕，白苔加黄，脉虚。

西医诊断：①后循环缺血；②贫血。

中医诊断：眩晕；气血亏虚，清阳下陷证。

治法：补中益气，升阳举陷。

处方：

生黄芪20g　党参15g　炙甘草5g　广陈皮10g
北柴胡10g　广升麻10g　石菖蒲30g　炒白术15g
怀山药30g

7剂，水煎服，每日1剂，分2次温服。嘱咐患者近日多食动物肝脏、鸭血等补血食物。

复诊：2007年5月4日。服药一周后，现患者头晕眼花出现频次较前减少，自觉肢体倦怠感减轻，饮食睡眠较前好转，大便次数正常，质稍稀溏，舌淡，苔白，脉虚。效不更方，于前方基础上加用当归10g、熟地黄15g。再服7剂，水煎服，日1剂，分2次温服。嘱托同前。

三诊：2007年5月11日。患者未出现头晕眼花，肢体无力感较前减轻，面色稍黄，饮食睡眠尚可，大便一日一行，呈黄色稀质便。治法：益气补血，健脾养心。拟方：白术15g，当归10g，白茯苓10g，炒黄芪 9g，龙眼肉 9g，远志 9g，炒酸枣仁 10g，木香 6g，炙甘草 6g，人参 15g。再服 15 剂，水煎服，日 1 剂，分 2 次温服。嘱咐患者注意营养，加强锻炼，情志舒畅。

按语：短暂性脑缺血发作是颈动脉或椎 - 基底动脉系统发生短暂性血液供应不足，引起局灶性脑缺血导致突发的、短暂性、可逆性神经功能障碍。短暂性脑缺血发作分为颈内动脉系统和椎基底动脉系统，后者即为后循环系统，常表现后循环缺血。短暂性脑缺血发作持续数分钟，通常在 30 分钟内完全恢复，其主要原因有脑动脉粥样硬化、微栓塞、心脏病变、血液成分及血流动力学改变。而贫血的病因较多，最常见缺铁性贫血，病因无外乎铁摄入不足或流失过多。最早出现的症状有头晕、乏力、困倦，而最常见、最突出的体征是面色苍白。症状的轻重取决于贫血的速度、贫血的程度和机体的代偿能力。可见头昏、耳鸣、头痛、失眠、多梦、记忆减退、注意力不集中等，是贫血缺氧导致神经组织损害所致常见的症状。贫血时机体通过神经体液调节进行有效血容量重新分配，相对次要脏器如皮肤、黏膜则供血减少；另外，由于单位容积血液内红细胞和血红蛋白含量减少，也会引起皮肤、黏膜颜色变淡。轻度贫血无明显表现，仅活动后引起呼吸加快加深并有心悸、心率加快。贫血愈重，症状愈明显。重度贫血时，即使平静状态也可能有气短甚至端坐呼吸。长期贫血，会导致贫血性心脏病，此时不仅有心率变化，还可有心律失常和心功能不全。紧急情况下，重度贫血患者应输红细胞，纠正贫血，改善体内缺氧状态。寻找病因进行针对性治疗是最重要的。通常情况下，贫血只是一个症状，不是一个单一疾病，因此，需要先确定背后的病因，才能进行有效治疗。急性大量失血患者应积极止血，同时迅速恢复血容量并输红细胞纠正贫血。营养性贫血，可以通过补充缺乏的营养物质进行治疗，如缺铁性贫血应补铁并治疗导致缺铁的原发病；巨幼细胞贫血应补充叶酸和维生素 B_{12}。

该患者以头晕眼花，肢体倦息，少气懒言，面色萎黄为主症，中医诊

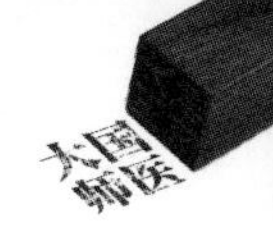

断为眩晕。中医认为眩晕不外乎虚实。《素问·至真要大论》说“诸风掉眩，皆属于肝”，指出眩晕与肝关系密切。《灵枢·卫气》认为“上虚则眩”。《灵枢·口问》说：“上气不足，脑为之不满，耳为之苦鸣，头为之苦倾，目为之眩。”《灵枢·海论》认为“脑为髓之海”，而“髓海不足，则脑转耳鸣”，认为眩晕一病以虚为主。刘完素在《素问玄机原病式·五运主病》中言：“风火皆属阳，多为兼化，阳主乎动，两动相搏，则为之旋转。”主张眩晕应从风火立论。朱丹溪在《丹溪心法·头眩》中力倡“无痰则不作眩”之说，并提出当“治痰为先”。迨至明代，对于眩晕发病又有了新的认识。张介宾在《景岳全书·杂证谟·眩运》指出：“眩运一证，虚者居其八九，而兼火兼痰者，不过十中一二耳。”强调“无虚不能作眩”，治疗上“当以治虚为主”。韩老认为青年眩晕多为实证，而年老体弱者，则多因气血亏虚，脑络失养，而发为眩晕，多为虚证。实证者治以平肝潜阳、清肝泻火、燥湿化痰、化瘀通窍，虚证者治以补养气血、滋养肝肾。

该案病证属中医学眩晕的范畴，辨证为气血亏虚，清阳下陷。患者年老肾亏，或久病伤肾，导致肾精亏虚，不能生髓，而脑为髓之海，髓海不足，上下俱虚，而发生眩晕。久病或失血之后，虚而不复，或劳倦过度，气血衰少，气血两虚，气虚则清阳不展，血虚则脑失所养，方中黄芪味甘微温，入脾肺经，补中益气，升阳固表，故为君药。配伍党参、炙甘草、白术，补气健脾为臣药。当归养血和营，协党参、黄芪补气养血，陈皮理气和胃，使诸药补而不滞，共为佐药。少量升麻、柴胡升阳举陷，协助君药以升提下陷之中气，共为佐使。炙甘草调和诸药为使药。

二诊时，患者头晕眼花出现频次较前减少，饮食睡眠较前好转，效不更方，加当归、熟地黄以补血养阴，充养脑络。

三诊时，患者气虚得缓，须注重补血，血能载气，亦能生气，治法以益气补血，健脾养心，中以人参、黄芪、白术、甘草甘温之品补脾益气以生血，使气旺而血生；当归、龙眼肉甘温补血养心；茯苓（多用茯神）、酸枣仁、远志宁心安神；木香辛香而散，理气醒脾，与大量益气健脾药配伍，复中焦运化之功，又能防大量益气补血药滋腻碍胃，使补而不滞，滋而不腻；用法中姜、枣调和脾胃，以资化源。

韩老谨查病机，病证结合，灵活运用，充分把握病证，对证用方。

脑梗死恢复期（气虚血瘀）

患者黎某，女，69岁。初诊：2007年5月3日。

主诉：左侧肢体麻木乏力2个月。

病史：既往有高血压病史9年余，患者于2个月前因在吃饭时突然出现左手握物不稳，左侧肢体麻木无力，行走不能，伴头晕，休息后肢体无力症状未缓解，于综合医院就诊，明确诊断：脑梗死（急性期），治疗2周病情好转后出院，后又经多家医院治疗，头晕痊愈，乏力稍好转，仍有肢体麻木、行走不能，大便4~5日一次，小便正常。

刻下：形体消瘦，精神疲倦，左侧肢体无力，伴头晕、神疲、全身乏力，舌质黯红，苔薄白，脉弦细。

西医诊断：脑梗死（恢复期）。

中医诊断：中风（中经络）；气虚血瘀证。

治法：益气活血，通经活络。

处方：

黄芪 30g　当归 15g　桃仁 10g　红花 8g
川芎 12g　赤芍 12g　丹参 12g　白术 12g
地龙 10g　水蛭 5g　蜈蚣 1 条　桑枝 15g
火麻仁 10g

14剂，每日1剂，水煎服，早晚温服，嘱患者加强肢体功能训练。

复诊：2007年5月17日。服药后症状好转，左侧肢体无力、麻木症状减轻，已能在家人搀扶下缓慢行走几十米，全身乏力及便秘症状改善，舌质黯，苔薄白，脉弦细。治疗以上方为基础，黄芪改用60g，加用

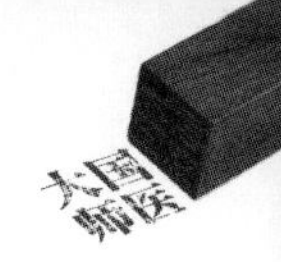

陈皮 12g，继服 21 剂。

三诊：2007 年 6 月 7 日。左侧肢体无力明显改善，能自行拄拐杖行走，已无全身乏力，便秘好转，舌淡黯，苔薄白，脉沉细，守上方去蜈蚣、水蛭，黄芪改用 15g，加党参 15g、肉苁蓉 10g，继服 21 剂。

按语：脑梗死又称缺血性脑卒中，是老年人的常见多发病，具有高发病率、高致残率、高死亡率和高复发率的临床特点，严重威胁老年人的健康和生存质量。脑卒中包括缺血性卒中和出血性卒中，二者所占比率分别为 60%～80% 和 30%。本病系由各种原因所致的局部脑组织区域血液供应障碍，导致脑组织缺血缺氧性病变坏死，进而产生临床上对应的神经功能缺失症状。脑梗死依据发病机制的不同分为脑血栓形成、脑栓塞和腔隙性脑梗死等主要类型。其中脑血栓形成是脑梗死最常见的类型，约占全部脑梗死的 60%，因而通常所说的“脑梗死”实际上指的是脑血栓形成。脑梗死是我国第一致残及第二致死的原因，危害性大。患者常常预后不佳，生活质量偏低。本病的治疗原则是：争取超早期治疗，在发病 4.5 小时内尽可能静脉溶栓治疗，在发病 6～8 小时内有条件的医院可进行适当的急性期血管内干预；确定个体化和整体化治疗方案，依据患者自身的危险因素、病情程度等采用对应针对性治疗。脑梗死急性期和恢复期容易出现各种并发症，其中吸入性肺炎、压疮（又称褥疮）、尿路感染、下肢深静脉血栓形成及肺栓塞、吞咽困难所致营养不良等可明显增加不良预后的风险。因而对这些并发症的有效防治和密切护理也是脑梗死规范化治疗过程中一个关键的环节。

脑梗死属于中医“中风”“卒中”范畴，中风的发生多与先天禀赋不足、长期饮食失衡、起居失宜及思虑烦劳过度有关，引起阴阳失调、气血逆乱、直冲犯脑，导致脑脉痹阻或血溢脉外。《黄帝内经》没有“中风”病名，但载有与中风表现相关的不同名称，昏迷者称为“仆击”“大厥”“薄厥”，半身不遂者称为“偏枯”“偏风”“风痱”，言语不利者称为“喑”，其论述与中风症状表现十分相似。汉代张仲景《金匮要略》首先提出“中风”之名，确立“内虚邪中”论，对其病因、病机、证候进行了系统论述。并根据病情轻重分中络、中经、中腑、中脏四证，治疗上主张驱散风邪，补益正气。如《金匮要略·中风历节病脉证并治》云：“寸口脉浮而紧，紧则为寒，浮则为虚；寒虚相搏，邪在皮肤。浮者血虚，络脉空虚，贼邪不泻，或左或右，邪气反缓，正气即急，正气引邪，㖞僻不遂。邪在于络，肌肤不仁；邪在于经，即重不胜；邪入于腑，即不识人；邪入于脏，舌即难言，口吐涎。”其理论为后世对本病的发展和认识奠定了基础。在病因学上，唐宋以前多以“内虚邪中”虚立论，因而在治疗上一般多采用疏风祛邪、补益正气为主。唐宋以后，众多医家对中风病的病因有了新的认识，多以“内风”立论，可谓是中风病因学说的一大突破。清代医家叶天士、沈金鳌、尤在泾、王清任分别提出了“水不涵木”“因痰而中”“肝风内动”“气虚血瘀”等中风的病因病机及其治法。故而中风病机多从风、火（热）、痰、瘀、虚立论。韩老认为，出血性中风急性期以风火痰瘀、气血逆乱为主要病机，治当平肝息风，化痰通腑祛瘀；出血性中风缓解期或后遗症及缺血性中风表现为气虚血瘀、肝肾亏虚，治当益气活血，滋养肝肾。

本案患者年近七旬，由于正气已虚，气不运血，络脉滞塞，筋脉失于荣养而引起肢体偏废、麻木不仁等症。证属本虚标实，治以益气活血、通经活络为大法。初诊即以益气养血之法培本，以通络行瘀兼搜风之法治标，方用补阳还五汤加减。方中黄芪独重，大补元气；辅以赤芍、川芎、红花活血；地龙、水蛭增强破瘀通络之作用，桑枝引经通络，当归、桃仁活血兼以润肠通便，火麻仁润肠通便。

二诊时诸症改善，舌脉好转，无热证，黄芪加量大补元气。中医认为气为血之帅，气行则血行，气滞则血瘀，所以必须先行气，方可活血化瘀，加用陈皮增加其理气、补气之功。

三诊时辨证准确，药用精当，故能效若桴鼓，肢体无力明显改善，中

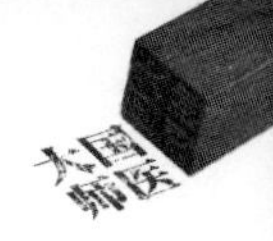

风初期补气活血兼搜风通络，后期以益气养血、活血通络之法巩固疗效，故去蜈蚣、水蛭，黄芪改用 15g，加党参益气，中风便秘，多为风淫化燥、血液干枯使然，酌投肉苁蓉辛润。

帕金森病（阴阳两虚）

林某，女，56 岁。初诊：2014 年 4 月 16 日。

病史：患者双上肢不自主抖动、动作迟缓半年余，伴言语缓慢、声音低微，手足、腰背发凉，排便排尿无力，夜尿 5～6 次，大便秘结难解，失眠多梦，口干。此前院外诊断为“帕金森病”，予以“多巴丝肼、苯海索、金刚烷胺”口服药物治疗后，抖动、动作迟缓等症状减轻，生活尚能自理，其他症状缓解不明显。

刻下：头摇肢颤，肢体拘急僵硬，屈伸不利，神疲气短，腰寒肢冷，寐而不安，尿便无力，舌红，苔少乏津，脉细软。

西医诊断：帕金森病。

中医诊断：颤证；阴阳两虚证。

治法：滋肾阴，补肾阳，开窍化痰。

处方：

熟地黄 15g	山茱萸 15g	肉苁蓉 15g	巴戟天 10g
附子 6g	肉桂心 15g	石斛 15g	大枣 2 枚
麦冬 15g	五味子 10g	石菖蒲 15g	苦远志 15g
云茯苓 10g	生姜 3g		

7 剂，水煎服，每日 1 剂，早晚分服。

复诊：2014 年 4 月 22 日。患者自诉神疲气短、夜尿频多症状减轻，口干而不欲饮，夜寐难安，盗汗多梦，其他症状无明显变化。舌红，苔少乏津，脉细软。原方加生地黄 15g，山茱萸、肉苁蓉两味加量至 20g，继服 7 剂，煎服法同上。

三诊：2014 年 4 月 29 日。患者头摇肢颤、肢体拘急僵硬、屈伸不利稍减轻，神疲气短、腰寒肢冷、盗汗多梦改善明显，寐安，夜尿 3～4 次，大便难解，舌质偏红，苔少，脉细。原方加制何首乌 10g、全当归 10g，继续服用 7 剂。

四诊：2014 年 5 月 6 日。患者头摇肢颤、肢体拘急僵硬、屈伸不利等症状减轻，日常行动较前灵活，气短、腰寒肢冷明显改善，夜寐安，夜尿 3～4 次，大便每 2 天解 1 次，舌质偏红，苔薄，脉细。效不更方，原方继服 7 剂。

按语：帕金森病，又名震颤麻痹，是一种好发于中老年人的神经系统疾病，黑质多巴胺能神经元变性死亡是其主要病理改变，临床表现为静止性震颤、姿势平衡障碍、肌强直和运动迟缓等症状。

帕金森病属于中医“颤证”范畴。历代医家对颤证都有一定的认识。关于颤证的记载，最早可追溯到《黄帝内经》。《素问·至真要大论》曰“诸风掉眩，皆属于肝”，“诸禁鼓栗，如丧神守，皆属于火”。《素问·脉要精微论》亦云：“骨者，髓之府，不能久立，行则振掉，骨将惫矣。”《素问·五常政大论》中有“其病摇动”“掉眩巅疾”之说。《黄帝内经》中并无颤证之名，而将“颤”泛谓之“掉”“振”“摇”“鼓栗”等，并将其理解为某一疾病的症状或病机。《黄帝内经》阐述了颤证的主要临床特点为肢体摇动，认为颤证的发生与肝肾相关。“肝主身之筋膜”，肝为风木之脏，肝风内动，筋脉不能任持自主，随风而动，牵动肢体及头颈颤抖摇动。赵献可在《医贯·痰论》中提出：“肾虚不能制水，则水不归源，如水逆行，洪水泛滥而为痰。”认为风之产生，责之于肾阴；痰之产生，责之于肾阳。肾阳亏虚，又易形成火不生土，致脾阳虚衰。脾阳不足，气血生化无源，筋脉失养则出现动作迟缓。由此可见，肾阴、肾阳亏虚为本病发病之根本，并涉及肝、脾。王肯堂在《证治准绳·颤振》中指出：“此病壮年鲜有，中年以后乃有之，老年尤多。夫老年阴血不足，少水不能制盛火，极为难治。”提示颤证好发于老年人，因老年人大多具有“阴血不足，年老气衰”的患病

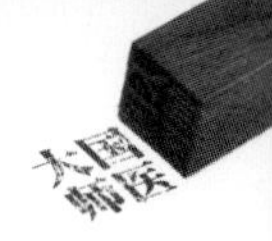

基础体质。肾藏五脏六腑之精，主人体生长发育生殖，肾精损则阴血虚，发之为颤。明代楼英在《医学纲目·颤振》指明："颤，摇也；振，动也。风火相乘，动摇之象"，"风颤者，以风入于肝脏经络，上气不守正位，故头招面摇，手足颤掉也"。楼英认为颤证的病因病机为"风火"，"风火"的产生与心肝火亢关系密切。清代张璐《张氏医通·颤振》云："盖木盛则生风生火，上冲于头，故头为颤振。若散于四末，则手足动而头不动也。"总结颤证的发生多与风火痰瘀相关。颤证的主要病因病机为本虚标实，肝肾亏虚为本，风火痰瘀为标，临证应以滋补肝肾为治疗大法，辨证处方，疗效显著。

一诊：患者老年女性，年老体虚，症见头摇肢颤，肢体拘急僵硬，屈伸不利，中医诊断为"颤证"，西医诊断为"帕金森病"。患者神疲气短，腰寒肢冷，寐而不安，尿便无力，结合舌脉，辨证为"阴阳两虚证"，处方选用地黄饮子加减。方中熟地黄补血养阴，填精益髓，《本草求真·温肾》云其"大补五脏真阴"，"大补真水"，《本草纲目·草部第十六卷·草之五》言其"填骨髓，长肌肉，生精血，补五脏内伤不足，通血脉，利耳目，黑须发"。山茱萸补益肝肾，收敛固涩，本品酸微温质润，温而不燥，补而不峻，补益肝肾，既能益精，又可助阳，为平补阴阳之要药。肉苁蓉补肾助阳，润肠通便，《神农本草经·肉苁蓉》云其"主五劳七伤，补中，除茎中寒热痛，养五脏，强阴，益精气，多子，妇人癥瘕，久服身轻"。巴戟天补肾助阳，强筋骨，祛风湿，《神农本草经·巴戟天》云其"强筋骨，安五脏，补中，增志，益气"。附子可上助心阳，中温脾阳，下补肾阳，为"回阳救逆第一品药"。肉桂心，补火助阳，散寒止痛，温经通脉，引火归原，为治疗命门火衰之要药。石斛既能养胃阴，又能滋肾阴。麦冬滋养胃阴，又善养肺阴。五味子上敛肺气，下滋肾阴，益气津，补肾宁心。石菖蒲、远志、茯苓开窍化痰，交通心肾。生姜、大枣和中调药。诸药合用，阴阳并补，上下同治，标本兼顾，水火既济，痰化窍开，则病可愈。

复诊时患者自诉服药后症状好转，仍有口干而不欲饮，夜寐难安，盗汗多梦等症状，为阴虚有热，加用生地黄清热凉血，重用山茱萸、肉苁蓉加强滋阴温阳之效，使阴阳相调。

三诊时患者自诉服药后症状好转，仍有神疲气短症状，结合舌脉，原方加用制何首乌、全当归以补益精血。四诊时患者自诉症状改善明显，故以原方继续，增强疗效。

总结：治疗帕金森病应重视辨证与辨病相结合，以滋补肝肾为总体治疗原则，结合患者风、火、痰、瘀的不同症状辨证化裁用药，切中病机，药证契合，效如桴鼓，可拯救顽疴。

癫痫（肝风内动，痰浊上蒙）

周某某，男，51岁。初诊：2006年7月22日。

主诉：四肢抽搐，口吐白沫，惊叫反复发作2年余，加重1周。

病史：2004年4月8日午休时无诱因突发四肢抽搐，口吐白沫，口中怪叫，持续约1分钟，发作时呼之不应，醒后神疲乏力，出汗、头晕、伴恶心，后求诊综合医院行脑电图检查显示异常，诊断为癫痫强直-阵挛发作，服用卡马西平片等收效不显。此后病情反复，1～2个月发作一次，饮酒、惊恐、生气后易发，症状持续数十秒至数分钟不等，近一周来发作两次，遂来求诊。

刻下：头晕，精神不振，疲乏无力，纳谷不香，夜寐不安，舌苔黄腻，脉弦滑。

西医诊断：癫痫强直-阵挛发作。

中医诊断：痫病；肝风内动，痰浊上蒙证。

治法：和解肝胆，潜阳息风，祛痰开窍。

处方：

柴胡 12g	半夏 10g	黄芩 12g	桂枝 10g
茯苓 15g	党参 10g	大黄 6g	生龙骨先煎 30g

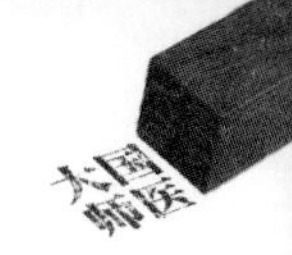

生牡蛎先煎 30g	煅磁石先煎 30g	天麻 10g	钩藤后下 12g
胆南星 6g	僵蚕 12g	全蝎 3g	炙甘草 10g

14 剂，水煎服，每日 1 剂，早晚温服。

复诊：2006 年 8 月 5 日。服药 2 周来癫痫发作 1 次，症状减轻，持续时间不足 1 分钟，纳差好转，睡眠明显改善，舌苔腻，脉弦滑。守方去煅磁石，加远志 10g、菖蒲 12g，党参改为 15g，继服 21 剂。

三诊：2006 年 8 月 26 日。癫痫未发，夜寐安，舌淡，苔薄，脉弦。柴胡 12g，半夏 10g，黄芩 12g，桂枝 10g，茯苓 15g，党参 15g，大黄 6g，生龙骨先煎 30g，生牡蛎先煎 30g，远志 10g，菖蒲 12g，炒白术 10g，陈皮 12g，炙甘草 10g。28 剂，水煎服，早晚温服。嘱咐患者饮食清淡，心情舒畅，避免因饮酒等因素刺激而复发。

按语：西医学认为癫痫是由多种原因引起的一种慢性脑功能障碍性疾病，以反复发生的大脑神经元过度放电所致的暂时性中枢神经系统功能失常为特点，以肌肉抽搐和意识丧失为主要表现。癫痫按病因分为原发性癫痫和继发性癫痫，原发性癫痫的病因至今不明，其与遗传有密切关系；继发性癫痫的病因相对比较复杂，大部分继发于脑血管疾病、脑外伤、中枢神经系统感染、神经系统退行性疾病、脑肿瘤等。癫痫的发生发展又称为癫痫形成，是一个动态的过程。初始促发损伤、癫痫持续状态会导致神经变性，抑制功能下降及大脑异常环路重建。这些改变在慢性癫痫的形成过程中会引起反复自发性运动发作及学习和记忆损害，因此积极治疗十分必要。

癫痫归属于中医痫病的范畴，痫病是一种发作性的神志异常疾病，多因骤受惊恐、先天禀赋不足、感受外邪、饮食所伤等，致使脏腑功能失调，痰浊阻滞，气机逆乱，风阳内动，造成清窍被蒙，神机受累，元神失控而致精神恍惚，甚则突然仆倒，昏不知人，口吐涎沫，两目上视，四肢抽搐，或口中如作猪羊叫声，移时苏醒，醒后如常人的一种病证。又名"癫痫"，俗称"羊痫风"。

痫病病位在脑，与心、肝、脾、肾脏腑关系密切。其病机可概括为风、火、气、痰、瘀上蒙清窍，壅塞经络，神机失控而发病。尤其与痰邪关系密切，若痫病久治不愈，必致脏腑愈虚，痰浊愈结愈深。痰浊不除，则痫病反复发作，乃成痼疾。

癫痫的治疗，应注重痰的治疗。痰为津液代谢异常的病理产物。《仁斋直指方论》说："夫痰者，津液之异名，人之所恃以润养肢体者也。血气和平，关络条畅，则痰散而无。气脉闭塞，脘窍凝滞，则痰聚而有。"元代朱丹溪《丹溪心法·痫》云："痫因惊而得，惊则神不守舍，舍空而痰聚也。"《景岳全书·杂证谟·癫狂痴呆》云："癫病多由痰气。凡气有所逆，痰有所滞，皆能壅闭经络，格塞心窍。"清代叶天士《临证指南医案·癫痫门》按："痫病或由惊恐，或由饮食不节，或由母腹中受惊，以致脏气不平，经久失调，一触积痰，厥气内风，猝然暴逆，莫能禁止，待其气反然后已。"诸家亦多用治痰法治之。丹溪云："分痰与热。有热者，以凉药清其心。有痰者，必用吐药。"又云："大法宜吐，吐后用平肝之剂，青黛、柴胡、川芎之类。"《医学心悟·癫狂痫》说："痫者……虽有五脏之殊，而为痰涎则一，定痫丸为主。"此外，痫证发作时有阳痫、阴痫之分。发作时牙关紧闭，伴面红、痰鸣声粗、舌红、脉数有力者多为阳痫；面色晦暗或萎黄、肢冷、口吮怪叫或叫声低微者多为阴痫。阳痫发作多属实，阴痫发作多属虚。在临床实践中，阳痫治以清热化痰息风，阴痫以温化痰涎，息风定痫；外伤性癫痫加用活血化瘀通窍，临证中常常取得良效。

一诊：本案辨证肝风内动，痰浊上蒙证。选用柴胡加龙骨牡蛎汤加减，柴胡、半夏、黄芩、党参、炙甘草取小柴胡汤之义和解少阳；胆南星加茯苓能豁肝胆之痰；复以大黄泻里热、痰滞得下；生龙骨、生牡蛎、煅磁石重镇安神、摄纳浮阳；天麻、钩藤平肝息风；桂枝通一身之阳气，助平肝以息风；僵蚕、全蝎息风止痉。

二诊：癫痫发作次数减少，症状减轻，饮食睡眠改善，舌象好转，可见肝胆痰热之证已减，煅磁石为重镇寒凉之品，易碍胃伤气，不宜久服，

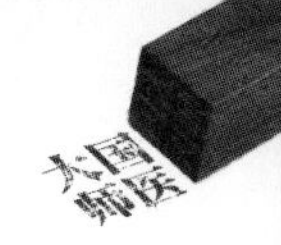

故去除，效不更方，原方基础上另加远志、菖蒲豁痰开窍安神，党参加量以扶正。

三诊：癫痫未发，诸症已除，缓则治本，治以健脾化痰为主，上方去胆南星、僵蚕、全蝎，加用陈皮、炒白术健脾化痰。

总结：痫病临床表现复杂，治疗方面宜分标本虚实，轻重缓急。发作期以开窍醒神为主，治宜豁痰息风，开窍定痫；恢复休止期以去邪补虚为主，治宜健脾化痰、补益肝肾、养心安神。痫病处于发作期，病情严重，发作不能缓解者，应予中西医结合治疗。柴胡加龙骨牡蛎汤具有和解肝胆、化痰安神、潜阳息风之功，无论痫病发作期还是休止期，结合治疗原则和病证，随证加减，皆可得良效。

抑郁状态（肝郁化火）

患者刘某某，女，30岁。初诊：2009年5月3日。

主诉：情绪低落、胁部胀闷不适3月余。

病史：患者3个月前因情感问题出现胸胁胀闷，口干而苦，头痛目赤，耳鸣，不思饮食。经西医治疗而症状缓解不明显，近日自觉情绪低落，无法缓解，遂转求中医治疗。

刻下：心情抑郁，情绪不宁，易怒，胸胁胀闷，嘈杂吞酸，不思饮食，口干而苦，头痛目赤，耳鸣，大便干结，舌红，苔黄，脉弦数。

西医诊断：抑郁状态。

中医诊断：郁证；肝郁化火证。

治法：疏肝解郁，清肝泻火。

处方：

丹皮 10g	炒栀子 10g	当归 12g	白芍 12g
炒柴胡 9g	茯苓 10g	炒白术 10g	枳壳 10g
麦芽 10g	柏子仁 10g	合欢皮 10g	首乌藤 10g

炙甘草 6g

7 剂，水煎服，早晚温服。

复诊：2009 年 5 月 10 日。服药两天后胸胁胀闷感减轻，情绪安宁平和，饮食得缓，吞酸嘈杂感也较前缓解，现偶感口干，无头痛目赤及明显耳鸣感，大便调畅，舌红，苔黄，脉弦。

效不更方，较前方去栀子，加麦冬 10g、百合 10g。

再服 7 剂，水煎服，早晚温服。

三诊：2009 年 5 月 17 日。偶感胸胁胀闷，脘腹胀满，情绪得宁，纳食可，无头痛目赤及耳鸣，舌淡红，苔薄黄，脉弦。治拟：疏肝解郁，养血健脾。处方：

当归 12g　白芍 12g　炒柴胡 10g　茯苓 10g
炒白术 10g　枳实 10g　麦芽 10g　柏子仁 10g
合欢皮 10g　首乌藤^先煎^10g　甘草 8g

14 剂，水煎服，早晚温服。

嘱咐患者注意保暖，加强锻炼，饮食清淡，心情舒畅，避免因情志不畅等刺激而复发。

按语：抑郁状态，是一种常见的心境障碍，以负性情绪为主，以情绪低落、思维缓慢、精神迟缓为其主要表现。目前认为抑郁症发病机制主要与单胺类神经递质及其受体表达异常、神经细胞可塑性及相关信号通路改变、下丘脑 - 垂体 - 肾上腺轴持续激化引发功能紊乱、细胞因子的异常分泌有关。临床上西医主要予以心理辅导及抗抑郁药物治疗。传统的抗抑郁药物包括三环类抗抑郁药、单胺氧化酶抑制剂、四环类抗抑郁药，这些西药的使用常会带来困倦、口干、视物模糊、便秘、心跳加快、排尿困难和直立性低血压（又称体位性低血压）等副作用。

中医学认为郁证是由于情志不舒、气机郁滞所致，以心情抑郁、情绪不宁、胸部满闷、胸胁胀痛，或易怒易哭，或咽中如有异物梗塞等为主要临床表现的病证。郁证病位在肝，涉及心、脾、肾。肝喜条达而主疏

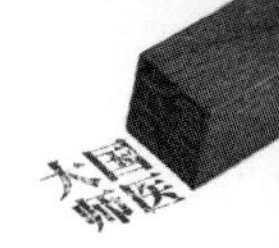

泄，长期情志不畅，肝失疏泄，气机郁滞，引起五脏功能失调。肝气郁结，横逆犯脾，则致肝脾失和；气郁日久，化火扰心，心主神明，心病主要表现为血脉运行障碍和神志精神活动异常，可致心肝火旺；忧思伤脾，思则气结，既可导致气郁生痰，又可因生化无源，心血不足，而形成心脾两虚或心神失养之证；更有甚者，肝郁化火，火郁伤阴，心失所养，肾阴被耗，还可出现阴虚火旺或心肾阴虚。元代朱丹溪说："气血冲和，百病不生。一有怫郁，诸病生焉。"又说："故人身诸病，多生于郁。"《丹溪心法·六郁》载有"六郁证"，包括气郁、热郁、痰郁、湿郁、血郁和食郁，以气郁为先，而后形成湿、痰、热、血、食等郁。朱丹溪发明六郁汤、越鞠丸两方，验之临床，行气解郁之疗效确凿。明代孙一奎《赤水玄珠·郁证门》将五行与五脏相联系，提出"五脏郁证"，曰"木郁者，肝郁也""火郁者，心郁也"等，是根据疾病所在部位而论。近代将郁证以广义狭义划分，广义的郁证，是由于外邪和内伤等致病因素导致气血运行郁滞不畅。狭义郁证指因情志因素导致的以气机郁滞为特点的一类病证。清代张璐《张氏医通》记载由情志因素导致的郁证叫"七情郁证"，又称"内郁"；又将由于风、寒、暑、湿、燥、火六气而导致的郁证称为"六气郁证"。明代徐春甫《古今医统大全·郁证门》说："郁为七情不舒，遂成郁结，既郁之久，变病多端。"目前中医临床将此类症状都诊断为郁证，它概括了西医学中抑郁症、焦虑症、神经症、某些围绝经期综合征等疾病。在精神医学中就有阴证和阳证之分，凡情志表现为烦躁、亢奋、发狂者属阳证；凡情绪低落、抑郁、沉默寡言者属于阴证。抑郁症的特点是"三低"：情绪低落、思维迟钝、行为减少，当属阴证；焦虑症的特点是"三亢"：焦虑紧张、运动性不安和自主神经功能亢进，当属阳证。从病机分析，阴不交于阳则阳亢，阳气亢则焦虑，故表现"三亢"；阳不交于阴则阴凝，气机凝滞则抑郁，故表现"三低"。

郁证的治疗以理气开郁、调畅气机、怡情易性为治则。早期疏通气机对于防止病情发展，变生他病，具有重要的意义。正如《医方论·越鞠丸》云:“凡郁病必先气病,气得疏通,郁于何有?”对于实证,首当理气开郁,并根据是否兼有血瘀、火郁、痰结、湿滞、食积等而分别采用活血降火祛痰、化湿、消食等法;虚证则养心安神,补益心脾,滋养肝肾;虚实夹杂者,则又当视虚实的偏重而虚实兼顾。

一诊:本案患者以心情抑郁,情绪不宁,胸胁胀闷为主症,中医归属郁病范畴,证属气郁化火证,以疏肝解郁、清肝泻火为治则。本案属典型的郁证,患者病程不长,只因情志内伤,郁怒伤肝,肝气郁结,郁久化火;肝失疏泄,气机升降失常,或壅结成痞,或郁滞化火,或气滞水停,气滞血瘀,产生诸多病证。治疗以柴胡疏肝解郁,使肝气得以调达,为君药;当归甘辛苦温,养血和血;白芍酸苦微寒,养血敛阴,柔肝缓急,共为臣药。白术、茯苓健脾祛湿,使运化有权、气血有源;炙甘草益气补中,缓肝之急,为佐药。以丹皮、栀子辅以清热。又因患者心情抑郁,情绪不宁,故取茯苓、柏子仁、合欢皮、首乌藤等药安神之效;且患者胸胁胀闷,故而配伍枳壳、麦芽之品助其理气宽中、行滞消胀,使肝气条达、气机升降有序而诸症消。诸药配伍使全方更具疏肝解郁、清肝泻火之效。

二诊:患者胸胁胀闷减轻,验不变法、效不更方。肝火较前减轻,须注重安神,清心除烦,安抚胃脘,故去栀子,加麦冬、百合,既取其除烦安神之功效,又取麦冬益胃生津之妙用,舌脉同前。

三诊:患者肝火已消,仍有气郁,应着重于疏肝解郁,养血健脾,故以逍遥散(甘草、当归、茯苓、白芍、白术、柴胡)加减,方义不变,主在使肝气能够条达,气舒则诸症解,又兼有健脾养血之功。

韩老对于病证结合的把握十分契合,以证求方,遂得方义。

冠心病(心肾阳虚,湿瘀水停)

患者李某某,男,73岁。初诊:2008年12月3日。

主诉:发作性心慌、胸闷3年余,加重1周。

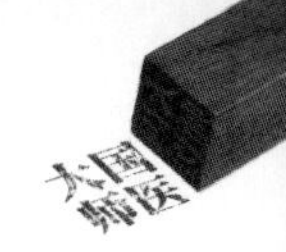

病史：3 年前行冠状动脉造影确诊为冠心病，经常服用硝酸异山梨酯片、硝苯地平等药，经西医系统治疗而症状缓解不明显，近一周来受凉后心慌胸闷、气短乏力等症状加重，并伴有全身浮肿，尤以下肢为甚。

刻下：心慌，气短乏力，精神倦怠，畏寒肢冷，面浮足肿，腰酸膝软，耳鸣，舌紫黯，苔白，脉沉细迟。

西医诊断：冠心病。

中医诊断：胸痹心痛；心肾阳虚证。

治法：益气温阳，通络利水。

处方：

制附片[先煎]15g	白术 10g	茯苓 12g	干姜 10g
白芍 12g	猪苓 12g	桂枝 6g	怀牛膝 12g
熟地黄 20g	淫羊藿 10g	巴戟天 10g	车前子[包煎]10g
泽兰叶 20g	益母草 20g		

7 剂，水煎服，早晚温服。

复诊：2008 年 12 月 10 日。服药 7 剂后，患者心慌、胸闷明显减轻，水肿显著改善，仅下肢偶尔午后出现水肿，神疲乏力、腰膝酸软改善，偶有畏寒，耳鸣减少，舌淡，苔白，脉沉细迟。

效不更方，水肿大减，前方去益母草、泽兰叶，舌象好转，制附片改为 12g。

7 剂，水煎服，继服 1 周。

三诊：2008 年 12 月 17 日。患者胸闷未发，畏寒、全身水肿、乏力诸症悉除，偶有肢冷、心慌、耳鸣，舌淡，苔薄，脉沉。治拟益气养心、补肾温阳。

制附片[先煎]10g	白术 10g	茯苓 12g	干姜 10g
白芍 12g	桂枝 6g	人参 6g	枸杞 10g
熟地黄 20g	怀牛膝 12g	杜仲 12g	炙甘草 8g

14 剂，水煎服，早晚温服。

嘱咐患者注意休息，心情舒畅，避风寒。

按语：冠状动脉粥样硬化性心脏病是冠状动脉血管发生动脉粥样硬化病变而引起血管腔狭窄或阻塞，造成心肌缺血、缺氧或坏死而导致的心脏病，简称为冠心病，也称缺血性心脏病。本病好发于40岁以上的中老年人，男性发病早于女性。世界卫生组织将冠心病分为5大类：无症状心肌缺血（隐匿性冠心病）、心绞痛、心肌梗死、缺血性心力衰竭（缺血性心脏病）和猝死5种临床类型。而在临床中常常将其分为稳定性冠心病和急性冠状动脉综合征。其典型表现突感心前区疼痛，多为发作性绞痛或压榨痛，也可为憋闷感，其发作常与情绪激动、季节变化、体力活动增加、大量吸烟、饱食和饮酒等有关。临床治疗主要为以下几个方面：①生活习惯改变：戒烟限酒，低脂低盐饮食，适当体育锻炼，控制体重等；②药物治疗：抗血栓（抗血小板、抗凝），减轻心肌氧耗（β受体阻滞剂），缓解心绞痛（硝酸酯类），调脂稳定斑块（他汀类调脂药）；③血运重建治疗：包括介入治疗和外科冠状动脉旁路移植术。

冠状动脉粥样硬化性心脏病在中医学中归属于胸痹心痛范畴，胸痹是指以胸部闷痛，甚则胸痛彻背，喘息不得平卧为主症的一种疾病，轻者仅感胸闷隐痛，呼吸欠畅，重者则有胸痛，严重者胸痛彻背，背痛彻心。胸痹心痛的病位在心，涉及肝、脾、肾等脏。心主血脉，心之阳气虚，血液失于推动，血行瘀滞；肝气郁结，失于疏泄失职，气滞血瘀；脾虚失其健运，聚湿生痰，气血乏源；肾虚藏精失常，或肾阴亏损失于濡养，或肾阳虚衰失于温煦，均可引致心脉痹阻而发胸痹心痛。病理性质为本虚标实，常表现为虚实夹杂。本虚有气虚、阴伤、阳衰，并可表现气阴两虚、阴阳两虚，甚至阳衰阴竭、虚阳外脱；标实为瘀血、寒凝、痰浊、气滞，又可相互为病，如气滞血瘀、寒凝血瘀、痰瘀交阻等。一般胸痹心痛发作期以标实为主，多为痰瘀互结；缓解期以气血阴阳亏虚为主，心气虚最为多见。病理转化可见因实致虚或因虚致实。痰瘀踞于心胸，胸阳痹阻，病延日久，每可耗气伤阳；阴寒凝结，气失温煦，

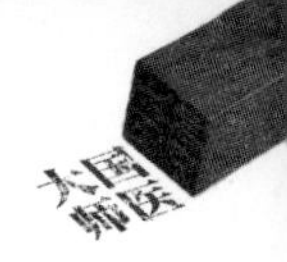

伤及阳气；瘀阻脉络，血行滞涩，留瘀日久，心气痹阻，遏抑心阳，均可转为心气不足或阴阳并损，此属因实致虚。心气不足，鼓动不力，易为风寒邪气所伤；心肾阴虚，津不化气，水亏火炎，炼液为痰；心阳虚衰，阴阳并损，阳虚生寒，寒痰凝络，此为虚而致实。“胸痹”一词首见于《灵枢·本脏》：“肺小，则少饮，不病喘喝；肺大则多饮，善病胸痹、喉痹、逆气。”而《金匮要略·胸痹心痛短气病脉证治》指出胸痹的主要症状为“胸痹之病，喘息咳唾，胸背痛，短气”。可见，此处胸痹既有肺系病喘息咳唾症状，又有心系病胸背痛症状，故胸痹应包括心、肺两脏的疾病，或称为心痹和肺痹。据此，我们根据前人论述，结合现代临床实践及学科发展需要，认为仅称胸痹且归属心系病证是不准确的，病名应以“胸痹心痛”为妥。

本病治疗原则为先治其标，后治其本。标实当通，针对气滞、血瘀、寒凝、痰浊而疏理气机、活血化瘀、辛温通阳、泄浊豁痰，尤重活血通脉；本虚宜补，权衡心脏阴阳气血之不足，补气温阳、滋阴益肾，尤重补益心气。其基本病机为气滞血瘀，证型为心肾阳虚证，故而选用真武汤为其主方。针对患者寒凝、痰浊及气血阴阳亏虚的变化，酌情加减治疗。胸憋闷加瓜蒌、薤白、半夏，寒凝胸痛加高良姜、荜茇、川椒。

本案西医诊断冠心病，中医诊治为胸痹心痛，证属气虚血瘀。本案患者年过半百，肾气渐衰。肾阳虚衰则不能鼓动五脏之阳气，引起心气不足及心阳不足，使血脉失于温煦，鼓动无力而痹阻不通；肾失于温养，主司膀胱气化功能失调，膀胱开合失司，寒水泛滥，从而出现肿、喘、悸三症，进一步发展至心肾阳虚。心气虚为基础，心肾阳虚是疾病发展的标志，水饮上凌心肺则是疾病的终末阶段，而血瘀、水停则是病理产物，因此“益气温阳、通络利水”为其主要治则。

一诊时韩老针对患者的心肾阳虚为本及水饮凌心为标的病情，采用标本结合治法，选用真武汤加减。此方重用附子为君，用以温肾助阳化气行水；臣以干姜以助附子温阳散寒桂枝既可温心阳又可通心络；茯苓、猪苓利水渗湿，使水邪从小便去，白术健脾燥湿。白芍为佐：一者利小便行水气；二者防附子燥热伤阴；佐以怀牛膝、熟地黄、淫羊藿、巴戟天温肾填精固本，命火密藏，则心阳充足。佐以车前子、益母草、泽兰叶利水饮，此外泽兰叶还可活血通络。全方共奏益气温阳、通络利水之效。

二诊时心慌、胸闷诸症减轻，验不变法、效不更方，畏寒，舌象好转，故制附片适减，阳气渐充，水肿显著改善，故去益母草、泽兰叶更好地培育阳气。

三诊时胸闷未发，畏寒、全身水肿、乏力诸症悉除，仍偶有肢冷、脉沉，仍可用制附片、干姜、桂枝温心肾之阳，仍以真武汤为主方巩固疗效，缓解期主要有心、脾、肾气血阴阳亏虚，其中又以心气虚最为常见，故加用人参、炙甘草加强补益心气，加用枸杞、杜仲温肾填精，补而不燥为治其本。

总结：韩老告诫“桂、附”的运用必须掌握好其适应证。一般而言，神倦畏寒、肢体不温而同时伴有胸闷气短者，即可投之。舌苔的变化对用药也具有十分重要的意义，舌淡苔白而滑者为阳虚之征，若舌红苔质干燥者则不可妄投。另本案用桂枝而不用肉桂有其深意，桂枝既可温心阳又可通心络，两擅其用也。

冠心病心绞痛（气虚血瘀）

患者杨某，男，73 岁。初诊：2009 年 11 月 23 日。

主诉：发作性胸骨后胸闷胸痛 5 年余，加重 1 个月。

病史：发作性胸骨后胸闷胸痛 5 年余，加重 1 个月，每日发作 3~7 次，每次持续 2~3 分钟，疼痛以刺痛为主，多因劳累或情志不遂时发病，每次发作后服用硝酸甘油片可缓解，近 1 个月以来发作较前频繁，且服用硝酸甘油片缓解不明显，2009 年 11 月转求中医治疗。心电图示：ST-T 段呈心肌缺血性改变，心动过缓。

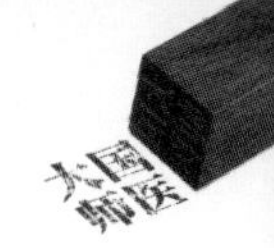

刻下：面色黯，精神倦怠，神疲乏力，畏寒自汗，纳谷不香，舌淡、苔薄，舌下静脉增粗扭曲，脉细涩。

西医诊断：冠心病心绞痛。

中医诊断：胸痹心痛；气虚血瘀证。

治法：益气养血，活血化瘀。

处方：

柴胡 10g	枳壳 10g	赤芍 10g	桃仁 10g
红花 6g	生地黄 20g	川芎 10g	当归 12g
瓜蒌皮 10g	丹参 12g	砂仁后下 3g	生晒参 5g
麦冬 15g	白术 10g	茯苓 10g	陈皮 15g
炒山楂 20g	麦芽 20g	炙甘草 8g	

7 剂，水煎服，早晚温服。

复诊：2009 年 11 月 30 日。服药 7 剂后，患者胸闷胸痛明显减轻，1 周发作 2～3 次，每次持续 1 分钟左右，纳差明显好转，神疲乏力改善，偶有畏寒，时有心悸，舌淡，苔薄，脉沉涩。

首方去炒山楂、陈皮、茯苓，加桂枝 10g、高良姜 10g、甘松 10g。

7 剂，继服 1 周。

三诊：2009 年 12 月 7 日。患者胸闷胸痛未发，偶有心悸，舌淡，苔薄，脉沉。治拟益气养心、活血化瘀。拟方：

桃仁 10g	红花 6g	赤芍 10g	生地黄 20g
川芎 10g	当归 12g	丹参 12g	砂仁后下 3g
木香 10g	生晒参 5g	黄芪 12g	麦冬 15g
大枣 3 枚	炙甘草 8g		

14 剂，水煎服，早晚温服。

嘱咐患者注意休息，适当锻炼，饮食清淡，心情舒畅，避免因劳累、寒冷、情绪刺激等而复发。

按语：胸痹心痛证是中老年常见的重要心系病证之一，准确的诊断、辨证是治疗的前提，此病病因病机复杂，常易因辨证不清而不能取得满意治疗效果。胸痹心痛的诊断，首先要识别其症状的主要特点——突然发作性的胸骨后或心前区憋闷疼痛，持续时间短暂，多由劳累、寒冷、激动、饱餐等诱发，经休息、服药后可迅速缓解。胸痹心痛的部位虽以胸骨后及心前区为多见，但这些部位是模糊的，局部无压痛；其疼痛性质以憋闷为主，常表现为患者表述不清的一过性心前区或胸骨后不适感，严重时表现为剧痛、绞痛，伴有心悸、气短、惊恐、面色苍白、冷汗自出等。总之，判断胸痹心痛，应根据症状发作方式、部位、疼痛性质、持续时间、诱发因素及疼痛缓解方式等因素进行综合考虑，以免将许多无胸痛而仅表现为胸闷或胸部不适的患者漏诊，也不至于把胸壁、胸膜疾病等引起的胸痛误诊为胸痹心痛。

韩老认为，胸痹心痛的主要病因是年老体虚和长期恣食肥甘。因本病多见于中老年人，年过半百，肾气渐衰。肾阳虚衰则不能鼓动五脏之阳气，引起心气不足或心阳不振，使血脉失于温煦，鼓动无力而痹阻不通；若肾阴亏虚，则不能滋养五脏之阴，使心阴内耗，脉道失润；或心火偏旺，灼津成痰，痰浊痹阻心脉，发为胸痹心痛。长期恣食肥甘，损伤脾胃，导致运化失司，津液不布，聚而成痰，上犯心胸清旷之区，清阳不振，而气机不畅，心脉痹阻；或痰浊久留，痰瘀交阻，而引发胸痹心痛。而寒邪内侵、情志失调、劳倦过度及饮食过饱等仅为诱发因素。

韩老指出胸痹心痛病机虽涉及多个脏腑、多种邪正变化，但主要表现气虚血瘀。《金匮要略·胸痹心痛短气病脉证治》指出其病机为："夫脉当取太过不及，阳微阴弦，即胸痹而痛，所以然者，责其极虚也。"认为阳微者是为正虚，阴弦则是邪气盛之象。亦可认为脉者，寸口为阳，尺中为阴。阳微者，即寸口脉微弱，寸脉主上焦，寸微即上焦阳虚；阴弦，即尺脉弦，指下焦阴寒邪气之盛。因而病机可概括为上焦阳气虚弱，下焦阴寒之邪内盛，阴寒之邪上乘阳位而痹阻胸阳导致各种症状出现。据此，胸痹心痛病机为心脉痹阻，病位在心，多与肝、脾、肾功能失调有关，病

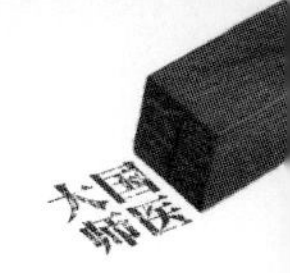

理变化为本虚标实，虚实夹杂。本虚可分气虚、阳虚、阴虚、血虚，以气虚为主；标实为气滞、寒凝、痰浊、血瘀，但以血瘀为主，可表现为气滞血瘀、寒凝血瘀、痰浊致瘀及气虚血瘀等。临床常表现为虚实夹杂，发作期以标实为主，并以血瘀为突出，缓解期主要有心、脾、肾气血阴阳亏虚，其中又以心气虚最为常见。

本案是典型的冠心病，中医诊断为胸痹心痛，证属气虚血瘀。本案患者年过半百，肾气渐衰，肾阳虚衰则不能鼓动五脏之阳气，故而心气不足及心阳不足，使血脉失于温煦，鼓动无力而痹阻不通；气虚日久，鼓动无力，则血行不畅，聚而成瘀，痹阻血脉，发为胸痹心痛。气、血在生理上相互依存，相互转化，病理上相互影响。气行则血行，气虚则力推动血液运行，血行无力、迟缓而留滞为瘀，瘀血停留脉中，阻碍气的运行，进一步加重血运障碍，从而加重血瘀。

一诊时韩老针对典型的气虚血瘀证，采用益气逐瘀汤加减，柴胡、枳壳、赤芍、桃仁、红花、生地黄、川芎、当归、瓜蒌皮、丹参、砂仁、生晒参、麦冬、白术、茯苓、陈皮、炒山楂、麦芽、炙甘草。方中柴胡、枳壳、瓜蒌皮、砂仁疏肝理气止痛；赤芍、桃仁、红花、生地黄、川芎、当归、丹参活血祛瘀，以通血脉；生晒参、麦冬、白术、炙甘草补益心气。此外炙甘草还有调和诸药之功，佐以健脾消食之茯苓、陈皮、炒山楂、麦芽。全方具有益气逐瘀、理气止痛之功效。

二诊时，胸痹心痛诸症减轻，验不变法、效不更方。食欲显著改善，故上一方去炒山楂、陈皮、茯苓，患者仍偶有畏寒，时有心悸，加用桂枝、高良姜、甘松温通阳气。

三诊时，心胸之气已畅，胸痹心痛诸症悉除，心悸基本缓解，舌脉较前好转。治疗以益气养心、活血化瘀为主，上方去柴胡、枳壳、瓜蒌皮、桂枝、甘松，缓解期主要有心、脾、肾气血阴阳亏虚，其中又以心气虚最为常见，故加用黄芪、大枣加强补益心气治其本。

总结：纵观本案，谨守病机，辨证准确，药证契合，急则治标为主，缓则治本，效如桴鼓。益气逐瘀汤由生脉散合血府逐瘀汤、丹参饮化裁而成。方中生脉散益气养阴敛汗，补益心气；桃红四物汤合柴胡、枳壳，为血府逐瘀汤化裁，活血养血祛瘀、疏肝理气止痛；丹参、砂仁是丹参饮化裁，活血祛瘀、行气止痛。全方具有益气逐瘀理气止痛之功效。一方面去病理产物之瘀血，以通血脉；另一方面以补气推动血行，使瘀血散而气血畅，通则不痛。瘀血重者，疼痛剧烈，可加活血行气化瘀之三七粉、乳香、没药、延胡索、降香等；气虚自汗重者，合玉屏风散以益气固表；夹痰夹湿者，加藿香、佩兰等芳香化湿，苍术、厚朴等燥湿化痰；伴见阳虚证，畏寒肢冷者，可加细辛、桂枝、肉桂、高良姜等温通之品。

心脏神经官能症（心阳不振）

王某，男，56岁。初诊：2007年9月10日。

主诉：心悸不安伴自汗2年，近半年加剧。

病史：患者近半年来反复出现心悸、胸闷，动则尤甚，平素肢冷怯寒，失眠多梦，曾就诊于多家医院，行相关检查后排除器质性疾病，诊断考虑为心脏神经官能症，对症处理患者症状后改善不显，现来香港经商，想寻求中医治疗，遂前来就诊。

刻下：心悸，胸闷，自汗，气短，动则尤甚，肢冷畏寒，夜寐不安，易惊醒，舌淡黯，苔薄白，脉沉细弱。

西医诊断：心脏神经官能症。

中医诊断：心悸，怔忡；心阳不振。

治法：温补心阳，安神定悸。

处方：

党参20g　炙黄芪20g　桂枝10g　炙甘草20g
生龙骨先煎30g　生牡蛎先煎30g　珍珠母20g　合欢皮10g

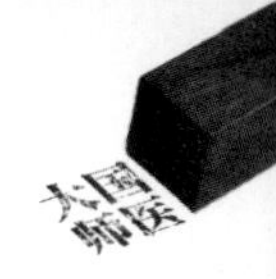

茯神 10g　　　　甘松 10g

7 剂，水煎服，每日 1 剂，早晚温服。

复诊：2007 年 9 月 17 日。患者心悸消失，夜寐改善，仍感乏力，畏寒，舌淡黯苔白，脉沉细。

原方加附子^先煎^ 10g、当归 10g、五味子 6g。

14 剂，水煎服，每日 1 剂，早晚温服。

三诊：2007 年 10 月 1 日。诸症悉减，继进 2 周以巩固疗效。

按语：心脏神经官能症又称功能性心脏不适、心血管神经症，是神经官能症的一种特殊类型，也是一种极为常见的心血管疾病，以心血管系统功能失常为主要表现，可兼有神经官能症的其他表现。其症状多种多样，常见有心悸、心前区疼痛、胸闷、气短、呼吸困难、头晕、失眠、多梦等。由于焦虑、紧张、情绪激动、精神创伤等因素的作用，中枢神经功能的兴奋和抑制过程发生障碍，受自主神经调节的心血管系统也随着发生紊乱，引起了一系列交感神经张力过高的症状。此外，过度劳累，体力活动过少，循环系统缺乏适当锻炼，以致稍有活动或少许劳累即不能适应，因而产生过度的心血管反应而致本病。

心悸是常见心系病证，表现为心慌不安的一种病证。心悸包括惊悸和怔忡。惊悸发病，多与情绪因素有关，可由骤遇惊恐、忧思恼怒、悲哀过极或过度紧张而诱发，多为阵发性，病来虽速，病情较轻，实证居多，病势轻浅，可自行缓解，不发时如常人；怔忡多由久病体虚，心脏受损所致，无精神等因素诱发亦可发生，常持续心悸，心中惕惕，不能自控，活动后加重，多属虚证，或虚中夹实，病来虽渐，病情较重，不发时亦可兼见脏腑虚损症状。心悸日久不愈，亦可形成怔忡。心悸的治疗应分虚实。虚证分别予以补气、养血、滋阴、温阳；实证则可祛痰、化饮、清火、行瘀。心神失养者治以补气血，调理阴阳，配合酸枣仁、柏子仁、龙眼肉养心安神；心神不宁者治以化痰涤饮，活血化瘀，配合生龙骨、生牡蛎、珍珠母重镇安神；心功能不全者，针对其气（阳）虚、血瘀、水肿的变化，采用参芪桂附益气温阳，益母草、五加皮、葶苈子化瘀利水方药治疗。

韩老基于心以阳气为用的理论，善用加味桂枝甘草龙骨牡蛎汤，该方具有温补心阳，安神定悸之功效。现将经验介绍如下：

韩老指出心悸的发病，或因久病体虚、饮食劳倦、七情刺激、感受外邪，致气血阴阳亏虚；或因痰饮瘀血阻滞，致心失所养，心脉不畅的一种病证。病机多以本虚标实为主，本虚责之于心之气血阴阳亏虚，标实为痰瘀内阻为患，尤与心阳盛衰相关。《素问·生气通天论》载："阳气者若天与日，失其所则折寿而不彰，故天运当以日光明。是故阳因而上，卫外者也。"人体的阳气如太阳一般，具有抵御外邪、温煦脏腑、推动气化等作用，在人体的阴阳平衡中，起主导作用。心居上焦，为神之居，血之主，脉之宗，五行属火，乃"五脏六腑之大主"，为阳中之阳，一身阳气之所主，总以阳气为用，以阳气为本。心之阳气充沛，则能温通全身血脉，维持心脏正常搏动，以使生机不息。若阳气亏虚，温煦、推动无力，阳虚阴盛，则痰饮内停，瘀血内生，心脉不畅，心失所养，而见心悸、胸闷、气短、形寒怯冷，甚者面色灰黯，唇舌青紫，舌淡黯苔薄白，脉沉细弱或结、代、涩等症。故心悸的发生与心阳盛衰密切相关，阴阳之要，阳密乃固。

韩老基于心以阳气为用的理论，治疗心悸以温立法，选用经方桂枝甘草龙骨牡蛎汤加减，处处兼顾心之阳气。阳气充足，则温煦推动有力，犹"离照当空，阴霾四散"。心阳不振则见心悸不安，胸闷气短，动则尤甚，面色苍白，形寒肢冷，舌淡苔白，脉虚弱或沉细无力。韩老多选用桂枝甘草龙骨牡蛎汤，方中桂枝辛温入心经，乃古今温心通阳之要药，常伍温阳益气，补血养阴活血之品，治疗各种心律失常，心动过缓，神经症（包括神经衰弱、强迫症、焦虑症、恐怖症、躯体形式障碍等）等引起的心悸；甘草味甘平，入心经，常用于心气虚引起的心动悸、脉结代；龙骨、牡蛎入肝敛魂，镇惊安神，可用于治疗各脏腑气血失调而致的心神不安、惊

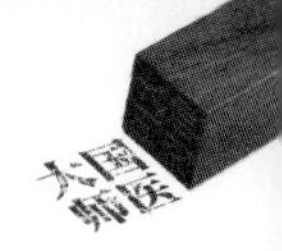

悸怔忡。《伤寒贯珠集》载："桂枝、甘草，以复心阳之气；牡蛎、龙骨，以安烦乱之神。"临床常合参附汤或生脉散加减应用。人参，性平、味甘、微苦、微温可大补元气，复脉固脱，安神益智。附子，药性刚燥，走而不守，上能助心阳以通脉，下能补肾阳以益火，是温里扶阳的要药。诸药相合，甘温养阳气，且敛阳入肾，究心阳本根于命门之火，共奏温补心阳，安神定悸之功。若心悸不宁，善惊易恐，酌加琥珀、珍珠母、灵芝、磁石之品；若兼心血不足，心悸气短，头晕目眩，面色无华，酌加酸枣仁、柏子仁、龙眼肉之品；若见阴伤，酌加生地黄、麦冬、五味子之属，或合生脉散化裁；兼见水饮内停，可加葶苈子、车前子、五加皮之类；若见心脉瘀阻，出现心悸不安，心痛时作，唇甲青紫，多合血府逐瘀汤化裁。治疗心悸，韩老喜配伍甘松、当归之属。甘松味辛、甘，性温，入心、脾二经，具有温而不热，香而不燥，甘而不滞，至和至美的特点，现代药理学研究发现甘松具有镇静安定、抗心律失常等作用。当归性温，味甘、辛，归肝、心、脾经，具有补血活血的功效，可用于血虚、眩晕、心悸诸症。《本草纲目·当归》载："脉者血之府，诸血皆属心，凡通脉者必先补心益血，故张仲景治手足厥寒，脉细欲绝者，用当归之苦温以助心血。"韩老选用经方桂枝甘草龙骨牡蛎汤加味从温辨治心悸，临证每多效验。

一诊：本案辨证为心阳不振证，选用桂枝甘草龙骨牡蛎汤加味，桂枝温振心阳；党参、炙黄芪益气助阳；炙甘草益气养心；龙骨、牡蛎重镇安神定悸；酌加珍珠母、合欢皮、茯神、甘松、当归安神定志，补血养心之品使阳气得运，心神得养，惊悸得安。

二诊：患者仍有畏寒，舌淡黯苔白，脉沉细，附子即可投之温心阳，另加当归之苦温以助心血，五味子益心气之虚。

三诊：诸症悉减，验不变法、效不更方。

本案属怔忡范畴，患者久病体虚，损及心阳，心失温养，故见心悸惊恐不安；汗为心之液，心阳受损，阳气虚衰，气虚不摄则见自汗；胸中阳气不足，动则耗气，故胸闷气短；阳虚血液运行迟缓，肢体失去温煦，故见畏寒肢冷；心不藏神，心中惕惕，则善惊易恐，夜寐不安。当以桂枝甘草龙骨牡蛎汤加减温补心阳。

高血压（阴虚阳亢）

患者李某某，女，48岁。初诊：2012年9月27日。

主诉：反复头晕2年余，加重2周。

病史：患者2年前在情绪激动后首次出现头晕胀痛，休息后可缓解，其后反复发作，均未予以正规治疗。2周前患者头晕症状加重。

刻下：眩晕耳鸣，头目胀痛，口苦心烦，失眠多梦，午后潮热，舌质红，苔黄腻，脉弦数。

西医诊断：高血压。

中医诊断：眩晕，阴虚阳亢证。

治法：平肝潜阳，滋阴柔肝。

处方：

天麻 9g	川牛膝 10g	钩藤 10g	石决明 16g
山栀 10g	杜仲 10g	黄芩 6g	益母草 9g
桑寄生 9g	夜交藤 9g	朱茯神 9g	大怀熟地 24g
炒山药 12g	枸杞 12g	山茱萸 12g	菟丝子 12g
鹿角胶（敲碎炒珠）12g	龟板胶（切碎炒珠）12g		

7剂，水煎服，早晚温服。

复诊：2012年10月4日。服药7剂后，眩晕耳鸣症状改善，头目胀痛减轻，口苦、心烦症状缓解，睡眠时间延长，偶有午后面色潮红，舌质红，苔黄，脉弦数。

效不更方，前方去山药，加白芍12g。

再服7剂，水煎服，早晚温服。

三诊：2012年10月11日。眩晕耳鸣症状明显好转，无口苦心

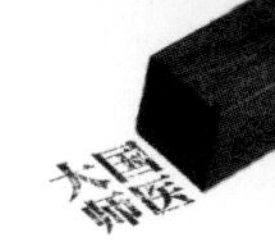

烦感，舌淡苔稍黄，脉数。舌脉较前好转，治拟滋阴补肾，填精益髓。拟方：

大怀熟地 24g　山药 12g　枸杞 12g　山茱萸肉 12g
川牛膝 9g　菟丝子 12g　炙甘草 6g　茯苓 10g
鹿角胶^{敲碎炒珠}12g　龟板胶^{切碎炒珠}12g

14 剂，水煎服，早晚温服。

嘱咐患者注意休息，心情舒畅，避风寒，控制情绪，避免诱发。

按语：高血压是指以体循环动脉血压增高为主要特征（收缩压≥140mmHg 或舒张压≥90mmHg），可伴有心、脑、肾等器官的功能或器质性损害的临床综合征。高血压是最常见的慢性病，也是心脑血管病最主要的危险因素。高血压分原发性与继发性两种，其中原发性高血压的病因为多因素，尤其是家族遗传与环境因素之间的相互作用；继发性高血压则是由确定的疾病或病因引起的血压升高。高血压发生机制复杂，目前认为与神经机制、肾脏机制、激素机制、血管机制及胰岛素抵抗有关。心脏和血管是高血压作用的靶器官，早期高血压可无明显病理改变，长期高血压所引起的心脏改变主要是左心室肥厚和扩大，同时可伴有全身血管机制紊乱，进而出现脑及肾脏的严重并发症，甚至出现心力衰竭，危及生命。高血压起病缓慢，缺乏特殊临床表现，大部分患者初期仅偶感头晕头胀，约半数患者因体检或因其他疾病就医时测量血压后，才偶然发现血压增高，不少无症状患者一旦知道患有高血压后，反而会产生各种各样神经系统症状，诸如头晕头胀、失眠健忘、耳鸣、乏力、多梦易激动等非特异性症状，1/3～1/2 高血压患者因头痛、头胀或心悸而就医，也有不少患者直到出现高血压的严重并发症和靶器官功能性或器质性损害的相应临床表现时才就医。

《灵枢·口问》中说："上气不足，脑为之不满，耳为之苦鸣，头为之苦倾，目为之眩。"《丹溪心法·头眩》谓："无痰不作眩，痰因火动，又有湿痰者，有火痰者。"又曰："头眩，痰挟气虚并火"，指出也有气虚因素所致的眩晕，多为本虚标实证。张介宾在《景岳全书·杂证谟·眩运》中说："眩运一证，虚者居其八九"，故说"无虚不作眩"。《临证指南医案·眩晕》华岫云按释曰："经云诸风掉眩皆属于肝，头为六阳之首，耳目口鼻，皆清空之窍。所患眩晕者，非外来之邪，乃肝胆之风阳上冒耳"。韩老认为：眩晕可因湿困于脾，生而为痰，痰湿壅滞，引动肝风，风痰上扰清窍，则易发生眩晕；也可因素体阴虚，肝阴不足，肝阳上亢，血随气逆，发为眩晕。若眩晕日久，则久病多瘀，瘀血阻滞，痰瘀互阻，病情缠绵难愈。历代医家对眩晕从风、火、虚、痰、瘀等方面论述，不断探索眩晕的发病机制，不停地研发治疗眩晕的新思路、新方案。患者年过半百，天癸将竭，又素来阴虚，阴不涵阳，以致肝阳升动太过；或因郁怒焦虑，气郁化火，耗伤阴血，阴不制阳而成。

脑为精明之府，又称元神之府，眩晕的病位在头窍，病变脏腑以肝为主，涉及脾、肾。肝为风木之脏，其性主动主升。若情志过激，可致阳升风动；或肝肾阴虚，水不涵木，阳亢于上；或气火暴升，上扰头目，发为眩晕。脾为气血生化之源，若脾胃虚弱，气血不足，清窍失养；或脾失健运，痰浊上扰清空，眩晕乃作。肾主骨生髓充脑，肾精亏虚，髓海失充，亦可发眩晕。眩晕的中医证型分类复杂，故中医治疗高血压需采用辨证与辨病相结合的方法，方能改善症状、调整患者病理生理状态，改善血压昼夜节律紊乱，改善高血压相关的内分泌代谢紊乱，降低血液黏度，改善血液流变性。

一诊：该患者以眩晕耳鸣，头目胀痛为主症，中医诊为眩晕，证属肝阳上亢证，该患者病程较长，虽经治疗，但仍反复发作，难以痊愈，方用天麻钩藤饮合左归丸加减。本方证由肝肾不足，肝阳偏亢，生风化热所致。肝阳偏亢，风阳上扰，故眩晕、头痛；肝阳有余，化热扰心，故心神不安、失眠多梦等。证属本虚标实，且以标实为主，治以平肝息风为主，佐以清热安神、补益肝肾之法。方中天麻、钩藤平肝息风，为君药；石决明咸，寒质重，功能平肝潜阳，并能除热明目，与君药合用，加强平肝息风

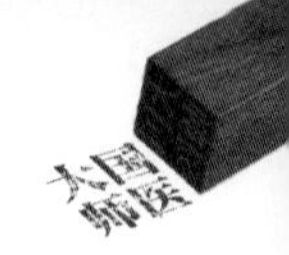

之力；川牛膝引血下行，并能活血利水，共为臣药；杜仲、寄生补益肝肾以治本；栀子、黄芩清肝降火，以折其亢阳；益母草合川牛膝活血利水，有利于平降肝阳；夜交藤、朱茯神宁心安神，均为佐药。左归丸方中重用熟地黄滋肾益精；枸杞子补肾益精、养肝明目；鹿龟二胶，为血肉有情之品，峻补精髓，其中龟板胶偏于补阴，鹿角胶偏于补阳，在补阴之中配伍补阳药，意在“阳中求阴”；菟丝子性平补肾，以上为补肾药组；佐山茱萸养肝滋肾、涩精敛汗，山药补脾益阴、滋肾固精，牛膝益肝肾、强腰膝、健筋骨、活血，既补肾又兼补肝脾。

二诊：眩晕耳鸣症状改善，胀痛减轻，效不更方，前方去山药，加白芍12g。白芍有养血调经，柔肝止痛，平抑肝阳之效，舌脉好转。

三诊：患者肝阳上亢症状较前减轻，可暂缓平抑肝阳之药，方药以养阴制阳之法为主，方以重用熟地黄，甘温滋肾，补益精血，为君药。山茱萸涩精敛汗，枸杞子养肝益精，川牛膝引血下行，并能活血利水，共为臣药；鹿龟二胶，为血肉有情之品，峻补精髓，其中龟板胶偏于补阴，鹿角胶偏于补阳，在补阴之中配伍补阳药，意在“阳中求阴”；菟丝子性平补肾，以上为补肾药组；佐以山药益气补脾阴，茯苓淡渗健脾。诸药配伍，有滋肾、养肝、益脾之功。

纵观本案，韩老谨守病机，充分结合临床辨证，药证契合。

特发性面神经麻痹（风痰阻络）

王某某，男，34岁。初诊：2012年5月10日。

主诉：面口右㖞伴左侧面部麻木12天。

病史：患者2周前因吹冷风后出现恶寒发热、耳后稍疼痛，2天后出现面口向右侧㖞斜，伴有左侧面部麻木，不能抬眉、咀嚼，闭眼不能，因咀嚼不能导致进食欠佳，二便正常，遂求中医诊治。

刻下：面口向右侧㖞斜，伴有左侧面部麻木，不能抬眉、鼓腮，食欲欠佳，舌淡，苔薄白，脉浮紧。

西医诊断：特发性面神经麻痹。

中医诊断：面瘫；风痰阻络证。

治法：祛风化痰，舒筋活络。

处方：

防风 10g	海风藤 10g	白附子^{矾炙} 6g	胆南星^{酒炙} 3g
蜈蚣 3g	地龙 10g	黄芪 20g	白术 10g
桂枝 6g	山药 10g	杜仲 10g	续断 10g
麦门冬 6g	五味子 6g	甘草 6g	红枣 5 枚

14 剂，水煎服，早晚温服。合散风活络丸 15 丸，早晚温服。

嘱咐患者多做鼓气动作，并用热毛巾热敷耳后，注意保暖。

复诊：2012 年 5 月 24 日。患者面口㖞斜及面部麻木感减轻，耳周仍少许疼痛，饮食睡眠尚可，舌淡，苔薄白，脉浮。

效不更方，于前方去杜仲、续断，加首乌藤 15g。

再服 14 剂，水煎服，早晚温服。嘱托同前。

三诊：2012 年 6 月 7 日。患者已无明显口眼㖞斜，面目麻木感及耳周疼痛消失，饮食睡眠可，舌淡，苔薄白，脉细。治以补益脾肺，益气固表。拟方：

黄芪 10g	白术 10g	防风 10g	山药 10g
党参 10g	茯苓 10g	白扁豆 10g	薏苡仁 10g
桔梗 10g	甘草 8g	大枣 5 枚	

14 剂，水煎服，每日 1 剂，早晚温服。嘱咐患者注意保暖，加强锻炼，注意饮食，避免寒凉诱发。

按语：特发性面神经麻痹亦称为贝尔麻痹或周围性面神经炎。面神经炎是由支配面部肌肉的面神经损伤而引起的，主要表现为面部肌肉运动受到障碍。引起面神经炎的病因有多种，临床上根据损害发生部位可分为中枢性面神经炎和周围性面神经炎两种。中枢性面神经炎病变位

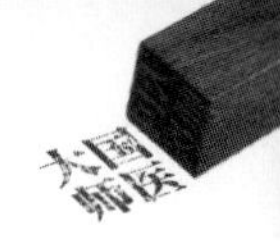

于面神经核以上至大脑皮层之间的皮质延髓束，通常由脑血管病、颅内肿瘤、脑外伤、炎症等引起。周围性面神经炎病损发生于面神经核和面神经。本案主要考虑周围性面神经炎，周围性面神经炎的常见病因有感染性病变，多由潜伏在面神经感觉神经节病毒被激活引起，或耳源性疾病，也可见于一些代谢障碍性疾病，如糖尿病、维生素缺乏等，主要病理是面神经水肿，髓鞘肿胀、脱失甚至轴突变性。通常急性起病，临床表现也有轻重之分，但一般不会危及生命。本病如治疗不及时，可遗留终身面瘫症状。西医治疗原则主要是促进局部炎症、水肿尽早消退，促进神经功能恢复。针对病毒感染可使用抗病毒药物、营养神经的药物如维生素 B 族、糖皮质激素等进行治疗；保护暴露的角膜及预防结膜炎，可应用滴眼液；结合按摩面瘫面肌；也可应用物理针刺、电疗等辅助治疗。

中医学对面瘫的致病因素做了详细的解释，认为风邪致病是面瘫出现的主要因素。《素问·生气通天论》谓“风者，百病之始”，风为阳邪，轻扬开泄，其性趋上，易袭面部故好发面瘫。《素问·风论》说：“故风者，百病之长也，至其变化，乃为他病也。”《脉因证治·劳》说：“喜怒不节，起居不时，有所劳倦，皆伤其气。”患者平日劳倦过度，正气不足，遂风邪入侵。《景岳全书·杂证谟·诸气》指出：“夫百病皆生于气，正以气之为用，无所不至，一有不调，则无所不病”，“血无气不行，血非气不化”。《灵枢·百病始生》亦有“此必因虚邪之风，与其身形，两虚相得，乃客其形”的记载。面瘫是由于外感邪气，邪气停于经脉，营卫不和所致。《医林改错·口眼歪斜辨》云“忽然口眼歪斜，乃受风邪阻滞经络之症”，《医宗金鉴·杂病心法要诀》言“盖口眼㖞斜，肌肤不仁，邪在络也”，《诸病源候论·偏风口㖞候》谓“偏风口㖞是体虚受风，风入于夹口之筋也。足阳明之筋，上夹于口，其筋偏虚，而风因乘之，使其经筋急而不调，故令口㖞僻也”，皆展现了面瘫为病的由来。而治疗在于本，行气血，疏导经络，调和营卫。古代医家也发扬了诸多治法。《杂病源流犀烛·中风源流》记载:“至如中血脉者,病在半表半里,其症口眼㖞斜,沉沉欲睡,外无六经症状,内无便溺之危,既不可汗,又不可下,惟以静胜其躁,以养血为主,宜大秦艽汤、养荣汤、羌活愈风汤。”《本草备要·鳞介鱼虫部》谓“尾血,疗口眼斜”。《中药大辞典·鳝鱼血》记载:“鳝鱼血涂于局部,干燥后能够牵引面部肌群,刺激神经,促使瘫痪的肌群恢复正常。”面瘫常采用针灸治疗,可采用毛刺针法,取穴阳白、攒竹、太阳、下关、颊车、地仓、颧髎、迎香,均取患侧,合谷取双侧。进针得气后用平补平泻捻转手法;合谷穴则采用泻健侧、补患侧之捻转手法。

一诊:本医案为典型的面瘫病,证属风痰阻络。该患者病程不长,面口向右侧㖞斜,伴有面部麻木,不能抬眉、咀嚼,食欲欠佳,舌淡,苔薄白,六脉浮紧。患者出现面口㖞斜,皆因机体正气亏虚,不能护卫机表,风邪袭络,故可见前证,故治法应以益气健脾为主,祛风通络为辅。方中防风走表而散风邪;海风藤、白附子均有祛风除湿之效;蜈蚣、地龙亦有通络之功;再加黄芪甘温,内补脾肺之气,外可固表止汗;白术健脾益气,助黄芪以加强益气固表之功;山药补脾益肾;杜仲、续断补益肝肾;麦门冬滋阴润肺,五味子补肾;又以甘草、大枣等益气之品辅助。韩老并不完全以扶正为主,而是结合祛邪通络治法以去其风邪,故而配伍胆南星、桂枝等药,取其清热化痰、息风定痉、解肌之效。甘草又可调和诸药。诸药相配祛风化痰、舒筋活络之效更佳。

二诊:患者口眼㖞斜及面部麻木感减轻,耳周仍少许疼痛,饮食睡眠尚可,舌淡,苔薄白,效不更方,故加首乌藤以增强祛风通络之效。

三诊:患者本虚标实,故须注重治本,予以玉屏风散合补中益气汤加减,发挥益气之妙用,正气存内,邪不可干。

韩老将注重病症结合,见微知著,在治疗中巧妙地结合病症处以方药。

（汪美霞　陈　龙　龙　胜　陈一民　整理）

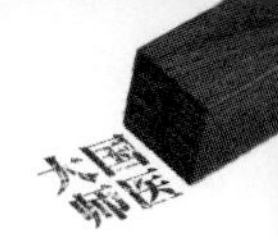

脾肾系疾病

脾为后天之本，肾为先天之本，脾与肾相互资助，相互促进，在维持生命健康具有重要地位。脾胃同居中焦，胃纳脾运，脾升胃降，脾燥胃润，共奏水谷之运化，化生气血。脾胃病因纳化、升降、燥润失衡所致。治疗应健脾和胃，纠正偏颇，恢复脾胃的正常功能。临床用药应在辨证施治的基础上，采用消食、消胀、止酸、止痛、止吐、止泻等。消食用神曲、山楂、大麦芽，神曲消面积，宜用于感冒后食积及小儿多食不化，夜啼难寐；山楂消肉积，大麦芽消果积，或加鸡内金、莪术消食作用更佳。消胀用青皮疏肝达下，治少腹胀痛，陈皮调脾达中，治胃脘胀痛，大腹皮行气达三焦，用于脘腹皆胀，可加用木香、莱菔子消胀作用更强。止酸用左金丸，治疗肝火犯胃嘈杂吞酸，黄连清心火以泻肝火，吴茱萸散肝郁助黄连降逆止呕，二者辛开苦降，寒热并用，使肝火清胃气降诸症自愈，若吞酸重者，加乌贼骨、煅瓦楞、煅牡蛎。止痛常用金铃子散疏肝泄热，活血止痛，治疗气郁血滞而引起的各种疼痛，可加木香、香附、砂仁、陈皮加强理气止痛之功。胃热呕吐常用芦根、竹茹、生姜，清胃热降逆止呕；胃寒呃逆，以砂仁、白蔻仁、公丁香，温中降逆止呕。久泻可用炒山楂健脾止泻，肉豆蔻固肾止泻，石榴皮涩肠止泻；寒湿泄泻有表证者用藿香正气散芳香化湿、解表散寒，脾虚湿重者用胃苓汤。肾藏真阴而寓元阳，宜固藏而不宜泄漏，故肾病证候以虚为主，如肾气不固、肾阳虚衰、肾阴亏虚，但可因虚致实，如阳虚水泛，阴虚火旺。补肾气用杜仲、牛膝、川断、桑寄生、狗脊，补肾阴用玄参、麦冬、旱莲草、女贞子、山茱萸，补肾阳用附片、肉桂、淫羊藿、仙茅、鹿角霜、巴戟天。利水宜用淡渗之茯苓皮、车前子、猪苓、冬瓜皮、泽泻、生薏仁、玉米须。肾与膀胱相表里，肾病致膀胱气化功能失司，表现为尿频或尿失禁，常用巩堤丸治膀胱不藏，水泉不止，以附子、熟地黄、菟丝子、补骨脂、韭菜籽温补肾阳，白术、山药、茯苓补脾土约束肾气，益智仁温脾暖肾，固摄缩尿，五味子酸温入肺肾，益气生津，下则固肾，诸药共成温补固摄之功。

慢性腹泻（脾胃虚寒）

患者杨某，女，40岁。初诊：2008年10月23日。

主诉：患者反复腹泻1年余，加重1周。

病史：患者1年余前无明显诱因下出现大便次数增多，每日3~4次，大便不成形，呈水样便。曾就诊于当地医院口服消炎药（具体药物不详），症状稍好转，后大便次数增多反复发作。1周前患者因进食生冷再次出现腹泻次数增多，每日4~5次，并伴有上腹部疼痛，月经来潮时小腹刺痛，得温则缓，遂求中医治疗。

刻下：泄泻腹痛，上腹部胀满疼痛，小腹刺痛，恶心呕吐，时溏时泻，完谷不化，饮食减少，食后脘闷不舒，面色萎黄，神疲倦怠，舌淡苔白，脉细弱。

西医诊断：慢性腹泻。

中医诊断：泄泻病；脾胃虚寒证。

治法：健脾益气，温中散寒。

处方：

人参 12g	茯苓 12g	白术 9g	当归 9g
延胡索 9g	炒高良姜 9g	炮干姜 5g	肉桂 9g
炒茴香 9g	煅牡蛎 6g	甘草 6g	

7剂，淡醋汤调服，两次分服。

复诊：2008年10月30日。服药后腹泻症状减轻，大便次数减少，约每日3次，恶心呕吐未再出现，仍伴有纳差、腹胀痛，舌淡苔白腻，

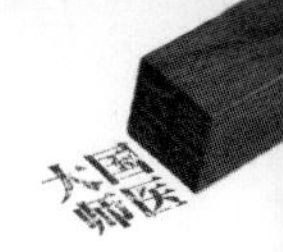

脉细弱。加用薏苡仁 12g、山药 9g、木香 6g。再服 7 剂，水煎服，早晚分服。

三诊：2008 年 11 月 7 日。大便次数减少，每日 2～3 次，腹胀纳差较前缓解，食欲较前好转，舌淡苔白，脉细。继续拟健脾益气、温中散寒之剂。拟方：

人参 12g	茯苓 6g	白术 6g	当归 9g
苍术 6g	厚朴 6g	山药 6g	扁豆 6g
薏苡仁 6g	肉桂 6g	干姜 6g	甘草 6g

14 剂，水煎服，早晚分服。嘱患者注意保暖，避免寒冷空气等因素诱发，避食生冷，饮食宜清淡易消化，加强营养支持，加强锻炼，保持心情舒畅。

按语：腹泻是指排便次数增多（>3 次 /d），粪便量增加（>200g/d），粪质稀薄（含水量>85%）。腹泻可分为急性和慢性两类，病史短于 3 周者为急性腹泻，超过 3 周或长期反复发作者为慢性腹泻。其发病机制主要有以下 4 种类型：一是由于肠腔内存在大量高渗食物或药物，体液水分大量进入高渗状态的肠腔所引起的渗透性腹泻；二是由于肠黏膜受到刺激而致水、电解质分泌过多或吸收受抑所引起的分泌性腹泻；三是由于肠黏膜的完整性受到炎症、溃疡等病变的破坏而大量体液渗出所致的炎症性腹泻；四是由于肠道蠕动过快，使肠内容物过快地通过肠腔，与肠黏膜接触时间过短，从而影响消化与吸收，水、电解质吸收减弱，发生腹泻。慢性腹泻可从起病及病程、腹泻次数及粪便性质、腹泻与腹痛的关系、伴随症状和体征等方面收集临床资料，这些临床资料有助于初步区别腹泻源于小肠或结肠。小肠性腹泻多见于脐周腹痛，粪便量较多且稀薄，可含脂肪，黏液少，味臭，2～10 次 /d，可见体重减轻；结肠性腹泻常见于下腹部或左下腹疼痛，粪便量少，肉眼可见黏液脓血便，大便次数可超过 10 次 /d，可有里急后重、体重减轻。治疗上主要根据病因治疗，部分腹泻根据其病理生理特点给予对症和支持治疗。感染性腹泻需要针对病原体治疗，过敏或药物相关性腹泻应避免接触过敏原，停用相关药物。对症治疗需纠正腹泻引起的水、电解质紊乱和酸碱平衡失调；对严重营养不良者，应给予营养支持。谷氨酰胺是黏膜修复的重要营养物质，应用谷氨酰胺促进胃肠黏膜修复；常用的止泻药物有：蒙脱石散、小檗碱等。

中医学上将腹泻诊断为泄泻病。泄泻是以排便次数增多，粪便稀溏或完谷不化，甚至泻出如水样为主要症状的病证。泄者，泄漏之意，大便溏薄，时作时止，病势较缓；泻者，倾泻之意，大便如水倾泻而直下，病势较急。《黄帝内经》无“泄泻”之名，后世所言之大部分泄泻相关病名如：濡泄、飧泄、洞泄、鹜溏、注下等。《难经·五十七难》从脏腑角度提出“五泄”，即“胃泄、脾泄、大肠泄、小肠泄、大瘕泄”等。汉代医家张仲景所著《金匮要略》中将泄泻和痢疾统称为下利。宋代始有泄泻之名，并将泄泻和痢疾分开。陈无择《三因极一病证方论》开始出现“泄泻”专篇，从“虚寒泄”“冷热泄”“实热泄”三方面论述泄泻证治。

泄泻的基本病机为脾虚湿盛，主要由脾胃受损，湿困脾土，肠道功能失司所致。病位主要在脾胃与大小肠，和肝肾密切相关。脾为后天之本，脾胃同居中焦，胃纳脾运，脾升胃降。脾主运化，喜燥恶湿；胃主受纳，喜湿恶燥；大小肠泌别清浊、主传导；肝主疏泄，调节脾运；肾为先天之本，主命门之火，能暖脾助运，腐熟水谷；若脾运失职，小肠无以分清泌浊，大肠无法传化，水反为湿，谷反为滞，混合而下，则发生泄泻。病理因素主要是湿，湿为阴邪，易困脾阳，脾受湿困，则运化不健。另湿可夹寒、夹热、夹滞，脾虚湿盛是导致泄泻发生的关键所在。《素问·金匮真言论》指出“长夏善病洞泄寒中”。《素问·举痛论》说：“寒气客于小肠，小肠不得成聚，故后泄腹痛矣。”《灵枢·百病始生》云：“多寒则肠鸣飧泄，食不化。”《素问·生气通天论》曰：“是以春伤于风，邪气留连，乃为洞泄。”《素问·风论》曰：“久风入中，则为肠风、飧泄。”《素问·至真要大论》曰：“诸呕吐酸，暴注下迫，皆属于热。”

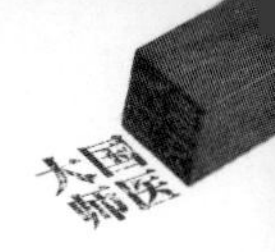

泄泻的病理性质分为急性暴泻和慢性久泻，暴泻多属实证，以湿盛为主，因湿盛伤脾，或食滞生湿，壅滞中焦，脾不能运，脾胃不和，水谷清浊不分所致；久泻多属虚证，以脾虚为主，因脾失健运，水谷不化精微，湿浊内生，混杂而下所致。

该病案以慢性久泻为主，病程较长，反复发作，此次发作患者主要表现为泄泻腹痛，喜温喜按，属虚证；大便清稀，完谷不化，属寒证。故其治疗原则为健脾化湿，温中散寒，选用安中散加减治疗脾胃虚弱兼虚寒证。方中高良姜、干姜、肉桂、茴香温中散寒，可治疗胃寒证；延胡索有活血理气之用，与其他驱寒药配伍可起到行气散寒之用；牡蛎平肝潜阳、化瘀散结，防止方中辛热药过多引起火热上炎；人参、茯苓、白术、平补脾胃之气；当归活血止痛，改善患者经行疼痛；甘草缓急止痛、调和诸药。

二诊时，患者腹泻症状较前减轻，大便次数减轻，仍伴有纳差、腹胀，加用理气健脾、渗湿止泻之薏苡仁，健脾益胃之山药，理气止痛、健脾消胀之木香，舌脉较前好转。

三诊时，患者腹泻次数明显减少，食欲明显好转，腹胀纳差较前缓解，去行气消胀之木香；寒湿泄泻症状较前减轻，去高良姜、茴香；腹痛症状明显改善，去延胡索、牡蛎；加用健脾燥湿、升阳益气之苍术、厚朴，健脾和胃之扁豆；继用人参、茯苓、白术健脾益气，山药、薏苡仁和胃理气健脾，当归活血止痛，肉桂、干姜温中散寒，甘草缓急止痛、调和诸药。

功能性消化不良（脾胃虚弱）

患者贺某，女，56岁，初诊：2013年5月14日。

主诉：反复胃脘部隐痛不适4年余。

病史：患者4年余前无明显诱因下出现胃脘部痞满不适，呈阵发性，饮食、情绪波动后加重，神疲乏力，喜温喜按，伴有上腹部疼痛不适，偶有嗳气、反酸，曾就诊于外院，行胃镜检查未见明显异常，诊断为“功能性消化不良”，予以对症治疗后症状未见明显好转，反复发作，故寻求中医药治疗。

刻下：胃脘部痞满不适，伴有上腹部疼痛，偶有嗳气、反酸，面色黄，纳差，睡眠一般，神疲乏力，喜温喜按，小便可，大便稀溏，舌淡红，苔白腻，脉弦细。

西医诊断：功能性消化不良。

中医诊断：胃痞病；脾胃虚弱证。

治法：健脾益气，升清降浊。

处方：

枳实 60g	白术 30g	莱菔子 10g	木香 10g
砂仁后下 10g	黄芪 15g	党参 10g	藿香 15g
升麻 10g	柴胡 10g	远志 10g	酸枣仁 10g
甘草 10g			

7剂，水煎服，早晚温服。

复诊：2013年5月21日。患者胃脘部胀闷不适稍好转，腹部疼痛较前减轻，仍有纳差、喜温喜按，舌淡，苔白，脉弦。予以去木香、砂仁，加用神曲 10g、肉桂 10g、干姜 6g，7剂，水煎服，早晚温服。

三诊：2013年5月28日。胃脘部胀闷不适缓解，无明显腹部疼痛症状，食欲较前有所好转，腹部虚寒症状明显缓解。前方去升麻、柴胡，予以加麦冬 10g、麦芽 10g，7剂，水煎服，早晚温服。嘱患者防寒保暖，饮食宜规律、清淡，避免忧思恼怒及情绪紧张，慎起居，适寒温，季节交替时注意腹部保暖，加强锻炼，劳逸结合。

按语：功能性消化不良是指胃和十二指肠功能紊乱引起的餐后饱胀、早饱感、上腹胀痛及上腹灼热感等症状，而无器质性疾病的一组临

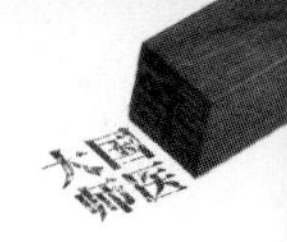

床综合征，为临床上最常见的一种功能性胃肠病。其病因主要与胃肠动力障碍（包括胃排空延迟、胃十二指肠运动协调失常）、内脏感觉过敏、胃底对食物的容受性舒张功能下降、精神和社会因素有关。主要表现为餐后饱胀感、早饱感、中上腹胀痛、中上腹灼热感、嗳气、食欲缺乏、恶心等。起病多缓慢，呈持续性或反复性发作，多数患者有饮食、精神诱发因素。上述症状多与进食有关，不少患者同时伴有失眠、抑郁、焦虑、头痛、注意力不集中等症状。治疗主要以缓解症状，提高患者的生活质量为目的。帮助患者认识和理解病情，建立良好的生活和饮食习惯，避免烟、酒及服用非甾体抗炎药。避免食用可能诱发症状的食物。调节情绪，保持情绪稳定。临床目前尚无特效药物，主要采取经验性治疗方。应用 H_2 受体拮抗剂或质子泵抑制剂适度抑制胃酸分泌；选用依托必利等促胃肠动力药；消化酶制剂可促进消化，改善上腹胀、食欲差等症状；上述治疗疗效欠佳而伴随精神症状明显者可使用抗抑郁药物，如阿米替林、帕罗西汀等，宜从小剂量开始，注意药物的不良反应。

中医学认为胃痞是以自觉心下痞塞，脘腹胀闷不舒，触之无形，按之柔软，压之不痛为主要症状的病证。《伤寒论》中则说："脉浮而紧，而复下之，紧反入里，则作痞。按之自濡，但气痞耳。"《诸病源候论·痞噎病诸候》说："痞者，塞也，言腑脏痞塞不宣通也。"《千金翼方·胃病第六》指出："胸满，心腹积聚痞疼痛。"其病因主要由感受外邪、饮食不节、情志失调、药物所伤、脾胃素虚引起中焦气机阻滞、脾胃升降失常导致。《素问·异法方异论》云："脏寒生满病。"《素问·阴阳应象大论》云："浊气在上，则生䐜胀。"《素问·痹论》云："饮食自倍，肠胃乃伤。"《素问·厥论》云："阴气盛于上则下虚，下虚则腹胀满。"胃痞病位在胃，与肝、脾关系密切。脾胃同居中焦，脾主运化，胃主受纳，共奏水谷之运化，共司饮食水谷消化、吸收、输布。脾主升清，胃主降浊，清升浊降则气机调畅。肝主疏泄，调节脾胃气机，肝气条达，则脾升胃降气机顺畅。故病机关键为中焦气机不利，脾胃升降失职。病理性质为虚实两端，实可见食积、痰湿、气滞内阻；虚可见脾胃虚弱、气虚、阴虚，虚实夹杂两者兼有。《灵枢·邪气脏腑病形》曰："胃病者，腹䐜胀，胃脘当心而痛。"《灵枢·胀论》云："胃胀者，腹满，胃脘痛，鼻闻焦臭，妨于食，大便难。"

胃痞的治疗原则总以调理脾胃升降、行气消痞消满为基本原则。根据虚实分治，实者泻之，虚者补之，虚实夹杂者补泻并用。补虚重在补益脾胃，或养阴益胃；祛邪则视具体证候，分别予以消食导滞、祛湿化痰、理气解郁、清热祛湿等治法。需注意补泻药物不可过于峻猛，以免重伤脾胃。元代《卫生宝鉴》创立了大消痞丸、枳实理中丸、三脘痞气丸、枳实消痞丸等。明代《万病回春》曰："盖阴伏阳蓄，治用香砂养胃汤、加减枳壳丸，调养脾胃，使心肺之阳下降，肝肾之阴上升而成天地交泰，是无病也。"其提出调和阴阳，使阴自下阳自升则无病。

本案主要以脾胃虚弱证为主，兼可见胃脘部胀闷不适。治疗应以健脾益气，温中散寒，行气消痞为主要治则。方中选用枳实、木香可行气散结、除痞消胀，治疗脘部胀闷者；砂仁可醒脾开胃；黄芪、党参、白术健脾益气，鼓舞脾胃清阳之气；莱菔子消食除胀；藿香辛温散寒，气味芳香，能醒脾开胃、振奋清阳，祛秽浊湿邪而助脾胃正气；酸枣仁、远志安神益智；升麻、柴胡升举阳气，治疗脾虚便溏、内脏下垂者；炙甘草调和诸药。

二诊时，患者胃脘部不适较前好转，腹痛减轻，故去行气止痛之木香、砂仁；食欲较差，加用神曲消食健胃；患者仍喜温喜按，加用肉桂、干姜温中散寒，舌脉较前好转。

三诊时，患者胃脘部不适基本缓解，基本无腹痛，食欲较前好转，故去升麻、柴胡，加用麦冬滋阴养胃，防止辛热之品过热伤及脾胃阴液；麦芽消食开胃、改善食欲。该方标本同治，补虚泻实，清温并用，辛开苦降，从而调和阴阳。

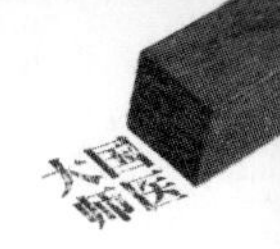

急性胃炎(湿热内蕴)

患者徐某,男,44岁,初诊:2005年4月13日。

主诉:突发胃脘部胀痛、伴胁肋部疼痛2天。

病史:患者2天前因受凉出现胃脘部疼痛,伴胁肋部不适,自觉上腹部胀满,食少纳呆,偶有恶心反酸,口干口苦。

刻下:胃脘部胀痛,胁肋部不适,上腹部胀满,食少纳呆,睡眠一般,小便尚调,大便稀,舌红,苔黄腻,脉弦滑。

西医诊断:急性胃炎。

中医诊断:胃痛,湿热内蕴证。

治法:清热利湿,和胃化浊。

处方:

延胡索10g	白芍药10g	党参10g	炒白术15g
茯苓10g	广陈皮6g	法半夏10g	广木香12g
砂仁后下6g	当归20g	蒲公英20g	炙甘草3g

5剂,水煎服,每日1剂。

复诊:2005年4月18日。患者诉腹胀、食少纳呆、恶心、反酸症状均有好转,舌淡红,苔黄腻,脉弦滑。患者湿热较重,予以加用苍术10g、藿香10g,7剂,水煎服,每日1剂。

三诊:2005年4月25日。服药1周后,患者上述症状明显好转,拟方:

延胡索10g	白芍药10g	党参10g	炒白术15g
茯苓10g	广陈皮6g	法半夏10g	广木香12g
砂仁后下6g	当归20g	蒲公英20g	苍术10g
藿香10g	炙甘草3g		

5剂,水煎服,每日1剂,早晚分服。嘱患者养成良好的饮食规律和习惯,忌暴饮暴食,饥饱无常,忌长期饮食生冷等食物,忌用苦

寒、燥热伤胃的药物。饮食清淡，少食多餐，避免进食浓茶、咖啡、辛辣刺激食物，保持心情愉悦，避免忧思恼怒等情志内伤，劳逸结合，起居有常。

按语：急性胃炎也称糜烂性胃炎、出血性胃炎、急性胃黏膜病变，在胃镜下见胃黏膜糜烂和出血。组织学上，通常可见胃黏膜急性炎症，可见中性粒细胞浸润。包括急性糜烂出血性胃炎、急性幽门螺杆菌胃炎及其他急性感染性胃炎。常见病因包括应激、酒精、创伤及物理因素、非甾体抗炎药的服用等。临床表现为上腹痛、胀满、恶心、呕吐、食欲不振，重症可有呕血、黑便、脱水、酸中毒或休克，药物所致多数无症状或仅在胃镜检查时发现，少数有症状者表现为轻微上腹不适或隐痛。治疗主要去除病因，积极治疗原发疾病和创伤，纠正其引起的生理病理紊乱，常应用抑制胃酸分泌药物，胃黏膜保护剂以促进胃黏膜修复和止血。

中医学认为胃痛是指以上腹胃脘部近心窝处发生疼痛为主症的病证。《黄帝内经》阐述了胃痛的病因病机、临床表现及治疗。《灵枢·邪气脏腑病形》曰："胃病者，腹䐜胀，胃脘当心而痛，上支两胁，膈咽不通，食饮不下，取之三里也。"张仲景将胃脘部的病变称为"心下"。《伤寒论·辨太阳病脉证并治》曰："伤寒六七日，结胸热实，脉沉而紧，心下痛，按之石硬者，大陷胸汤主之。"此处提到的心下痛即指胃脘痛。

胃痛的病因较为广泛和复杂，主要有外邪犯胃、饮食不节、情志失调、脾胃虚弱、药物损害等。胃痛的病变部位在胃，与肝、脾关系密切，基本病机为胃气郁滞、失于和降、不通则痛。胃为阳土，主受纳、腐熟水谷，性喜润而恶燥，其气以和降为顺。肝属木，喜条达，主疏泄，具有助土运化的作用，若忧思恼怒、气郁伤肝、肝气横逆，势必克脾犯胃，致气机郁滞，胃失和降而为痛；脾与胃同居中焦，互为表里，共主升降，故脾病常涉于胃，胃病亦可及于脾。若损伤脾气，致其运化失职，气机不畅而为胃痛；若脾阳不足，寒自内生，胃失温养，致虚寒胃痛；脾润不及，或

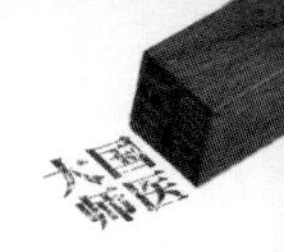

胃燥太过，胃失濡养，虚热内生，致阴虚胃痛。胃痛的病理因素主要有气滞、食积、寒凝、热郁、湿阻、血瘀。《医方选要·心腹痛门》曰："心腹痛者，皆由外感邪气，内伤生冷，七情之气结聚，痰饮寒热之气停滞于心包肠胃之间，发而为痛也。"

胃痛的病理性质可分为虚实两类，胃痛初期多由外邪、饮食、情志所伤，多属实证；若久痛不愈，或反复发作，脾胃受损，可由实转虚。甚至导致危重病证发生。《医学正传·胃脘痛》首先根据胃痛的病因病机提出了治则治法："气在上者涌之，清气在下者提之，寒者温之，热者寒之，虚者培之，实者泻之，结者散之，留者行之。"

本病属胃痛，湿热内蕴证，以胃脘胀痛、反酸、口苦，舌红，苔黄腻，脉弦滑为主要表现，系湿热内蕴，郁久上冲，胃中不和，治宜清热利湿，和胃化浊。方用延芍六君子汤加蒲公英、枳实、木香、砂仁等药物。《医学心悟·心痛》指出："又或谓诸痛为实，痛无补法，亦非也。如人果属实痛，则不可补，若属虚痛，必须补之。"六君子汤中人参、白术、茯苓、炙甘草、陈皮、半夏具有益气健脾、理气和胃之功效，主治脾胃虚弱、气机郁滞证，延胡索归肝、脾经，具有活血、利气、止痛之功效；白芍具有养血柔肝，缓急止痛，敛阴止汗之功效；蒲公英清热解毒、利尿通淋；木香、砂仁理气止痛、行气活血；枳实破气消积、散结除痞；当归养血活血；陈皮具有理气健脾、燥湿化痰、调脾达中之功效；半夏燥湿化痰、降逆止呕、消痞散结；炙甘草调和诸药。现代药理研究显示，党参、白术、茯苓、甘草能调节胃肠神经功能紊乱；延胡索口服能抑制慢性胃炎及溃疡病患者的胃酸分泌及胃蛋白酶活性；陈皮可抑制胃肠平滑肌运动及胃酸分泌，减少溃疡发生；诸药合用，不仅有抑制胃酸分泌、胃蛋白酶活性及组胺等致损因素的作用，又可增强胃肠黏膜的防御功能而产生抗炎、抗溃疡的作用。

二诊时患者胃痛症状明显减轻，基本无恶心、反酸症状，仍有舌苔黄腻，脉弦滑，湿偏重，故加用苍术、藿香芳香化湿、清热化湿。

三诊时患者症状基本缓解，偶有腹胀，舌脉较前明显好转，前方继服5剂后停药。

腰椎间盘突出症（肝肾亏虚）

患者周某，男，68岁。初诊：2006年12月3日。

主诉：反复腰腿疼痛5年余，再发加重10天。

病史：患者出现反复腰腿疼痛5年余。10天前因洗浴后室内寒冷，保暖不及，腰腿疼痛再次加重，至当地医院给予针灸理疗、西医止痛药物治疗后效果不明显，遂来就诊。

刻下：少气懒言，腰膝酸软，肌肉萎缩，双膝关节疼痛，活动后加重，胃纳欠佳，夜间痛甚，不得安睡，舌淡，苔白腻，脉细弱。

西医诊断：腰椎间盘突出症。

中医诊断：痹证；肝肾亏虚证。

治法：祛风湿，止痹痛，益肝肾，补气血。

处方：

独活15g	桑寄生15g	桂枝12g	秦艽12g
细辛3g	防风10g	白芍15g	当归15g
延胡索15g	杜仲20g	牛膝15g	熟地黄10g
党参10g	茯苓10g	炙甘草6g	

7剂，水煎服，每日1剂，早晚温服。

复诊：2006年12月13日。腰腿酸痛较前有所好转，乏力亦有改善，仍时有少气懒言，畏风，胃纳欠佳。舌淡红，苔白腻，脉细滑。上方加黄芪20g、白术12g、防风改为15g。续服7剂，水煎服，早晚温服。

三诊：2006年12月20日。患者诸症皆有好转，腰腿痛明显缓解，精神状态好转，食欲有所改善，夜寐安。舌脉亦有改善。上方去延胡

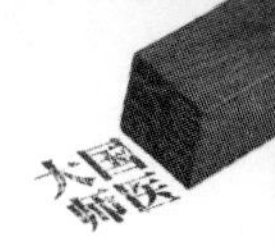

索、细辛，继服 5 剂以固本善后，并嘱患者注意休息和保暖，清淡饮食，调畅情志。

按语：腰椎间盘突出症是临床常见疾病之一，是因椎间盘变性，纤维环破裂，髓核突出并刺激或压迫神经根、马尾神经所表现的一种综合征，是腰腿痛最常见的原因之一。一般认为 20 岁腰椎间盘开始退变，表现为髓核含水量减少，同时日常生活中腰椎间盘反复承受挤压、屈曲和扭转等负荷，易在腰椎间盘受应力最大处即纤维环的后部由里向外产生裂隙，这种变化不断加重，裂隙不断加大，使此处纤维环逐渐变薄。在此基础上由于一次较重外伤，或反复多次轻度外伤，甚至一些日常活动使椎间盘的压力增加时，均可促使退变和积累性损伤的纤维环进一步破裂。已变性的髓核由纤维环薄弱处突出，纤维环损伤本身可引起腰痛，而当突出物压迫神经根或马尾神经，则可引起放射性疼痛。故腰痛、下肢放射痛以及神经功能损害为本病的症状与体征。

从中医角度来看，腰椎间盘突出症属“痹证”“腰痛”范畴，指因外感、内伤及闪挫伤导致腰部气血运行不畅或失于濡养所引起的腰痛伴下肢放射性麻木、疼痛等症状的疾病，是中老年人的常见病和多发病。该病反复发作，病程长，缠绵难愈。《素问·痹论》曰：“风寒湿三气杂至，合而为痹也。其风气胜者为行痹，寒气胜者为痛痹，湿气胜者为着痹也。”《素问·刺腰痛论》曰：“肉里之脉令人腰痛，不可以咳，咳则筋缩急。”《医学心悟·腰痛》载：“腰痛拘急，牵引腿足，脉来弦者，风也。”《素问·脉要精微论》曰：“腰者肾之府，转摇不能，肾将惫矣。”《杂病源流犀烛·腰脐病源流》曰：“腰痛，精气虚而邪客病也……肾虚其本也。”朱震亨认为肥人肢节痛多是风寒湿与痰饮流注经络。情志急剧变化也可引起脏腑气血的逆乱和经络的不畅，这也能成为腰腿痛的原因。综上历代经典论述，该病主因气滞血瘀、风寒湿热之邪侵袭，肾亏体虚所致。

临床多从扶正祛邪、散寒止痛、除湿通络、补血调气、调补肝肾、强筋壮骨的方法治疗难治性腰腿疼痛，多使用防风汤，黄芪桂枝汤，双合汤，左归丸，独活寄生汤等加减。如《诸病源候论·腰背病诸候》云：“肾主腰脚，而三阴三阳十二经八脉，有贯肾络于腰脊者。劳损于肾，动伤经络，又为风冷所侵，血气击搏，故腰痛也。”“劳伤肾气，经络既虚，或因卧湿当风，而风湿乘虚搏于肾经，与血气相击而腰痛，故云风湿腰痛。”肾主骨生髓，腰为肾之府，肾的虚损表现在腰椎为病是自然的。在治疗上多以补肾强腰为主，佐以活血化瘀、通络止痛、散寒除湿或滋阴清热之品，当随证加减，以为标本兼顾之意。

本案患者为中老年男性，病程较长，正气亏虚，又受寒邪侵袭，腰腿疼痛发作加剧。韩老认为中老年患者，大多有肝肾亏耗之象。肾主骨生髓，腰需要髓的充养，故肾气不充足会影响腰部；肝主筋脉，若肝阴不足，则筋脉通利不得，痿软不用，故肝肾亏虚者多可见腰膝酸软，活动不利，疼痛，转侧不能等症，正所谓不荣则痛。外感风寒湿邪侵袭，阻滞经脉气血之运行亦会引起周身的疼痛，正所谓不通则痛。故选用“祛风湿，止痹痛，益肝肾，补气血”之独活寄生汤加减，祛邪与扶正兼顾。本方为治疗痹证日久，正气不足之证的常用方剂。现代常用于治疗类风湿性关节炎、强直性脊柱炎、腰椎间盘突出症、坐骨神经痛、椎体骨质增生、腰肌劳损等属风寒湿邪痹着日久，正气不足者。《备急千金要方·偏风》云：“夫腰背痛者，皆由肾气虚弱，卧冷湿地，当所风得也，不时速治，喜流入脚膝，为偏枯冷痹，缓弱疼痛，或腰痛挛脚重痹，宜急服此方。”方中独活辛苦微温，长于除久痹，治伏风，为君药；秦艽、防风祛风湿，止痹痛；细辛、桂枝二者合用辛温发散，除外感之风寒；桑寄生、牛膝、杜仲等补肝肾而强筋骨，治疗患者肌肉痿软之症；当归、赤芍、地黄养血活血，使血气得荣，血运得畅，则荣则不痛，通则不痛。

二诊时患者腰酸疼痛、乏力皆有好转，可见前方奏效。因患者仍有少气懒言，畏风，故加用黄芪，并将防风加量，以益气固护卫表；胃纳欠佳，加用白术、木瓜，白术与前方茯苓、甘草、党参等恰合四君子汤之意，以补气健脾。

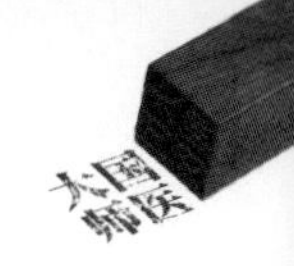

三诊时患者诸症改善，腰腿痛及精神状态好转，食欲改善，夜寐安。考虑患者疼痛等症状已明显缓解，且延胡索、细辛乃有毒之品，不宜久用，故去二者，余药同前，继服5剂以固本善后。

纵观本案，祛邪不离扶正，辨证准确，用药精当，疗效如神。

腰椎间盘突出症并椎管狭窄（肝肾两虚伴风寒湿痹）

刘某，男，49岁，2005年3月23日初诊。

主诉：腰痛1周。

病史：患者跛行来就诊，自诉1周前冒雨后感腰痛，向右大腿后外侧放射，休息后未有缓解，有长期从事重体力工作史，频有腰痛绵绵，于外院诊断为“腰椎间盘突出症并椎管狭窄”，建议手术治疗，因患者恐惧手术，故寻求中医药治疗。

刻下：持续腰部冷痛，屈伸不利，右下肢后外侧放射痛，有间歇性跛行。查体见腰部发凉，直腿抬高及加强试验阳性，腰部后伸受限，背伸试验阳性，无下肢肌肉萎缩，足趾背伸正常。腰椎MRI检查示：L_4/L_5、L_5/S_1椎间盘向后突出，并椎管狭窄。平素劳累过后腰部酸痛，舌淡红，苔薄白，脉沉。

西医诊断：腰椎间盘突出症并椎管狭窄。

中医诊断：腰痛；肝肾两虚证，风寒湿痹证。

治法：祛风散寒除湿，补肝益肾活血。

处方：独活寄生汤加减。

独活 10g	桑寄生 12g	秦艽 12g	防风 10g
当归 10g	白芍 10g	川芎 10g	杜仲 15g
怀牛膝 10g	桂枝 10g	细辛 5g	紫苏叶 10g
麻黄 10g	乳香 10g	没药 10g	甘草 10g

15剂，水煎服，每天1剂。

复诊：2005 年 4 月 7 日。腰部冷痛、下肢放射痛明显缓解，但仍有腰部活动不利，舌淡红、苔薄白，脉沉。上方去麻黄、紫苏叶，续服 15 剂。半个月后，患者来电告知已无疼痛。

按语：腰椎管狭窄症是指腰椎椎管、神经根管及椎间孔因原发或继发的各种因素变形或狭窄并引起马尾及神经根受压而出现相应症状的疾病。本病的主要症状是腰腿痛，常发生一侧或两侧根性放射性神经痛。严重者可有双下肢无力，括约肌松弛、二便障碍或轻瘫。椎管狭窄症的另一主要症状是间歇性跛行。多数患者当站立或行走时，腰腿痛症状加重。行走较短距离即感到下肢疼痛、麻木无力，越走越重。略蹲或稍坐后腰腿痛症状及跛行缓解。引起间歇性跛行的主要原因，可能与马尾或神经根受刺激或压迫有关。可由于体位的改变引起下肢放射性神经痛，尤其是每当腰椎过伸时，腰腿疼痛症状加重。因为当腰椎过伸时，腰椎椎间隙前部增宽，后方变窄常使腰椎间盘及纤维环向椎管内突出，使椎管进一步变窄，刺激或压迫神经根。由于腰椎过伸神经根变短变粗，容易受压而产生神经根或马尾刺激症状。在背伸的同时，腰椎的黄韧带松弛形成皱襞增厚，使椎间孔变小，压迫或刺激马尾及神经根引起刺激症状。腰椎管狭窄症多发于 40 岁以上中年人，好发于 L_4/L_5，其次为 L_5/S_1，其中退行性腰椎管狭窄症日益增多。目前手术是治疗腰椎管狭窄的有效方法，对于只是轻度腰椎管狭窄症或不能耐受手术甚至拒绝接受手术等依从性欠佳的患者亦可采用非手术治疗。后者虽不能消除椎管内骨与纤维结构增生，但可使部分腰椎管狭窄患者的炎症水肿得以消除，达到缓解神经根刺激、减轻压迫、缓解症状的目的。

中医学中其属于“腰痛”范畴，其病位在于腰腿筋脉、关节、肌肉，甚至涉及肝肾等脏。腰痛一病，古代文献早有论述，《素问·脉要精微论》指出：“腰者，肾之府，转摇不能，肾将惫矣。”说明了肾虚腰痛的特点。《素问·刺腰痛论》认为腰痛主要属于足六经之病，并分别阐述了足三

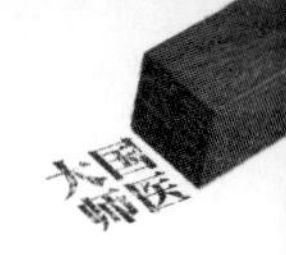

阳、足三阴及奇经八脉经络病变时发生腰痛的特征和相应的针灸治疗。《黄帝内经》在其他篇章还分别叙述了腰痛的性质、部位与范围，并提出病因以虚、寒、湿为主。《金匮要略》已开始对腰痛进行辨证论治，创肾虚腰痛用肾气丸、寒湿腰痛用干姜苓术汤治疗，两方一直为后世所重视。隋代《诸病源候论》认为腰痛乃由“肾经虚损，风冷乘之”，或“劳损于肾，动伤经络，肾弱髓虚，又为风冷所侵，血气击搏”所致。唐代《备急千金要方》《外台秘要方》增加了按摩、宣导疗法和护理等内容。金元时期，对腰痛的认识已经比较充分，如《丹溪心法·腰痛》指出腰痛病因有“湿热、肾虚、瘀血、挫闪、痰积”，并强调肾虚的重要作用。

中医认为腰痛的病因主要有以下几种类型：

1. 急性闪挫，气血瘀滞型　这类腰痛是常因外力的击扑闪挫、跌打损伤引起。外伤导致经络损伤、气滞血瘀，从而产生疼痛如锥刺，痛有定处。气血阻于腰间，不能输送下肢，而见下肢麻木疼痛，日久筋失所养，见肢软无力，肉萎不红等症状。

2. 外感风寒湿邪，经络痹阻型　这类腰痛是因为风寒湿邪客于膀胱经及督脉，造成气血凝滞，脉络不通所致。患者可因不同的诱发因素表现为腰膝冷痛、下肢重着、走窜麻痛等多种症状。

3. 久病劳损，肾虚型　这类腰痛患者多为年龄较大、病程较久、体质较差。中医学认为，“腰者肾之府”(《素问·脉要精微论》)，“凡腹痛悠悠戚戚，屡发不已者，肾之虚也”(《景岳全书·杂证谟·腰痛》)。肾藏真阴而寓元阳，宜固藏而不宜泄露，故肾病证候以虚为主。这种腰痛常因七情内伤、房事不节，或年老体衰、肾气亏损，筋脉失养所致。亦并非独归责于肾，其他脏腑失调，经脉受邪的病变，皆可引起腰痛，由此可见“腰痛肾虚其本也”一说欠缺，正如姚止庵在《素问经注节解·刺腰痛篇》中所言：“人之一身屈伸俯仰惟腰是赖，故病则多痛，自足太阳。”

腰痛的基本病机为风寒湿热痰瘀等邪气阻滞经络，筋脉痹阻，不通则痛；腰府失养，不荣则痛。本案患者以腰腿疼痛、间歇性跛行为主要临床表现，有感受外邪、劳逸不当史，辨证属风寒湿痹、肝肾两虚证。故以独活寄生汤为主。初诊时方中独活、秦艽、防风、桂枝、细辛共祛风寒湿邪；麻黄、紫苏叶发散风寒，寓意“伤后易感寒，新伤先发散”(《永类钤方》)；桑寄生、杜仲、怀牛膝补益肝肾而强壮筋骨；白芍养血活血，当归、川芎、乳香、没药活血行气，寓意“治风先治血，血行风自灭”(《医宗必读·痹》)；甘草调和诸药。

二诊时，患者腰部冷痛、下肢放射痛等症状明显缓解，但仍有腰部活动不利。上方去麻黄、紫苏叶避免发散过度，耗伤气血。本方专以祛风寒湿邪，臣佐益肝肾、补气血，祛邪不伤正，扶正不留邪，邪正兼顾。

尿路感染(膀胱湿热)

俄罗斯患者，女，58岁，初诊：2005年1月3日。

主诉：尿频、尿急、尿痛3年余。

病史：患者3年前，受凉后出现尿频，尿急，尿痛，排尿不适，无畏寒发热，每次尿量不多，尿时呈烧灼感，先后到多家医院的西医门诊治疗多次，住院治疗6次，均诊断为膀胱炎，经治疗后症状减轻，停药后1周内又复发。

刻下：急性病容，表情痛苦，心情烦躁，形体消瘦，大便秘结，小便1小时左右1次，尿黄赤，小腹胀痛拒按，口苦口干，喜冷饮，舌质红，苔黄燥，脉数。

西医诊断：尿路感染。

中医诊断：淋证，膀胱湿热证。

治法：清热利湿通淋。

处方：八正散加减。

萹蓄 12g	瞿麦 10g	栀子 10g	黄柏 10g
龙胆草 10g	木通 3g	石膏 30g	赤芍 10g

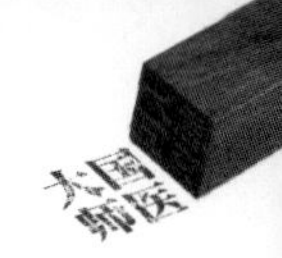

玄参 10g　　麦门冬 10g　　生大黄后下 6g　　枳实 10g
甘草 5g

4 剂，水煎服，每 2 日 1 剂，每日 3 次，每次 250ml，忌食辛辣食物。

复诊：2005 年 1 月 7 日。3 日后复诊尿频、尿急、尿痛、腹胀症状明显减轻，舌红苔黄腻，脉数。前方去大黄、枳实，加白花蛇舌草 30g，连服 10 剂后，复查尿常规已恢复正常。再服 7 剂，水煎服，早晚温服。

三诊：2005 年 1 月 24 日。症状未发，舌红苔薄白，脉细。治拟健脾益肾。拟方：

地黄 15g　　茯神 10g　　山茱萸 10g　　泽泻 10g
山药 15g　　五味子 15g　　赤石脂 10g　　肉苁蓉 15g
菟丝子 15g　　杜仲 15g　　牛膝 10g　　巴戟天 10g

14 剂，水煎服，早晚温服。嘱咐患者注意保暖，加强锻炼，饮食清淡，心情舒畅。

按语：尿路感染是指各种病原微生物在尿路中生长、繁殖而引起的炎症性疾病，通常伴随有菌尿和脓尿。革兰阴性杆菌为尿路感染最常见致病菌，其中以大肠埃希菌最为常见，约占全部尿路感染的 85%，常见于无症状性细菌尿、非复杂性尿路感染或首次发生的尿路感染。其次为克雷伯菌、变形杆菌、柠檬酸杆菌属等，常见于医院内感染、复杂性或复发性尿路感染、尿路器械检查后发生的尿路感染，抗感染治疗应选用致病菌敏感的抗生素，无病原学结果前，一般首选对革兰阴性杆菌有效的抗生素，尤其是首发尿路感染。治疗 3 天症状无改善，应按药敏试验结果调整用药。应选用肾毒性小、副作用少的抗生素，对不同类型的尿路感染应给予不同治疗时间。

中医学将尿路感染称为“淋证”，是以小便频繁而数量少，尿道灼热疼痛，排便不利，或小腹拘急，或痛引腰腹为主要特征的病症。《素问·六元正纪大论》称其为“淋閟”，并有“甚则淋”“其病淋”等的记载。《金匮要略·五脏风寒积聚病脉证并治》称其为“淋秘”，并指出病机为“热在下焦”。《金匮要略·消渴小便不利淋病脉证并治》描述了淋证的症状：“淋之为病，小便如粟状，小腹弦急，痛引脐中。”隋代《诸病源候论·诸淋病候》对淋证的病机进行了高度概括，指出：“诸淋者，由肾虚而膀胱热故也。”

淋证的病因与外感湿热、饮食不节、情志失调、劳伤久病、禀赋不足有关。金元时期《丹溪心法·淋》强调淋证主要由热邪所致，指出“淋有五，皆属乎热”。明代《景岳全书·杂证谟·淋浊》在认同“淋之初病，则无不由乎热剧”的同时，指出“久服寒凉”“淋久不止”会导致“中气下陷及命门不固之证”，并提出“凡热者宜清，涩者宜利，下陷者宜升提，虚者宜补，阳气不固者宜温补命门”的治法，对淋证病因病机的认识更为全面，治疗方法也较为完善。历代医家对淋证的分类进行了探索，《中藏经》首先将淋证分为冷、热、气、劳、膏、砂、虚、实八种，为淋证临床分类的雏形。隋代巢元方《诸病源候论·诸淋病候》把淋证分为石淋、劳淋、气淋、血淋、膏淋、寒淋、热淋七种，而以“诸淋”统之。唐代孙思邈《备急千金要方》提出“五淋”之名，包括石淋、气淋、膏淋、劳淋、热淋五种类型。

淋证的病位主要在肾与膀胱，且与肝脾有关。其病机主要是湿热蕴结下焦，肾与膀胱气化不利。肾与膀胱相表里，肾气的盛衰，直接影响膀胱的气化与开合。肾病可致膀胱气化功能失司，表现为小便频繁或小便失禁。病理因素主要为湿热之邪，《丹溪心法·淋》指出“淋有五，皆属乎热”，《景岳全书·淋浊》主张“淋之初病，则无不由乎热剧”。淋证日久不愈，热伤阴，湿伤阳，易致肾虚；肾虚日久，湿热秽浊邪毒容易侵入膀胱，引起淋证的反复发作。因此，肾虚与膀胱湿热在淋证的发生、发展及病机转化中具有重要的意义。淋证有虚有实，初病多实，久病多虚，初病体弱及久病患者，亦可虚实并见。

本案是典型的尿路感染，中医淋证中的热淋。该患者病程较长，虽经治疗，但仍反复发作，难以痊愈，韩老遵循丹溪“发时治标、平时治本”

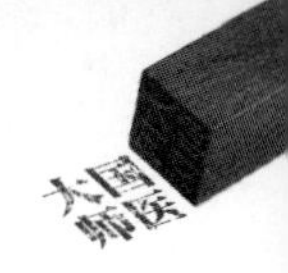

原则，拟用清热利湿通淋之法，选用八正散加减。方中用瞿麦利水通淋，清热凉血，木通利水降火为主；辅以萹蓄清热利湿，利窍通淋，以栀子、大黄、石膏清热泻火，引热下行；黄柏、龙胆清热燥湿；赤芍清热凉血；枳实理气消积；玄参、麦冬滋阴降火；甘草梢和药缓急，止尿道涩痛。诸药合用，而有清热泻火，利水通淋之功。

二诊时诸症减轻，验不变法、效不更方。尿痛，腹胀好转，故上一方去大黄、枳实。加白花蛇舌草利尿除湿。舌脉较前好转。

三诊时诸症基本缓解，故以扶正治本为主。方中菟丝子、肉苁蓉、杜仲、巴戟天温补肾阳；熟地黄、山茱萸滋阴补肾；山药补脾胃，益肺肾；茯神健脾胃，利水而不伤气；泽泻、牛膝渗湿利尿通淋；赤石脂止血；五味子酸温入脾肾，收敛固涩。全方共奏补脾固肾之功。

纵观本案，谨守病机，药证契合，应手取效，挽救顽疴。

慢性肾炎尿毒症（脾肾阳虚）

患者冯某，男，43岁，初诊：2008年5月6日。

主诉：全身浮肿、少尿1周。

病史：患者有慢性肾炎病史5年，全身浮肿、少尿1周。患者多年来经常腰疼，1周前暴食后突然全身浮肿，并有头痛、眩晕、心悸、恶心呕吐、腹胀等症状，翌日觉口干渴，咽喉肿痛，尿量极少，便溏一日两次。多种治疗不见好转，病势日笃，现转求中医治疗。

刻下：颜面、周身浮肿，足趾肿甚按之指痕凹陷，口干，气短，纳差，小便量少，便溏，日3次。腹胀大，皮肤光泽。呼吸气促，声音嘶哑，舌质黯红，苔白滑而腻，脉沉。检查示尿蛋白（+++），红细胞（++），白细胞（++），尿素氮100mg/dl以上。血压170/110mmHg。

西医诊断：慢性肾炎尿毒症。

中医诊断：关格；脾肾阳虚证。

治法：温补脾肾，化湿降浊。

处方：温脾汤合吴茱萸汤加减。

附子先煎 8g	大黄后下 10g	芒硝冲服 8g	当归 15g
吴茱萸 12g	人参 15g	干姜 10g	生姜 8g
大枣 15g	甘草 6g		

7 剂，水煎服，早晚温服。

复诊：2005 年 5 月 13 日。服药当晚尿少症状稍许减轻，呼吸明显平和，次日偶觉口干不适，声音嘶哑改善。现尿量增加，下肢浮肿减轻。前方去大黄，加黄芩 10g、半夏 10g、瞿麦 15g。再服 7 剂，水煎服，早晚温服。

三诊：2005 年 5 月 20 日。下肢浮肿不显，尿液检查结果为阴性，血压降至 140/90mmHg，脉来较前有力。嘱服六味地黄丸，以取扶正以固本。嘱患者优质蛋白饮食，监测血压，注意保暖，加强锻炼，勿感染风寒，心情舒畅。

按语：慢性肾炎，系指蛋白尿、血尿、高血压、水肿为基本临床表现，起病方式各有不同，病情迁延，病变缓慢进展，可有不同程度的肾功能减退，最终将发展为慢性肾衰竭的一组肾小球病。其病因病机至今尚未完全明确，其可能是由于各种细菌、病毒或原虫等感染，通过免疫机制、炎症介质因子及非免疫机制等引起本病。根据临床表现不同，将其分为以下五个亚型：普通型、肾病性大量蛋白尿、高血压型、混合型、急性发作型。临床上蛋白尿是诊断慢性肾炎的主要依据。治疗上早期应针对其病理类型给予相应的治疗，主要包括：积极控制高血压，减少尿蛋白，限制食物中蛋白及磷的摄入，避免加重肾损害的因素以及慎重使用糖皮质激素和细胞毒性药物，并应注意防止或延缓肾功能进行性恶化，改善或缓解临床症状以及防治合并症。慢性肾炎如得不到有效的控制与治疗，最终将会发展到慢性尿毒症，临床上提示慢性肾炎预后不佳，容易进展为尿毒症的指标有：肌酐快速升高、长期存在大量蛋白尿、高血压、血糖

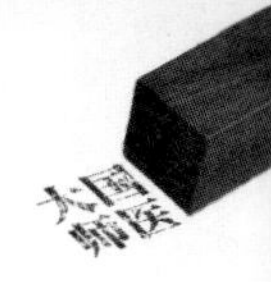

升高难以控制等。

中医将慢性肾炎称为“水肿病”，是指体内水液滞留，泛溢肌肤，表现出以眼睑、头面、四肢、腹背甚至全身浮肿为特征的一类病证，严重者可伴有胸腔积液、腹水等。古代医家对肾脏和水肿之间关系的认识初始于《黄帝内经》。《灵枢·水胀》对水肿的症状进行了描述：“水始起也，目窠上微肿，如新卧起之状……足胫肿，腹乃大……以手按其腹，随手而起，如裹水之状，此其候也。”《素问·水热穴论》亦云：“胕肿者，聚水而生病也。”水肿的病因不外乎内、外两方面：责之于外，有风邪袭表、疮毒内犯、外感水湿等；责之于内，有情志失调、饮食不节、禀赋不足、久病劳倦等；内外因相互交错，影响机体正常的水液代谢功能，从而发为水肿。《素问·经脉别论》认为：“饮入于胃，游溢精气，上输于脾。脾气散精，上归于肺，通调水道，下输膀胱。水精四布，五经并行，合于四时五藏阴阳，揆度以为常也。”在治法治则上，《素问》首先提出了攻逐、发汗、利小便三大法则。《素问·汤醪醴论》云：“平治于权衡，去菀陈莝”“开鬼门，洁净府”。此后的医家在此基础上又发展并丰富了健脾补肾、益气温阳、活血化瘀等治疗大法。疾病不同阶段有着不同表现，本案患者就诊时不单纯表现为水肿，故不适宜作此诊断，患者在水肿基础上伴有呕吐、小便不利等表现，已属关格之症。关格为肾衰竭的危重病证，主要见证为小便闭及呕吐上逆，系水肿、癃闭、淋证等病的晚期。关格一病最为危候，乃脾肾衰败之危象，根源在脾肾，导致清浊升降紊乱，产生浊阴上逆。病机由于脾阳败竭，肾阳虚惫，致阳不化浊、浊邪壅塞三焦之故。因气机阻碍，引起升降反作，清阳不升浊阴不降，导致阴浊上逆，壅塞上窍。故关格一病，根源在于肾之衰竭，然已累及心脾，因肾为胃关，关门不利之故。尤其因火衰致土败，土败则火更衰微，二者互为病理因果关系，因此关格系脾肾先后二天俱竭并损及五脏，乱至三焦的危证。故临床上，关格病机应抓住脾肾俱败为本，三焦升降紊乱为标的关键，从温肾健脾，通腑降浊及清利三焦进行综合治疗。关格最为危候，林珮琴谓“下关上格，中焦气不升降，乃阴阳离绝之危候”(《类证治裁·关格》)。在《黄帝内经》关格为以脉论证，如《素问·六节脏象论》曰：“人迎……四盛以上为格阳。寸口……四盛以上为关阴。人迎与寸口俱盛，四倍以上，为关格。”《灵枢·脉度》亦曰：“阴气太盛，则阳气不能荣也，故曰关。阳气太盛，则阴气弗能荣也，故曰格。阴阳俱盛，不得相荣，故曰关格。”

本案是典型的慢性肾炎尿毒症，关格之脾肾阳虚，湿浊上犯证。该患者病程较长，究其原因在于慢病日久，肾之衰竭累及心脾，肾为胃关，关门不利。肾之阴阳俱虚，脾失温煦运化功能失司。韩老拟用温补脾肾、化湿降浊之法，选用温脾汤合吴茱萸汤加减。方用附子、干姜温阳散寒，人参、甘草、大枣补脾益气，反佐大黄苦寒降浊，吴茱萸温胃散寒又具下气降浊之功，生姜温胃散寒，和胃止呕。芒硝软坚，助大黄泻下攻积。当归佐使，养血润肠，使泄下不伤正。若嗜睡，神识昏迷，可加石菖蒲、远志、郁金芳化开窍，甚则可用苏合香丸以芳香开窍。该患者初病恶寒发热，头身痛，为风邪犯卫分之候。鼻为肺户，喉系肺上，当病毒从口鼻而入，风热壅滞经络，气血运行不畅，则喉部肿痛，病邪深传，不但伤肺而且涉及脾胃，致宣肃、运化、固摄功能失调，清阳不升，浊阴不降。其苔白属虚，腻为湿；脉沉主水，肾病多见。邪阻肾络，血流不畅，溢于脉外故尿中见血。总之，病乃风邪病毒内侵，肺脾肾同病，进一步发展至危重，可损及五脏，乱至三焦。

二诊时患者尿量增，下肢水肿症状改善，去大黄泻下之力，增黄芩、半夏、瞿麦清热化痰利尿之功。

三诊时患者下肢基本无浮肿，精微物质，肾络血溢，渗入膀胱而尿中见有蛋白。患者尿液检查结果为阴性，故嘱患者服用六味地黄丸，扶正固本。关格早期先兆主要以脾肾阳俱虚先兆证的形式出现，治以温补脾肾，并注意顾护正气，不仅解决了水肿，更改善了小便情况，从“小便不利”到“小便利”，则外在症状明显好转甚至消失。故在临床运用中，要以主症为核心，抓住主症，随证加减，就有意想不到的疗效。此治则同样

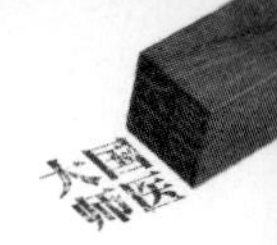

适用于其他经方的临床应用。

纵观本案，谨守病机，药证契合，应手取效，挽救顽疴。

慢性肾炎（脾阳虚衰）

张某，女，31岁，初诊：2010年8月11日。

主诉：全身浮肿2周，双下肢明显。

病史：患者大约2周前出现全身浮肿，晨起较重，双下肢明显，伴有恶心欲呕。检查示血压140/100mmHg，血压最高可达170/100mmHg，尿蛋白（+++）。服用硝苯地平控释片60mg，每天1次，未见明显效果。

刻下：面部及肢体浮肿，尤以双下肢明显，恶心，腹胀，不思饮食，夜卧不安，乏力，小便少，色黄，舌淡胖，脉沉滑数。血压150/100mmHg。患者既往体健，无家族遗传病史。现查患者红细胞 3.23×10^{12}/L，血红蛋白103g/L，尿蛋白定量7 848.2mg/24h，尿常规示：尿潜血（++），尿蛋白（+++）。

西医诊断：慢性肾炎。

中医诊断：水肿；阴水，脾阳虚衰证。

治法：健脾益肾，化气行水。

处方：黄芪防己汤加减。

生黄芪30g	炒白术20g	防风10g	防己20g
地龙10g	僵蚕10g	大腹皮20g	桑白皮30g
厚朴10g	茯苓20g	泽兰20g	莲须10g
冬瓜皮30g	车前草30g	芡实20g	山药30g
玄参10g	炒麦芽20g	大枣5g	

7剂，水煎服，早晚温服。

复诊：2010年8月18日。患者下肢水肿明显减轻，恶心呕吐症状消失，腹胀减轻，食欲增加，夜晚睡眠可达5小时，小便色淡。血压140/90mmHg。舌红苔薄白，脉沉弦。血常规：红细胞 4.74×10^{12}/L，血红蛋白154g/L，尿常规示：尿潜血(+)，尿蛋白(+++)。治法仍应健脾益肾，化气行水。予前方生黄芪增至45g，炒白术减至10g，桑白皮减至20g，山药减至20g，加扁豆10g、竹茹10g、神曲10g、砂仁6g、杜仲10g。7剂，水煎服，每日1剂，早晚分服。

三诊：2010年8月25日。患者下肢及全身水肿明显好转，基本无不适症状，夜寐可，小便适量，色清，舌淡苔薄白，脉滑。血压140/95mmHg。尿常规：尿潜血(+)，尿蛋白(+)，治法如前。原方去扁豆、炒麦芽、大枣、竹茹、神曲、杜仲，生黄芪减至30g继续服用，积极观察病情进展。后予玉屏风散合黄芪防己汤20剂以善后。

按语：肾炎性水肿是全身性水肿的一种，是肾小球疾病的常见症状，通常为原发性肾小球肾炎或是继发性肾小球肾炎所引起的一种水肿。慢性肾脏病是导致患者水肿的一个重要原因，而这种水肿也会加重患者本身肾脏病的进展，会严重影响患者的健康和日常生活质量。西医治疗慢性肾脏病水肿首先以利尿消肿、缓解患者临床症状为主，其次通过使用激素及免疫抑制剂治疗肾脏原发疾病的方法改善肾脏病的预后，进而改善水肿。

肾炎性水肿属于中医水肿病范畴，是指体内水液潴留，泛溢肌肤，表现出以眼睑、头面、四肢、腹背甚至全身浮肿为特征的一类病证，严重者可伴有胸腔积液、腹水等。《金匮要略·水气病脉证并治》记载："皮水为病，四肢肿，水气在皮肤中，四肢聂聂动者，防己茯苓汤主之。"水在四肢中，故四肢肿，为黄芪主治；聂聂动者，属动悸类，为茯苓主治。《景岳全书·杂证谟·肿胀》载："盖水为至阴，故其本在肾，水化于气，故其标在肺，水惟畏土，故其制在脾。"强调治疗水肿重在健脾。"诸湿肿满皆属于脾"，水湿为病，主治于脾。水肿的发生常因脏腑精气不足，导致脾肾虚损加重，气化失司，水湿泛滥而致。

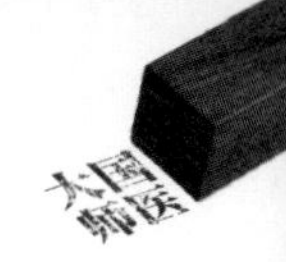

对于水肿的病因病机，《景岳全书·杂证谟·肿胀》云："凡水肿等证，乃脾肺肾三脏相干之病。"《中藏经·论水肿脉证生死候》曰："水者，肾之制也。肾者，人之本也。肾气壮则水还于海，肾气虚则水散于皮。又，三焦壅塞，荣卫闭格，血气不从，虚实交变，水随气流，故为水病。"《诸病源候论·水肿病诸候·十水候》云："青水者，先从面目，肿遍一身，其根在肝。"《读医随笔·平肝者舒肝也非伐肝也》云："凡脏腑十二经之气化，皆必借肝胆之气化以鼓舞之，始能调畅而不病。凡病之气结、血凝、痰饮、胕肿……皆肝气之不能舒畅所致也。或肝虚而力不能舒，或肝郁而力不得舒，日久遂气停血滞，水邪泛滥。"《血证论·阴阳水火气血论》指出："瘀血化水亦发水肿，是血瘀而兼水也。"

水肿，多因情志不遂、体虚劳倦、肾气不足导致肝失疏泄、脾失运化、肾失开阖、三焦气化不利，最终形成瘀水互结、水泛肤表证。肝郁脾困、肾虚水停是本病病机根本，瘀水互结作为关键因素贯穿疾病始终。本病的发生与肝、脾、肾三脏的关系尤为密切。肝主调畅情志，喜条达，藏血而主疏泄，若情志不畅、肝失疏泄，则气滞血瘀，血从水化泛溢肤表，发为水肿；脾主运化，喜燥恶湿，司升清降浊，若木郁乘土或脾气本虚，则中焦失运，水湿内停，湿反困脾，水肿乃成；肾主水，司开阖，水液运行全赖肾中精气蒸腾气化，肾气不足，则开阖失司，甚或肾阳虚衰，气不化水发为水肿。临床上三者常合而为病，肝木疏泄失常，气滞血瘀，木旺乘土，脾运失常，水湿困脾，湿胜则阳微，伤及肾气，脾肾阳虚，寒凝血瘀，血水相搏，瘀水互结发为水肿。

本案是典型的特发性水肿，属于中医水肿病中阴水之脾阳虚衰证。该患者病程较短，虽经治疗，但不显效，究其缘由在于脾肾亏虚、水湿内停所致，当以健脾益肾、利湿消肿之法进行治疗。韩老指出，风湿在表，当从汗解，表气不足，则又不可单行解表除湿，只宜益气固表与祛风行水并施，拟用健脾益肾、化气行水之法，选用防己黄芪汤加减。方中以防己、黄芪共为君药，防己祛风行水，黄芪益气固表，兼可利水，两者相合，祛风除湿而不伤正，益气固表而不恋邪，使风湿俱去，表虚得固。臣以白术补气健脾祛湿，既助防己祛湿行水之功，又增黄芪益气固表之力。佐入姜、枣调和营卫。甘草和中，兼可调和诸药，是为佐使之用。现代药理研究证实黄芪更是具有增强免疫、促进代谢、调节血糖、降压、保护肝脏等生理作用，更是治疗水肿的主要药物。此外，黄芪甘温，善入脾胃，补益中气，对于倦怠乏力，食少者尤其适用。该患者来时主要表现为乏力、食少、高度水肿，这正是黄芪的使用指征。患者又有恶心欲吐、腹胀等症，此为胃气虚损、胃气不降的表现，故加用白术、山药、扁豆、大枣健中补气，坐镇中州，与黄芪配伍，可以增强黄芪益气利尿的作用。

二诊时诸症减轻，验不变法，效不更方。双下肢水肿减轻，恶心呕吐症状改善，食欲增加，睡眠改善，故加入竹茹、扁豆、砂仁以调理中气、降逆止呕。《景岳全书·杂证谟·肿胀》说："故凡治肿者必先治水；治水者必先治气。"水湿泛溢肌肤，必然压迫血络，导致络脉瘀阻，此时单纯健脾利水，效果欠佳。此病治虽在脾，但其本在肾。肾者主水，司水道开阖，肾络顽痰瘀阻，水道不通必然导致水肿，治须活血化瘀，祛除肾络中隐曲之处之瘀血，才能取得良效。

三诊时症状基本缓解，故以扶正治本为主。去利水安神之药，增黄芪补气之功，佐以玉屏风散合黄芪防己汤培育正气。正气有余，则诸邪不得来犯，祛邪同时不忘鼓舞正气。

2型糖尿病（气阴两伤，湿热化瘀）

黎某，男，56岁，初诊：2005年7月13日。

患者有糖尿病史5年，经多方求治，效果欠佳，后求治于韩老门诊。

刻下：口干舌燥，形体消瘦，神疲乏力，渴不多饮，心烦意乱，喜卧嗜睡，胸和肢体时或疼痛，恶心欲吐，常自汗出，舌黯淡，苔白腻，脉弦数。空腹血糖13.0mmol/L，尿糖（+++），尿酮体（++）。

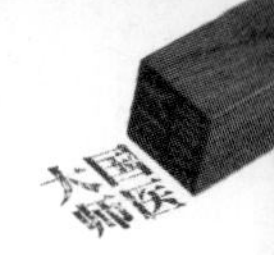

西医诊断：2型糖尿病。

中医诊断：消渴；气阴两伤，湿热化瘀证。

治法：滋阴清热，健脾补肾，兼以活血。

处方：温清饮加减。

黄芪40g　白术15g　山药20g　党参15g
黄连10g　黄芩10g　生地黄15g　当归12g
川芎10g　苍术12g　玄参15g　白芍15g
天花粉15g　牡丹皮12g　丹参15g

4剂，水煎服，每日1剂。并嘱多饮水。

二诊：2005年7月17日。恶心欲吐，心烦多睡症状已消，仍觉头昏乏力，肢体疼痛，多汗，空腹血糖11.7mmol/L，尿糖(±)。续以上方去黄连、黄芪，加茯苓20g、生牡蛎15g。

三诊：2005年7月24日。诸症悉除，空腹血糖降至7.0mmol/L，尿糖(±)，尿酮体(-)。继前方继服，以资巩固。又随诊3个月，未见异常。

按语：糖尿病是内分泌系统常见的疾病，是一组由多种病因引起的以慢性高血糖为特征的代谢性疾病，是因胰岛素分泌缺陷或胰岛素利用障碍而引起。长期碳水化合物以脂肪、蛋白质代谢紊乱可引起多系统损害，可导致眼、肾、神经、心脏、血管等组织器官慢性进行性病变、功能减退和衰竭；病情严重或应激时可发生急性严重代谢紊乱，如糖尿病酮症酸中毒、高渗高血糖综合征。糖尿病是由遗传和环境因素等复合病因引起的临床综合征，但目前病因和发病机制仍未完全阐明。其典型表现：三多一少症状，即多尿、多饮、多食和消瘦。我国目前采用国际上通用的WHO糖尿病专家委员会(1999)提出的诊断和分类标准，相关要点如下：糖尿病的诊断是基于空腹血糖(FPG)、任意时间血糖或口服葡萄糖耐量试验(OGTT)中餐后2小时血糖值(2h PG)。空腹指至少8小时内无任何热量摄入；任意时间指一日内任何时间，不管上一次进餐时间及食物摄入量。糖尿病症状指多尿、多饮、多食和难于解释的体重减轻。FPG 3.9~6.0mmol/L（70~108mg/dl）为正常；6.1~6.9mmol/L（110~125mg/dl）为空腹调节受损（IFG）；高于7.0mmol/L（126mg/dl）应考虑糖尿病。OGTT2h PG<7.7mmol/L（139mg/dl）为正常糖耐量；7.8~11.0mmol/L（140~199mg/dl）为糖耐量异常（IGT）；高于或等于11.1mmol/L（200mg/dl）应考虑糖尿病。治疗上主要包括5个方面：糖尿病患者的教育，自我监测血糖，饮食治疗，运动治疗和药物治疗。

中医认为糖尿病属于消渴病的范畴，汉代张仲景《金匮要略·消渴小便利淋病脉证并治》载有“渴欲饮水不止”“渴欲饮水，口干舌燥”，又说：“消谷引食，大便必坚，小便即数。”《素问·奇病论》曰：“此肥美之所发也，此人必数食甘美而多肥也。肥者令人内热，甘者令人中满，故其气上溢，转为消渴。”《景岳全书·杂证谟·杂症》云：“消渴虽有数者不同，其为病之肇端，皆膏粱肥甘之变，酒色劳伤之过，皆富贵人病之，而贫贱者鲜有也。”《辨证录》说：“得食渴减，不食渴尤甚。”

消渴病主要与以下因素有关：①先天不足。《灵枢·五变》说：“五脏皆柔弱者，善病消瘅。”是指在母体胎养不足所致。②后天损耗过度。如毒邪侵害，损耗阴津。化源不足如化生阴津的脏腑受损，阴精无从化生，如《外台秘要方·近效祠部李郎中消渴方二首》说：“消渴者，原其发动，此则肾虚所致，每发即小便至甜。”脏腑之间阴阳关系失调，终致阴损过多，阳必偏盛，阳太盛则致“消”；饮食不节、形体肥胖长期过食甘美厚味，使脾的运化功能损伤，胃中积滞，蕴热化燥，伤阴耗津，更使胃中燥热，消谷善饥加重。因胖人多痰，痰阻化热，也能耗损阴津，阴津不足又能化生燥热，燥热复必伤阴。如此恶性循环而发生消渴病；情志失调、肝气郁结由于长期的情志不舒，郁滞生热，化燥伤阴；或因暴怒，导致肝失条达；气机阻滞，也可生热化燥，并可消烁肺胃阴津，导致肺胃燥热，而

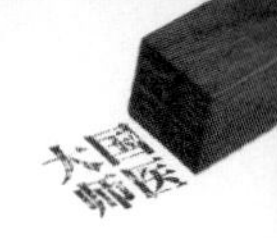

发生口渴多饮，消谷善饥。阴虚燥热日久，必然导致气阴两虚。阴损及阳而出现气虚阳微现象，由于肺、胃、肾三经阴气虚，阳气被遏而出现的阴阳两虚病证；外感六淫，毒邪侵害外感六淫，燥火风热毒邪内侵散膏（胰腺），旁及脏腑，化燥伤津，亦可发生消渴病。外感三消即外感六淫，毒邪侵害所引起的消渴病。消渴病虽有在肺、胃、肾的不同，但常常互相影响，如肺燥津伤，津液失于敷布，则脾胃不得濡养，肾精不得滋助；脾胃燥热偏盛，上可灼伤肺津，下可耗伤肾阴；肾阴不足则阴虚火旺，亦可上灼肺胃，终致肺燥胃热肾虚，故“三多”之证常相互并见。

消渴病的中医病机主要在于阴津亏损，燥热偏盛，而以阴虚为本，燥热为标，两者互为因果，阴愈虚则燥热愈盛，燥热愈盛则阴愈虚。

本案是典型的中医消渴病中的气阴两伤，湿热化瘀。该患者病程较长，虽经治疗，但仍反复发作，难以痊愈，韩老遵循丹溪“发时治标、平时治本”的原则，拟滋阴清热，健脾补肾，兼以活血，选用温清饮加减。温清饮为黄连解毒汤合四物汤组成，本方加减，即在滋阴清热基础上加入甘温益脾药。甘温健脾可“气旺生津”，“阳生阴长”，并可防寒凉伤阳耗气。再者甘温药补脾以固后天，则津生渴止。此为温清并举之法，既符合临床实际，又暗合先贤之旨。方中黄芩、黄连有清热解毒之功，熟地黄性滋腻，故改用生地黄，合当归、川芎、白芍，共奏养血活血之功，两方合用，取温清之意，一是养血活血，二是防攻邪伤正。加以黄芪、白术、山药、党参补益脾肾，益气生津。伍入玄参、天花粉、丹皮、丹参滋阴降火，凉血化瘀。患者舌苔白腻，佐以苍术燥湿健脾，诸药合用，以清热解毒为主，辅以益气养阴之功，清热而不伐气劫液，益阴补气而不碍邪，相辅相成，功效显著。临证需灵活变通，随证加减，方能取效。纵观本案，古人对本病的认识均强调阴虚为本，燥热为标，治疗上需清其燥热，滋阴生津。本方清热润燥而不伤气耗液，补气益阴而无助邪之弊，较之单纯清热滋燥则更胜一筹。

二诊时患者恶心呕吐、心烦多睡的症状已经改善，仍多汗，肢体疼痛，去黄连，黄芪，清热之功，增茯苓健脾宁心，生牡蛎滋阴安神。

三诊时，诸症悉除，予前方继服，以资巩固。

勃起功能障碍（肝肾亏虚）

许某，男，45岁，初诊：2008年10月10日。

主诉：发现勃起困难2年余，加重2个月。

病史：患者2年前无明显诱因出现阴茎勃起不坚，房事时软而无力，不能插入，性欲下降，偶有晨勃，举而不坚。近2个月，因工作压力大后自觉症状加重，伴有腰部冷痛，情绪欠佳，纳少，失眠多梦。曾于某综合医院专科就诊，无器质性病变，服用枸橼酸西地那非片等药疗效欠佳。

刻下：勃起不坚，勉强房事，偶有晨勃，精神疲惫，腰膝酸软，心情抑郁，胸脘胀闷不适，失眠多梦，纳少，二便尚可，舌质淡，有紫斑，苔薄白，脉弦细。

查体：阴茎成人型，双睾丸18ml，双侧附睾、输精管及精索未触及异常，阴囊不潮湿，球海绵体反射迟钝，前列腺液检查各项指标阴性。

西医诊断：勃起功能障碍。

中医诊断：阳痿；肝肾亏虚证。

治法：培补肝肾，疏肝解郁。

处方：

盐菟丝子24g　酒萸肉24g　炒山药18g　怀牛膝15g
盐杜仲15g　北柴胡12g　白芍12g　炒枳实12g
制佛手12g　生麦芽15g　生谷芽15g　丹参12g
制茯神12g　制远志12g　制蜈蚣（研末冲服）2条

7剂，水煎服，早晚温服。嘱3周内不宜房事。

复诊：2008年10月17日。服药期间晨勃4次，睡眠显著改善，

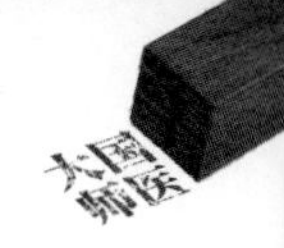

腰膝酸软大减，纳可。原方去生麦芽、生谷芽，继服7剂。

三诊：2008年10月24日。自觉精力充沛，晨勃可，胸胁得舒，腰膝有力，纳眠佳，去制茯神、制远志、炒枳实、制佛手，加炒白蒺藜24g。继服10剂。后以前方加减继服1个月，房事满意，随访半年，一切尚佳。

按语：勃起功能障碍指持续性的不能达到或不能维持充分的勃起以获得满意的性生活，发病时间大于3个月。研究表明40~60岁男性患有不同程度勃起功能障碍的比率高达52%。近年来，随着生活、工作、心理等压力增大，其患病率呈现不断增高并出现年轻化的趋势。选择性5型磷酸二酯酶抑制剂，为治疗本病的一线药物。但其仅能解决部分患者的阴茎勃起功能异常，对有明确病因的患者无法从根本上解决其问题及其由阳痿导致的伴随症状。

中医将勃起功能障碍称为阳痿，是指成年男子性交时由于阴茎痿软不举，或举而不坚，或坚而不久，无法进行正常性生活的病证。阳痿病证首载于《黄帝内经》，《灵枢·邪气脏腑病形》称之为“阴痿”，《素问·痿论》又称之为“宗筋弛纵”和“筋痿”。《素问·五常政大论》指出：“气大衰而不起不用”，认为元气大伤可致阳痿。《灵枢·经筋》说“热则筋弛纵不收，阴痿不用”，认为热邪入筋可导致阳痿。《诸病源候论·虚劳阴痿候》曰：“若劳伤于肾，肾虚不能荣于阴器，故萎弱也。”《明医杂著·男子阴痿》云：“男子阴茎不起，古方多云命门火衰。精气虚冷固有之矣，然亦有郁火甚而致痿者。”《景岳全书·杂证谟·阳痿》曰：“亦有湿热炽盛，以致宗筋弛缓。”清代《杂病源流犀烛·前阴后阴病源流》一文称：“又有失志之人，抑郁伤肝，肝木不能疏达，亦致阴痿不起。”

中医学认为本病的病因主要有劳伤久病，饮食不节，七情所伤，外邪侵袭。基本病机为肝、肾、心、脾受损，气血阴阳亏虚，阴络失荣或肝郁湿阻，经络失畅，导致宗筋失养而发为阳痿。近代医家研究认为，此病最基本的病变是肝郁、肾虚、湿热、血瘀，其中肝郁是主要的病变特点，湿热是疾病的起始，肾虚是主要的病变趋势，血瘀是最终的病变结局，而且四者有机联系，互为因果，共同作用。概而言之，元气大伤、热邪入筋、劳伤于肾、命门火衰以及湿热内盛是阳痿主要病因。

阴茎海绵体在中医学称为宗筋。《灵枢·五味五音》中描述："宦者去其宗筋，伤其冲脉……"中医学认为冲脉起于胞中，上循脊里，其外行者与足少阴肾经相并上行，上达咽喉，环绕口唇，素有"十二经脉之海"和"血海"之称。说明宗筋与冲脉有关，类似中医血府。而宗筋乃肝经所络，与肝经关系密切，故情志不遂，气机郁结，肝失疏泄，病久则瘀血内阻，必致冲脉瘀滞，血不运于宗筋而痿软不用。《素问·生气通天论》载："湿热不攘，大筋软短，小筋弛长，软短为拘，弛长为痿。"此痿亦指阳痿，湿热既是病理产物，也是致病因素。

本案是典型的勃起功能障碍，属于中医阳痿之肝肾亏虚证。患者此乃虚实夹杂之症，病变证机的关键脏腑责之于肝，其中肝肾亏损为虚，肝气郁结，郁而血瘀为实，故临证之际当补虚泻实，培补肝肾，疏肝解郁，化瘀通络。韩老指出：肝论治本病的理论与治则，强调肝司宗筋，论治之时尤要重肝。肝气郁滞者，可用疏肝理气之法；肝血瘀阻者，可用活血通络之法；肝经湿热者，可用清利湿热之法；肾气亏虚者，可用培补肝肾之法。乙癸同源，重用菟丝子温补肾阳，山萸肉滋补肾阴，山药入中焦脾土，既补益后天以资先天，又取"见肝之病，知肝传脾，当先实脾"（《金匮要略·脏腑经络先后病脉证》）之意。牛膝、杜仲为培补肝肾常用药对，补肝肾而强腰膝，且引药下行，直达病所。柴胡、白芍为疏肝理气养血之妙药，既直入肝经，又能疏达肝气，布运肝血。枳实、佛手疏肝解郁、行气除胀。麦芽、谷芽既开运健脾，又柔肝畅气。丹参、蜈蚣活血通络，且蜈蚣直入肝经，辛窜走散，为引经良药。茯神、远志宁心安神定志。

二诊时诸症改善，心情抑郁已有改善，去生麦芽，生谷芽健脾开胃之功。

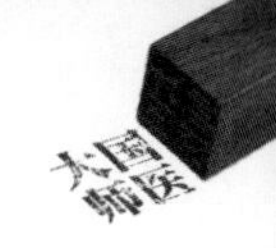

三诊时患者已觉精力充沛，腰膝有力，去制茯神、制远志、炒枳实、制佛手行气疏肝解郁之品，重用白蒺藜，不仅取其疏肝理气之功，又有兴阳起痿之能。全方从肝论治，谨守病机，补泻兼施，后随证加减，亦不离所立大法之要。总之，中医药防治勃起功能障碍，应继承创新，开拓思维，与时俱进，基于辨证论治之本，圆机治法。

（韩　辉　黄德如　詹　敏　宋成玮　整理）

皮　肤　病

皮肤病与体内多种因素有关，治疗皮肤病不仅要重视局部病变，更要重视全身治疗，如急性瘙痒性皮肤病常用荆芥、防风、麻黄、桑叶、蝉衣、蒺藜、苦参等祛风解表止痒药；慢性瘙痒性皮肤病，常用当归、地黄、天冬、麦冬、鸡血藤、首乌藤等养血润肤止痒药；急性湿疹及皮炎类疾病常用生石膏、黄芩、黄连、黄柏、龙胆草、生地黄、丹皮、赤芍等清热凉血药；慢性湿疹及皮炎类疾病常用苍白术、厚朴、陈皮、车前子、泽泻、茵陈、猪苓、萹蓄、瞿麦等健脾除湿利水药；感染性皮肤病常用金银花、连翘、蒲公英、败酱草、野菊花等清热解毒药。

急性湿疹（湿热内蕴）

张某，男，39岁，初诊：2013年8月15日。

主诉：双下肢起红斑、丘疹伴瘙痒3天。

病史：患者3天前饮酒后双下肢出现少许红斑、丘疹，未予重视，昨日起患者发现皮损较前增多，皮疹加重，形成一边界不清的圆片状皮损，瘙痒剧烈。

刻下：双下肢对称分布边界不清的红斑、丘疹、水疱，伴少许渗液，部分皮损相互融合片，左侧为甚。神疲，纳眠欠佳，大便不爽，小便偏黄，舌红，苔白腻，脉滑数。

西医诊断：急性湿疹。

中医诊断：湿疮，湿热内蕴证。

治法：健脾利湿，清热解毒。

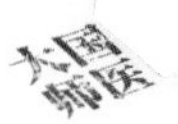

处方：

生石膏（先煎）30g	龙胆草 15g	赤芍 15g	白芍 15g
黄芩 15g	苍术 15g	白术 20g	生地黄 15g
干姜 15g	牡丹皮 15g	桂枝 15g	猪苓 15g
泽泻 15g			

7 剂，水煎服，每日 1 剂，早晚分服。

复诊：2013 年 8 月 22 日。皮疹颜色变淡，范围较前减小，部分结痂，未见明显新起皮疹，瘙痒较前减轻。舌红，苔白，脉濡缓。拟方：

苍术 15g	白术 20g	猪苓 15g	茯苓 15g
防风 10g	枳壳 10g	厚朴 10g	陈皮 15g
泽泻 15g	通草 15g	车前子 15g	滑石粉（包煎）15g
栀子 15g	黄芩 10g	甘草 10g	

7 剂，水煎服，每日 1 剂，早晚分服。

三诊：2013 年 8 月 29 日。皮损颜色变淡，原有皮损逐渐消退，无明显瘙痒，大便通畅，纳食可，眠可。

方药：上方去黄芩，加山药 15g、白扁豆 10g、薏苡仁 10g、蝉蜕 15g，14 剂。水煎服，每日 1 剂，早晚分服。

按语：此病起名为湿疹，缘于本病损害处具有渗出潮湿倾向之征。中医文献有数十种病名与西医学称为湿疹的表现很相似，如浸淫疮、湿癣、四弯风等。湿疹的病因及发病机制相当复杂，涉及体内、外多种因素。变态反应在湿疹的发病机制上占有很重要的位置，湿疹可能是发生在皮肤的一种迟发型变态反应。本病常常发生于具有过敏体质的人。凡有此体质的人，对体内外各种致敏物质，如食物中蛋白质，尤其是鱼、虾、蛋类及乳制品，还有化学物品、植物、动物皮革及羽毛、肠道中寄生虫，感染灶等的作用较正常人容易发生过敏反应。此外，湿疹的发生，有时还可能与神经功能障碍、内分泌失调、消化不良、肠道疾病、新陈代谢异常等有一定的关系。一言以蔽之，湿疹的发病往往是诸种因素共同相互作用所致的。湿疹临床症状变化多端，但根据发病过程中皮损表现不同，可将本病分为急性、亚急性和慢性三种类型。急性湿疹可发生在全身任何部位，但往往较易见于头部，四肢屈侧、阴部、手足背等部位。常呈对称分布，一般为局限在某些部位，而全身泛发性湿疹甚少见。皮肤损害表现为多形性，即红斑、丘疹、丘疱疹、水疱、糜烂、渗出、结痂、脱屑等各种皮疹可互见。也就是说，在同一病变处，于同一时期内，可出现上述 3 种及 3 种以上损害。患处炎症反应通常较明显，尤其中央部位更为显著，往往伴有糜烂、渗出。但病损边界不清楚，肿胀也较轻。自觉痒甚，其瘙痒程度与发病部位，因个人耐受性的不同而有所差异。痒以夜间尤甚，症情厉害，可影响睡眠。此外，搔抓痒处易引起细菌感染，从而引发毛囊炎、疖肿、脓疱疮、淋巴管炎、淋巴结炎等化脓性皮肤病。急性湿疹如经妥当处置可获痊愈，但易复发。临床上也时常观察到由本型湿疹演变为亚急性或慢性湿疹。

本病发病原因复杂，内外因素相互作用，常为多方面。患者往往是过敏体质，这种过敏体质与遗传因素有关，故常在特定的人群中发病。常见的内在因素如：胃肠功能紊乱、精神紧张、神经功能障碍、内分泌失调、体内有感染病灶、肠道寄生虫等。外界因素如：日光、风吹、寒冷、炎热、搔抓、摩擦以及接触肥皂、化妆品等，动物皮毛、植物、化学物质等也可诱发。慢性湿疹多因急性、亚急性湿疹反复发作演变而成，也可开始即呈现慢性炎症。患处皮肤浸润增厚，变成黯红色及色素沉着。持久不愈时，皮损纹变粗大，表现为干燥而易发生皲裂。常见于小腿、手、足、肘窝、外阴、肛门等处。自觉剧烈瘙痒，红斑、丘疹、丘疱疹或水疱密集成片，易渗出，边界不清，周围散在小丘疹、丘疱疹，常伴糜烂、结痂，如继发感染，可出现脓包或脓痂。处理适当则炎症减轻，皮损可在 2～3 周后消退，但常反复发作并可转为亚急性或慢性。

患者因饮酒肥甘使脾胃功能受损，脾胃运化不行，水精不能输布周身而停聚中焦，化生痰湿，郁久化热，湿热交织，蕴于肌表，故生湿疮。

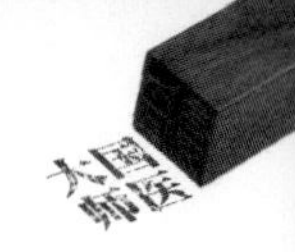

痰湿内盛，进一步困扰脾土，使肌肤失养。生石膏，甘、辛、大寒，归肺、胃经，可以清热泻火，除烦止渴，用于气分实热证，如肺热喘嗽，胃火牙痛、头痛，疮疡不敛，湿疹，烫伤。龙胆草，苦、寒，归肝、胆经，可以清热燥湿，泻肝胆火，用于湿热黄疸，阴肿阴痒，带下，湿疹瘙痒，肝火头痛，肝热目赤，耳鸣耳聋，胁痛，惊风抽搐。白术，苦、甘，温，归脾、胃经，可以健脾益气，燥湿利水，止汗，安胎，用于脾虚食少，腹胀泄泻，痰饮眩悸，水肿，自汗，胎动不安。苍术，味辛、苦，性温，归脾、胃、肝经，可以燥湿健脾，祛风散寒，明目，用于湿阻中焦，脘腹胀满，泄泻，水肿，脚气痿躄，风湿痹痛，风寒感冒，夜盲，眼目昏涩。桂枝，辛、甘，温，归心、肺、膀胱经，可以发汗解肌，温通经脉，助阳化气，平冲降气，用于风寒感冒，脘腹冷痛，血寒经闭，关节痹痛，痰饮，水肿，心悸，奔豚。猪苓，甘、淡，平，归肾、膀胱经，可以利水渗湿，用于小便不利，水肿，泄泻，淋浊，带下。生地黄，甘、苦、寒，归心、肝、肾经，可以清热凉血，养阴生津，用于热入营血，温毒发斑，吐血衄血，阴虚内热，骨蒸劳热，津伤口渴，内热消渴，津伤便秘。方中白术、苍术健脾燥湿，猪苓、泽泻通调水道、健脾淡渗利湿，桂枝能温通阳气，增强膀胱的气化功能，使小便通利，使水湿从下焦而出，又能解表，并促使渗湿利水的药物到达四末，充分发挥作用。生地黄清热凉血，用于热入营血，赤白芍养血敛阴，三药相使气血同治。干姜温中散寒，燥湿化痰，以鼓舞脾阳。

二诊时表证渐除，湿热仍盛，复调整方药，以除湿胃苓汤加减，健脾燥湿，和中利水。本方即《丹溪心法》之胃苓汤加栀子、木通、滑石、防风而成，方中以平胃散燥湿运脾、行气和胃；以五苓散健脾助阳、化气利水渗湿；加栀子、木通、滑石清热利湿；少佐防风疏肝理脾，祛风胜湿。诸药配伍，共奏清热除湿，健脾利水之功。本方主治因饮食失调，脾失健运，湿浊内停，郁而化热，外蒸肌肤所致的皮肤红斑，水疱、渗液等症。辨证要点以红斑，水疱伴纳呆、腹胀为主。方中苍术、白术、猪苓、茯苓、泽泻、通草、车前子健脾燥湿，清热利尿；枳壳、厚朴之品理气和中；白鲜皮、黄柏、黄芩、黄连、栀子、清热燥湿，祛风止痒。

三诊时患者皮损基本消退，为防其复发，仍需顾护其脾胃，以固其本，遂以前方酌加运脾实脾之味，去攻伐之品，以防伤正气。

荨麻疹（血虚风燥）

患者张某，女，53 岁，初诊：2013 年 7 月 21 日。

主诉：反复发作周身红色风团伴瘙痒 3 个月余。

病史：患者 3 个月余前无明显诱因下出现周身红色风团，伴有瘙痒难忍，曾辗转于多家医院，口服数种西药后症状仍反复发作。

刻下：周身泛发大小不一的红色风团疹，部分融合成片，皮肤划痕症阳性，自觉瘙痒，易汗出。病来无发热，无蚊虫叮咬史，二便正常，睡眠可。舌质红，苔薄白，脉细弦。

西医诊断：荨麻疹。

中医诊断：瘾疹；血虚风燥证。

治法：补气养血，祛风止痒。

处方：

当归 15g　熟地黄 15g　白芍 15g　丹参 15g
鸡血藤 15g　荆芥 10g　防风 10g　刺蒺藜 10g
蝉蜕 15g

7 剂，每日 1 剂，水煎服。

复诊：2013 年 7 月 28 日。患者服药后自觉症状有所缓解，但夜间痒甚，舌苔黄，脉弦涩。上方去白芍，加紫草 15g、水牛角 10g、地肤子 10g、蛇床子 10g、蜂房 10g，水煎服，7 剂，每日 1 剂。

三诊：2013 年 8 月 4 日。患者诉上方服用 3 剂后症状明显改善，现周身风团已退，亦无瘙痒之感。效不更方，上方继服 7 剂以巩固疗效。

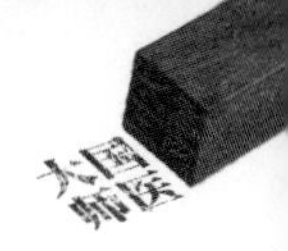

按语：荨麻疹是由于皮肤、黏膜小血管扩张及渗透性增加而出现的一种局限性水肿反应，是一种过敏性皮肤病。荨麻疹在中医典籍中被称为“瘾疹”“风瘙”“赤疹”“赤白游风”“风矢”“风瘙隐胗”等。关于瘾疹的最早记载可追溯到《素问·四时刺逆从论》之“少阴有余，病皮痹隐轸”。汉代张仲景《金匮要略·水气病脉证并治》曰：“风气相搏，风强则为隐疹，身体为痒，痒为泄风”，认为荨麻疹乃风邪致病。“风为百病之长”，常夹寒、热之邪，侵袭肌表而发病。隋代巢元方《诸病源候论·风病诸候·风瘙身体隐轸候》中将荨麻疹分为赤疹和白疹，赤疹为风热型，“由凉湿折于肌中之热，热结成赤轸也”；白疹风寒型，“由风气折于肌中热，热与风相搏所为”。宋代陈言《三因极一病证方论·瘾疹证治》云：“世医论瘾疹……内则察其脏腑虚实，外则分寒暑风湿，随证调之，无不愈。”陈氏认为不仅外感邪气可以引起荨麻疹，脏腑失调也是本病的重要病因之一。

荨麻疹的病因非常复杂，有多达 3/4 的患者找不到病因，特别是慢性荨麻疹。常见病因主要有：食物（鱼、虾、蛋类等）；食品添加剂（水杨酸盐、甲苯酸盐、亚硫酸盐等）；吸入物（花粉、动物皮屑、尘螨等）；各种病毒、细菌、真菌感染；药物（如青霉素）；物理因素（机械刺激、冷热、日光等）；昆虫叮咬；精神因素和内分泌改变及遗传因素等。基本损害为皮肤出现风团和 / 或血管性水肿。常先有皮肤瘙痒，随即出现风团，呈鲜红色或苍白色、皮肤色。风团大小形态不一，发作时间不定。可孤立分布或融合成片，由于真皮乳头水肿，可见表皮毛囊口向下凹陷。风团通常于数分钟或数小时后减轻，少数可延长至数天后消退，不留痕迹。皮疹反复成批发生，以傍晚发作者多见。部分患者可伴有恶心、呕吐、头痛、头胀、腹痛、腹泻，病情严重的患者还可出现胸闷不适、面色苍白、心率加快、血压下降、呼吸短促等全身症状。

韩老认为荨麻疹的常见病因为“阴血不足，血虚受风”。血虚易生风化燥，加之外感风邪侵袭，营卫失调，腠理开合失司，以致内外不通，搏于皮肤腠理之间而发病。脾胃为后天之本，气血生化之源，气血亏虚则易化燥生风，发为本病。临床辨治需要注重调养脾胃，滋养气血。该案中当归甘、辛、苦，温，入肝、心、脾经，养血和血，补血调经，活血止痛，本品甘补辛散，苦泄温通，既能补血，又可活血，且兼行气止痛，能主治一切血证，与荆芥、防风相配伍，可祛风养血。熟地黄，甘、微温，归肝、肾经，补血滋阴，益精填髓，可用于阴血亏虚之皮肤病。丹参、鸡血藤之品活血化瘀，《医宗必读·痹》说“治风先治血，血行风自灭”，此乃取其活血化瘀，生血润燥之意。荆芥、防风合用可疏风解表，透疹消疮，以达止痒之功。关于刺蒺藜，《名医别录·蒺藜子》言其“主身体风痒，头痛，咳逆，伤肺，肺痿，止烦，下气，小儿头疮，痈肿，阴癀，可作摩粉”。该药具有止痒之功效。蝉蜕甘寒散热，善于走表向上，除皮肤热疹。全方共奏补气养血，疏风止痒之效。

二诊时患者舌苔黄，脉弦涩，表现为热证。紫草，甘、咸，寒，归心、肝经，可以凉血，活血，解毒透疹，用于血热毒盛、斑疹紫黑、麻疹不透、疮疡、湿疹、水火烫伤。水牛角，苦，寒，归心、肝经，可以清热解毒、凉血、定惊，用于温病高热、神昏谵语、发斑发疹、吐血衄血、惊风、癫狂。故加用紫草、水牛角清热凉血。地肤子，辛、苦，寒，归肾、膀胱经，可以清热利湿、祛风止痒，用于小便涩痛、阴痒带下、风疹、湿疹、皮肤瘙痒等。蛇床子，辛、苦、温，归脾、肾经，可以温肾助阳，祛风，燥湿，杀虫，用于男性阴囊湿痒、女性带下阴痒、风湿痹痛、疥癣湿疮等。地肤子、蛇床子合用能祛风止痒。蜂房性平，味甘，归胃经，可以祛风、攻毒、杀虫、止痛，属杀虫止痒药。诸药合用，清热凉血，祛风止痒。

现代社会工作紧张，生活压力大，脑力劳动多，“思则伤脾”，常致脾虚气血生化无源。气虚则易于感受外邪，风邪可乘虚侵袭肌表；血虚则濡养功能失调而化燥，肌肤不能得其充养，生风化燥而痒，临床上治疗慢性荨麻疹，以养血祛风为治则，常获良效。

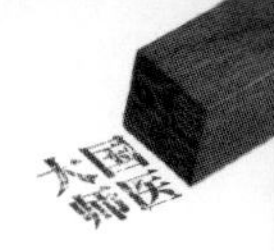

慢性湿疹急性发作（脾虚湿重，外感邪热）

李某，男，46岁，初诊：2008年4月5日。

主诉：反复皮肤刺痒泛红2年，再发3天。

病史：患者2年前出现皮肤易起红丘疹，瘙痒，抓后流水，每于冬季加重。本次复发3天，鼻翼两侧皮肤潮红，颊部皮肤有脓疱样损害，伴有瘙痒。

刻下：颜面前额、鼻尖鼻翼两侧皮肤潮红，表面粗糙落屑，有抓痕血痂，颊部皮肤有脓疱样损害，躯干四肢均有散发红斑，鳞屑样损害。双腘窝有局限性皮肤肥厚。脉弦滑数，舌苔白腻。

西医诊断：慢性湿疹急性发作。

中医诊断：湿疮；脾虚湿重，外感邪热证。

治法：健脾益气，清热利湿。

处方：

人参 10g	白术 15g	苍术 15g	白扁豆 15g
甘草 6g	山药 15g	桔梗 10g	砂仁（后下）10g
薏苡仁 15g	萹蓄 10g	黄芩 10g	泽泻 10g

7剂，水煎服，每日1剂，早晚分服。

复诊：2008年4月12日。皮损色红渐退，脓疱变干，糜烂面平复，瘙痒减轻。脉弦滑，苔薄白。上方去黄芩，继服7剂。

三诊：2008年4月19日。大部分皮损潮红退，渗出止，糜烂面已平复，瘙痒减轻，已能安睡。上方继服7剂。

按语：湿疹是由于多种因素引起的具有明显渗出倾向的皮肤炎症性疾病，以多形性皮损、对称分布、易于渗出、自觉瘙痒、反复发作、易成慢性病为临床特征。中医称之为“湿疮”“浸淫疮”。中医学认为，湿疹是由于禀赋不耐，饮食不节，脾胃受损，复感受外邪，风、湿、热阻于肌肤所致。传统中医治疗多以风湿热邪辨证为主，韩老治疗慢性湿疹主张以理脾为本，祛湿为要。脾位于中焦，在膈之下，为“仓廪之官”“后天之本”。脾主运化、主四肢肌肉，为气血生化之源，脾喜燥恶湿，喜通恶滞，为气机升降之枢纽，故脾最易受湿邪侵袭，使其水液运化失职，气机升降受阻。李东垣在《脾胃论·脾胃虚实传变论》中说：“历观诸篇而参考之，则元气之充足，皆由脾胃之气无所伤，而后能滋养元气；若胃气之本弱，饮食自倍，则脾胃之气既伤，而元气亦不能充，而诸病之所由生也。”即著名的“内伤脾胃，百病由生”观点。脾胃为后天之本，百病皆由脾胃生，湿邪犯脾，损伤脾胃，脾失运化，气血生化无源，则肌肤失养；水湿泛滥，蕴于肌肤，浸淫不止，则导致湿疮反复；湿邪内蕴，郁久化热，湿热交织，则皮损红肿渗出、瘙痒难耐。高锦庭在《疡科心得集·辨诸疡总论》中云：“诸痛痒疮，皆属于心；诸湿肿满，皆属于脾。心主血，脾主肉，血热而肉湿，湿热相合，浸淫不休，溃败肌肤，而诸疮生矣。”进一步阐释了脾湿与湿疮发病的内在关系。故应顺脾土之性，健脾化湿，以健脾为本。湿邪为患，有外感风湿，内生湿热，风湿热阻于肌肤而生湿疮。湿疹患者皮损在急性期常表现为红斑、丘疹、水疱、糜烂以及渗出等，病情缠绵难愈，此主要是由湿邪作祟。湿性重浊黏滞，蕴于肌肤皮肉之间，使阳气不得透散而郁闭，水谷精微物质不得输布，肌肤失于濡养，故肌肤甲错而生，瘙痒难耐。且湿性趋下，易伤阴位，《素问·太阴阳明论》说“伤于湿者，下先受之”，《灵枢·邪气脏腑病形篇》亦云“半身以下，湿中之也”，故在治疗湿疹时尤应以祛湿为重。而湿邪分为内湿与外湿，其中内湿多由脾虚失运，水液不得输布，停聚于中焦脾胃，化生痰湿所致。湿邪困脾，脾胃虚弱，由此形成恶性循环。可见，湿邪停滞与脾失健运互为因果，故在湿疹的治疗上，理脾除湿是关键，脾健湿除，肌肤得安。

本案以参苓白术散为基础方进行加减，治宜补益脾胃，兼以渗湿止泻。《医方考·脾胃门》：“脾胃喜甘而恶苦，喜香而恶秽，喜燥而恶湿，喜利而恶滞。是方也，人参、扁豆、甘草，味之甘者也；白术、茯苓、山药、莲肉、薏苡仁，甘而微燥者也；砂仁辛香而燥，可以开胃醒脾；桔梗甘而

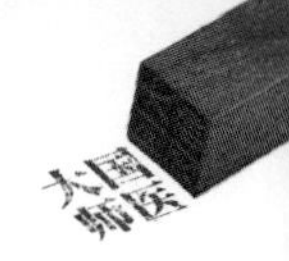

微苦，甘则性缓，故为诸药之舟楫，苦则喜降，则能通天气于地道矣。”《冯氏锦囊秘录·杂症》说：“脾胃属土，土为万物之母。东垣曰：脾胃虚则百病生，调理中州，其首务也。脾悦甘，故用人参、甘草、苡仁；土喜燥，故用白术、苍术；脾喜香，故用砂仁；心生脾，故用莲肉益心；土恶水，故用山药治肾；桔梗入肺，能升能降。所以通天气于地道，而无痞塞之忧也。”《医宗金鉴·缠腰火丹》云：“缠腰火丹……俗名蛇串疮……湿者色黄白，水疱大小不等，作烂流水，较干者多疼。”方中人参、白术、苍术益气健脾渗湿为君。山药助君药以健脾益气，兼能止泻，并用白扁豆、薏苡仁助白术、苍术以健脾渗湿，均为臣药。砂仁醒脾和胃，行气化滞；桔梗宣肺利气，通调水道，又能载药上行，培土生金；萹蓄，苦，微寒，归膀胱经，可以利尿通淋，杀虫止痒，可用于皮肤湿疹。三药共为佐药。炒甘草健脾和中，调和诸药，共为佐使。综观全方，补中气，渗湿浊，行气滞，使脾气健运，湿邪得去，则诸症自除。本方是在四君子汤基础上加山药、莲子、白扁豆、薏苡仁、砂仁、桔梗而成。两方均有益气健脾之功，但四君子汤以补气为主，为治脾胃气虚的基础方，参苓白术散兼有渗湿行气之功，并有保肺之效，是治疗脾虚湿盛证及体现“培土生金”治法的常用方剂。

二诊时患者皮损色红渐退，脓疱变干，糜烂面平复，痒轻。脉弦滑，苔薄白。热证已去，故上方去黄芩。

三诊时大部分皮损潮红退，渗出止，糜烂面已平复，瘙痒减轻，已能安睡。上方继服7剂。

慢性湿疹（血虚风燥）

患者李某，男，38岁，初诊：2012年5月10日。

主诉：皮肤漫肿伴瘙痒3年，再发5天。

病史：患者3年前患湿疹，每逢秋冬季节复发，发作时手部及腿部、脚背漫肿瘙痒。5天前出现四肢远端及腘窝、肘窝褶皱处瘙痒明显，局部皮肤增厚、色沉。

刻下：手足、小腿、肘窝等处皮肤增厚、浸润彰明，苔藓样变，色素沉着境界分外清晰，乏力身重，纳差，寐可，便黏，舌淡红，苔黄腻，脉滑。

西医诊断：慢性湿疹。

中医诊断：湿癣，血虚风燥证。

治法：养血疏风，润燥止痒。

处方：

当归 20g　　生地黄 20g　　防风 15g　　蝉蜕 15g
知母 20g　　苦参 10g　　荆芥 15g　　胡麻仁 10g
甘草 6g

7 剂，水煎服，每日 1 剂。嘱患者清淡饮食，忌辛辣刺激性食物。

复诊：2012 年 5 月 17 日。服药后皮肤瘙痒缓解，漫肿渐消，仍乏力，偶感身重，纳差，寐可，大便改善，舌淡，苔黄腻，脉滑。上方加僵蚕 15g、竹茹 20g、黄连 5g，水煎服，7 剂，每日 1 剂。

三诊：2012 年 5 月 24 日。皮肤瘙痒明显改善，漫肿基本消失，手足汗出减轻，口干苦缓解，时有心烦，体力渐升，身轻，纳眠可，大便改善，舌淡，苔薄黄，脉濡缓。效不更方，继服 7 剂。

按语：湿疹是临床多见的皮肤过敏性疾病，由于疾病迁延，大多患者因为病程较长而发展成为慢性湿疹。慢性湿疹的临床特征为皮损浸润肥厚、瘙痒剧烈、缠绵难愈。由于该病的病因病机较复杂，临床辨证治疗常难以精准施药，治疗较为棘手。中医古籍中并无关于慢性湿疹的明确记载，散见于“癣”“风”“疮”等病名的文献中。以“癣”命名者，根据临床症状分为“湿癣”“干癣”等。以“风”命名者，发于阴囊者为“肾囊风”，发于四弯部位者为“四弯风”，发于乳房者为“乳头风”等。以“疮”命名者，泛发全身者为“浸淫疮”“湿疮”“血风疮”等，发于耳周者为“旋耳疮”，发于脐部者为“脐疮”，发于小腿称为“湿臁疮”或“湿毒疮”等。虽然病名各异，但临床常以皮损增厚粗糙或呈苔藓样变，有抓痕、结痂、鳞屑及

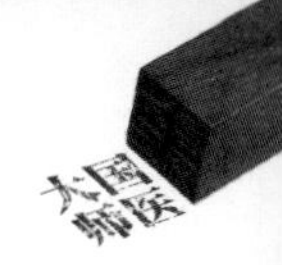

色素沉着，瘙痒剧烈者，为慢性湿疹。

韩老将此案辨证为血虚风燥证，遵循疏风祛风、清热凉血、祛湿润燥治疗法则，采用消风散进行化裁。荆芥、防风、蝉蜕，疏风止痒兼清表热；配伍知母清热泻火，生地黄清热凉血；苦参清热燥湿止痒；当归、胡麻仁养血润燥。本方是治疗风疹、湿疹的常用方剂，以皮肤瘙痒，疹出色红，或遍身云片状斑点为辨证要点。若风热偏盛而身热、口渴者，加银花、连翘以疏风清热解毒；湿热偏盛，胸脘痞满，身重乏力，舌苔黄厚而腻者，加地肤子、车前子、栀子等以清热利湿；血分热甚，五心烦热，舌红或绛者，加赤芍、丹皮、紫草以清热凉血。

二诊时，患者症状较前缓解，但仍有瘙痒，故在前方基础上加用蝉蜕、僵蚕以治湿热浸淫肌肤血脉，皮肤瘙痒等症；同时黄连可清三焦之火，使火消风灭，血安而通，桂枝通经络以引药上行。

三诊时，患者皮肤瘙痒明显改善，漫肿基本消失，故继服 7 剂，巩固病情。

综上所述，中医治疗湿疹，辨病在肤，五脏属肺，故治疗皮肤病首先从治肺入手。《素问·至真要大论》云："诸痛痒疮，皆属于心。"故皮肤病与心亦有关，心主血，有"血虚生风""养血息风""血行风自灭"之说，心属火，火能生风，因此清心热也是主要的治法之一。贯穿疾病始终的症状是"痒"，中医认为"痒"多属于风，故疏风息风之法成为止痒的首选治法。

（宋书婷　张锦秋　陈奎玉　陈秋莹　整理）

妇 科 疾 病

妇女以血为本，血生化于脾，藏于肝，肾为元阴、元阳之宅，主藏精，故肝、脾、肾与妇女经、带、胎、产有着密切的关系。肝属木，木气冲和条达，不致遏抑，则血脉得畅，下行胞宫为血海。肝血不足，藏血失调，则出现月经不调、闭经、崩漏等；肝失疏泄，气滞血瘀，则见月经先后不定期、痛经、经前乳胀等。脾运失常，生化乏源，血海空虚而导致月经后期、月经过少、闭经；脾虚湿浊内停，发为带下病；脾虚统摄无权，则见月经过多、崩漏等。肾气不足系胞无力，出现胎动不安、坠胎、不孕等；肾阴亏损，精亏血少，则见经行后期、经少、闭经、不孕等；肾阳不足，胞脉虚寒，可见带下、子肿、不孕等。中医治疗妇科疾病主要有疏肝健脾、滋补肝肾、温肾健脾等治则。

痛经（阳虚内寒）

患者洪某，女，21岁，未婚，初诊：2012年11月6日。

主诉：反复出现经行腹痛6年余，加重3个月。

病史：平素月经规则，14岁初潮，（4～5）天/（28～32）天，否认性生活史。经期小腹冷痛，喜按，得热则舒，量少，色黯淡，质稀薄，腰膝酸软，神疲乏力，四肢冰凉，纳差嗜睡，大便稀薄，小便清长。自诉近3个月经行时腹痛较以往明显加重，自行服用止痛片后疼痛缓解不明显，现转求中医治疗。

刻下：月经已净，小腹绵绵作痛，四肢冰凉，腰膝酸软，神疲乏力，舌淡胖，苔白润，脉沉细。LMP：11月1日。

西医诊断：痛经。

中医诊断：痛经；阳虚内寒证。

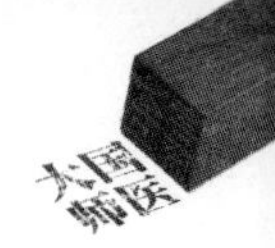

治法：温经散寒，养血止痛。

处方：温经汤加减。

吴茱萸 9g	当归 6g	白芍 6g	川芎 6g
桂枝 6g	干姜 3g	巴戟天 9g	菟丝子 6g
牡丹皮 3g	熟地黄 6g	香附 3g	醋柴胡 6g
炒白术 6g	黄芩 3g	生地黄 6g	甘草 3g

10 剂，水煎服，每日 1 剂，早晚温服。嘱患者行 B 超检查提示子宫未见异常；告知患者每日监测基础体温（BBT），忌生冷刺激之品。

复诊：2012 年 11 月 16 日。诉服药后腰酸改善，四肢稍温，纳差寐可，大便稍成形，小便量可，舌脉同前。11 月 14 日患者 BBT 较前升高 0.4℃，且伴有带下量稍增多，呈鸡蛋清样，色微黄。患者现处于经前期，拟行气活血化瘀之剂口服，前方去吴茱萸、干姜、巴戟天、牡丹皮、熟地黄、黄芩、生地黄，加黄芪 9g、鸡血藤 6g、川楝子 3g、枳壳 6g、陈皮 6g。14 剂，水煎服，每日 1 剂，早晚温服。嘱患者经行之前就诊。

三诊：2012 年 11 月 30 日。诉服药后诸症稍有好转，舌淡，边稍有齿痕，苔白，脉弦细。此次就诊，月经即将来潮，拟温经散寒、活血止痛之剂口服，前方去枳壳、菟丝子、陈皮、柴胡，加吴茱萸 10g、艾叶 6g、醋延胡索 10g、川牛膝 9g、桃仁 10g、益母草 15g。6 剂，水煎服，每日 1 剂，早晚温服。嘱患者畅情志。

四诊：2012 年 12 月 6 日。LMP：11 月 31 日，患者诉此次经行时腹痛稍减轻，月经量增多，伴少量血块。此次就诊适当减少温阳补血之药，拟方：当归 6g、白芍 6g、川芎 6g、桂枝 6g、干姜 3g、巴戟天 9g、牡丹皮 3g、熟地黄 6g、红花 3g、香附 3g、醋柴胡 6g、炒白术 6g、山药 9g、甘草 3g。10 剂，水煎服，每日 1 剂，早晚温服。

按语：痛经为常见的妇科疾病之一，是指经行前后或经期出现下腹部疼痛、坠胀，伴腰酸或其他不适，严重者会影响生活和工作。西医学将痛经分为原发性和继发性两类，原发性痛经指生殖器官无器质性病变的痛经，主要与月经来潮时子宫内膜前列腺素含量增高有关。此外，精神、神经因素等也可导致痛经的发生。典型表现为常在初潮后 1～2 年发病，绝大多数在月经来潮后即开始发病，以行经第 1 日疼痛最为剧烈，常呈痉挛性疼痛，严重者可出现面色苍白、出冷汗，甚至晕厥。妇科检查无异常。治疗上西医主要采用前列腺素合成酶抑制剂如布洛芬和口服避孕药等缓解疼痛。

在中医学中，痛经亦称经行腹痛，其特点是妇女经期或经行前后，出现周期性小腹疼痛，或痛引腰骶，甚则剧痛昏厥。根据其病因病机可分为实证和虚证两类：实证者多痛在经前或经初，疼痛剧烈，为冲任胞宫气血阻滞，"不通则痛"；虚证者多痛在月经将净或经后，为冲任胞宫失于濡养，"不荣则痛"。清代《傅青主女科》又进一步补充了以肝郁、寒湿、肾虚等为病因病机的痛经及调肝汤等方药。

本案为典型的原发性痛经，属于中医学痛经的范畴，证属阳虚内寒。该患者病程较长，究其根本，患者自小体质偏寒，阴寒内盛，以致冲任、胞宫失于温煦，经期气血下注冲任，寒凝血脉，导致经血运行迟滞，发为痛经。四肢冰凉、小便清长等均为阳虚内寒证的表现。治疗原则为调理冲任、温养胞宫。

初诊时结合患者临床表现、个人史及 B 超结果，诊为痛经。此时经净，处于经后期，经血下泄后，子宫胞脉空虚，阴血不足，故血室已闭，胞宫藏而不泻，需通过肾之封藏作用蓄养阴精，使阴血渐长，此阶段属阴长阳消。由于患者伴有明显的腰膝酸软、神疲乏力等，故治疗上侧重温阳驱寒、益气补血。韩老根据《妇人大全良方·月水行或不行心腹刺痛方论第十二》"夫妇人月经来腹痛，由劳伤气血，致令体虚，风冷之气客于胞络，损于冲任之脉，手太阴，少阴之经……宜温经汤及桂枝桃仁汤、万病丸"之论述选用温经汤加减。方中吴茱萸辛热，散寒止痛，桂枝辛甘温，温通经脉，二者温经散寒，行血通脉；当归、川芎、白芍、牡丹皮活血祛瘀，养血调经；阳明气血充足，则冲任得以盈满，故配伍炒白术、甘草益气健脾，以资生化之源；干姜温中散寒，巴戟天、菟丝子温补肾阳，三药合用

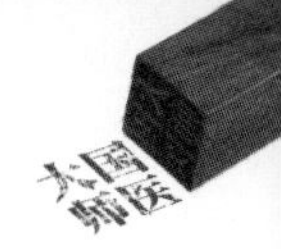

共奏温补肝肾之效；熟地黄养血滋阴；生地黄性寒养阴生津；黄芩清热泻火，若酒制后善清上焦之火，可制约温补药之燥性，避免火热上炎；香附、醋柴胡疏肝解郁理气；甘草调和诸药。全方补而不滞、温而不燥。

复诊时患者诉诸症稍有好转，舌脉同前。患者现处于经前期，为氤氲变化后重阴转阳之期。重阴转阳后，则阳长相对较快，从而出现阳长阴消。故此期侧重活血化瘀、疏肝行气。前方去吴茱萸、干姜、巴戟天、牡丹皮、熟地黄、黄芩、生地黄，加黄芪养血补气，鸡血藤活血补血，川楝子性寒，疏肝行气止痛，又可制约他药温燥之性，枳壳理气行滞，陈皮理气健脾燥湿。全方共奏活血化瘀、疏肝行气之效。

三诊时患者正值月经即将来潮，是由阳转阴的转化期，在阳气的推动下，血海由满而溢，胞宫泻而不藏，血室正开，经血下泻，除旧生新。故宜活血化瘀，温经止痛。前方去枳壳、菟丝子、陈皮、柴胡，加吴茱萸散寒止痛，艾叶温经散寒，醋制延胡索活血行气止痛，川牛膝、桃仁、益母草活血祛瘀，且牛膝可引血下行，促进瘀血排出。全方共奏温经化瘀止痛之效。

四诊时患者诉经行腹痛症状稍有缓解，月经量较前增多，伴有少量血块。既往就诊时，予患者大量温补肝肾之阳、益气健脾之药，使阴血充足经量增多，故此次适当减少温阳补血之药，但沉疴之疾，不可急于求成，嘱患者务必遵守医嘱，以期药到病除。

综上所述，该患者青年女性，未婚未育，因“反复经行腹痛6年余，加重3个月”就诊，经期小腹冷痛，喜按，得热则舒，量少，色黯淡，质稀薄，腰膝酸软，神疲乏力，四肢冰凉，纳差嗜睡，大便稀薄，小便清长。舌淡胖，苔白润，脉沉细。初诊时诊为原发性痛经，患者此时处于经后期，当侧重温阳驱寒、益气补血，予温经汤加减。复诊时正值经前期，此期为氤氲变化后重阴转阳之期，阳气回升，故应重视活血化瘀、疏肝行气。三诊时正值月经即将来潮，经期是由阳转阴的转化期，此期阳气最低，宜行气活血化瘀，佐以温经通络止痛。四诊时经行腹痛稍减轻，适当减少温阳补血之药。嘱患者避风寒，忌辛辣寒凉刺激之品；畅情志，切忌对月事产生焦躁恐惧心理。

纵观本案，谨守病机，药证契合，应手取效，挽救顽疴。

围绝经期综合征（阴虚肝郁）

患者王某，女，47岁，已婚，初诊：2008年10月13日。

主诉：月经紊乱伴潮热汗出1年。

病史：患者近1年来出现月经经期延长，周期10~25天不等，经期8~9天，量少，色黯红，时有痛经。并伴有潮热汗出，烦躁易怒，心悸失眠，腰膝酸痛。

刻下：面色晦暗，两颧潮红，心悸失眠，腰膝酸痛。纳差，大便略干，小便正常。舌红少苔，脉细弦数。

西医诊断：围绝经期综合征。

中医诊断：绝经前后诸证；阴虚肝郁证。

治法：滋阴清热，安神除烦。

处方：

北沙参30g	麦冬30g	生地黄15g	枸杞子15g
川楝子10g	当归10g	白芍15g	生牡蛎(先煎)15g
生龙骨(先煎)15g	熟地黄15g	黄连6g	黄芩10g
茯苓10g			

14剂，水煎服，每日1剂，早晚分服。

复诊：2008年10月27日。服上方14剂，潮热汗出减轻，精神情绪较前缓解，睡眠时间延长，但仍有腰膝酸痛，舌红，苔少，脉弦细。上方去生龙骨、生牡蛎，加菟丝子15g、女贞子15g、墨旱莲15g。14剂，水煎服，早晚2次分服。

三诊：2008年11月11日。诉诸症悉减，潮热偶发，偶伴情志不舒，腰膝酸痛缓解，大便尚可。舌淡红，苔少，脉弦细。治拟补益肝肾，疏肝解郁，拟方：

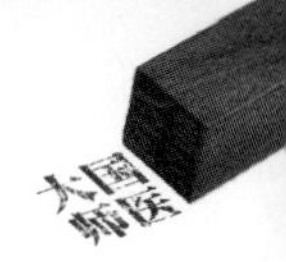

北沙参 30g	麦冬 30g	生地黄 15g	川楝子 10g
当归 10g	枸杞子 15g	菟丝子 15g	女贞子 15g
墨旱莲 15g	白芍 15g	牡丹皮 15g	香附 10g

14 剂，水煎服，早晚分服。在药物治疗同时，加强心理调节，注意情志疏导，生活调摄，家属配合等。

按语：绝经前后诸证是指妇女在绝经前后，围绕月经紊乱或绝经出现明显不适症状，如烘热汗出、烦躁易怒、潮热面红、心悸失眠、腰膝酸痛等。本病相当于西医学之“围绝经综合征”。西医学认为其病因多为妇女在绝经期前后由于卵巢功能逐渐衰退而出现性激素水平波动或减少所致的一系列躯体及心理症状，是围绝经期妇女常见的疾病之一，短者仅数月，长者可迁延数年，影响患者的生活和工作，降低生活质量，危害身心健康。目前西医治疗绝经前后诸证主要采用激素补充疗法。

中国古代医学对本病没有专篇记载，多散见于“脏躁”“百合病”“年老血崩”“郁证”“不寐”“眩晕”等病证的论述中。中医学认为本病主要责之于肾，累及心肝脾脏。肾为先天之本，主藏精，促进生长发育和生殖代谢。“天癸”作为一种调节人体生长生殖功能的重要物质，肾气的盛衰决定着“天癸”的至竭，肾中精气是否充足，直接影响女性的生长发育、月经来潮与生殖情况。《素问·上古天真论》说：“女子七岁，肾气盛，齿更发长。二七而天癸至，任脉通，太冲脉盛，月事以时下，故有子……七七，任脉虚，太冲脉衰少，天癸竭，地道不通，故形坏而无子也。”《医学正传·月经》所载：“况月经全借肾水施化，肾水既乏，则经血日以干涸。”而当女性进入到绝经前后，肾精亏虚，冲任二脉虚损，天癸逐渐枯竭，肾精不足，脏腑失于濡养。致使人体阴阳失衡引发绝经前后诸证。由此可见，在女性生长发育的各个阶段，肾气的盛衰是最为关键的因素，肾气衰退从而引起诸脏乃至全身机能失调，是围绝经期综合征出现的根本原因。

肝藏血，主疏泄，喜条达而恶抑郁。肝血充盈，则冲脉盛；肝气条达，则任脉通。胞宫维持其正常的生理活动与肝的关系十分密切，故古人云“女子以肝为先天”。肝主疏泄的功能对女性生理调节具有重要作用。若肝的疏泄功能失常，则肝失条达，气机不畅，血随气滞，冲任不调。《灵枢·天年》说“五十岁，肝气始衰，肝叶始薄”，指出围绝经期妇女经历了经、孕、产、乳的生理过程，受到社会及家庭的压力，提出本病病机为肝脏的虚衰或疏泄功能失常。而肝疏泄功能失调，从而引起七情怫郁，因郁致病，致气血失调，阴阳失衡，从而引发全身诸症。故《丹溪心法·六郁》云："气血冲和，万病不生，一有怫郁，诸病生焉。故人身诸病，多生于郁。"《医碥·杂症·郁》曰："百病皆生于郁……而郁而不舒则皆肝木之病矣。"故围绝经期妇女的临床表现与肝关系密切，临床上治疗不能忽视从肝论治。

肾肝同居下焦，肾属水，肝属木，水木相生，乙癸同源。肾精亏虚，可致肝阴不足，而肝阴不足，亦可致肾精亏虚。肝主疏泄，肾主封藏，一泄一藏，协调合作使月经得按期藏泄。围绝经期妇女肾气渐衰，冲任二脉虚衰，精血日趋不足，肾阴不足，水不涵木，或情志不畅，郁而化热，灼伤肾阴，则肝肾阴虚。《校注妇人良方·众疾门》云："妇人病有三十六种，皆由冲任劳损而致。"肝肾为冲任之本，故治疗应从肝肾入手。

本案中患者为绝经前后诸证，辨证为阴虚肝郁型。患者正值七七左右，肾精亏损，天癸逐渐枯竭，肾水不能涵养肝木，阴阳失衡，故肝肾之阴皆虚，因而出现月经紊乱，潮热汗出，烦躁易怒，心悸失眠等症状。韩老认为“急则治其标，缓则治其本”，确立滋阴清热，安神除烦的基本治疗原则以快速缓解患者汗出及失眠等症状，临床运用一贯煎加减治疗该疾病。一贯煎出自清代医家魏玉璜的《续名医类案·心胃痛门》，具有滋养肝肾、疏肝理气之功。方中生地黄、熟地黄填精益髓、补益肝肾；北沙参养阴益胃，与麦冬合用清心除烦，加强滋阴清热，养血宁神之功；枸杞子滋阴平肝，滋肾育阴；川楝子疏调肝气，条达气机；当归、白芍益阴养血柔肝；生牡蛎、生龙骨滋阴潜阳，固涩止汗；黄连、黄芩清热燥湿、宁心安神；茯苓主健脾宁心。诸药合用，共奏滋补肝肾、宁心除烦之功。

二诊时潮热汗出明显减轻，精神情绪较前缓解，睡眠时间延长，但

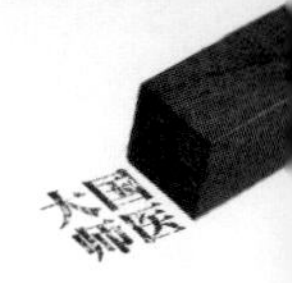

仍存在腰膝酸痛，故上方去固涩敛汗之生龙骨、生牡蛎，加菟丝子、女贞子、墨旱莲以滋养肝肾，填精益髓。

三诊时诸症悉减，潮热偶发。拟以补益肝肾，疏肝解郁为主。生地黄滋阴壮水，北沙参、麦冬补养肝胃，枸杞子滋阴养血；菟丝子、女贞子、墨旱莲滋补肝肾；当归、白芍益阴养血柔肝，牡丹皮、香附解郁散热，少量川楝子，既可疏泄肝气又可且制诸药滋腻碍胃之弊。

本案应重在补益肝肾，使肝肾阴阳得以平衡，并辅以心理疏导，以达到标本同治的目的。

围绝经期综合征（阴阳两虚）

患者李某，女，47岁，初诊：2011年9月15日。

主诉：月经紊乱2年余。

病史：之前月经规律，7天/（28～30）天，月经量中等，色红。近2年来出现月经紊乱，（5～10）天/（15～45）天，月经量时多时少，偶有痛经，有血块。PMP：2011年8月20日，LMP：2011年9月5日，量时多时少，色红，偶有痛经，有血块。曾在当地医院接受激素治疗，现转求中医治疗。生育史：2-0-0-2，1984年顺产1女婴，1988年顺产1男婴，现均体健。

刻下：乍寒乍热，时有烘热汗出、五心烦热，时有畏寒肢冷，腰膝酸软，腰背冷痛，健忘，头晕耳鸣，纳可，少寐或不寐。舌淡，苔薄，脉沉弱。

西医诊断：围绝经期综合征。

中医诊断：绝经前后诸证；阴阳两虚证。

治法：滋阴疏肝，温肾助阳。

处方：

北沙参 15g　　麦冬 10g　　当归 10g　　生地黄 20g

枸杞子 10g　　柴胡 10g　　香附 10g　　黄芩 12g

黄连 10g　　黄柏 10g　　莲子心 10g　　菟丝子 10g
巴戟天 10g

10 剂，水煎服，每日 1 剂，早晚温服。

复诊：2011 年 9 月 25 日。LMP：2011 年 9 月 5 日。服药后烘热汗出、五心烦热、畏寒肢冷、腰背冷痛较前稍好转。现仍感腰膝酸软，健忘，头晕耳鸣，少寐或不寐。舌淡，苔薄，脉沉。前方去黄芩、黄连，加用茯神 10g、酸枣仁 15g、杜仲 10g、肉豆蔻 10g、淫羊藿 6g。再服 10 剂，水煎服，早晚温服。

三诊：2011 年 10 月 5 日。LMP：2011 年 10 月 4 日。现月经量少，色黯红，无痛经，无血块。服药后烘热汗出、五心烦热、畏寒肢冷、腰背冷痛等症状均较前明显好转。仍感腰膝酸软，头晕耳鸣，纳寐尚可，舌脉同前。治拟滋阴疏肝，温肾助阳。拟方同前，继服一周。

按语：围绝经期综合征是指妇女绝经前后出现性激素波动或减少所致的一系列躯体及精神心理症状。绝经前期是指卵巢有活动到绝经前的整个阶段；围绝经期指的是卵巢功能开始衰退直至绝经后 1 年内的阶段；绝经指月经永久性停止；绝经后期指的是最后一次月经直至生命终止的整个阶段。影响女性绝经的因素主要包括以下方面：与初潮年龄正相关，初潮越晚绝经越可能会推迟；妊娠次数与哺乳时间长短与绝经年龄呈正相关，妊娠次数多、哺乳时间越长，绝经年龄可能越晚。因为妊娠和哺乳时期卵巢使排卵受到抑制，从而使绝经推迟；流产、刮宫可导致卵巢早衰，导致绝经时间提前；除此之外，绝经的年龄可能还与遗传、环境、体育锻炼、生活作息、职业、吸烟、饮食等因素相关。

引起围绝经期综合征的原因主要包括卵巢功能减退及性激素水平下降等。卵巢功能衰退导致下丘脑 - 垂体 - 卵巢生殖轴的平衡失调，影响自主神经中枢及其支配下的各脏器功能。雌激素受体除生殖器官外，广泛存在于全身各组织和器官中，如心肌、冠状动脉、主动脉、肝、肾、骨骼、乳房、皮肤、脂肪组织、泌尿系统及中枢、周围神经元和神经细胞。

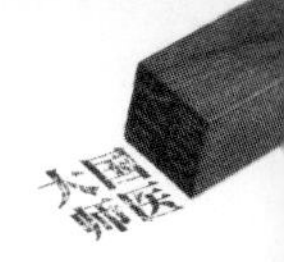

故当体内雌激素水平下降后，其靶组织和器官可产生组织形态学和功能上的变化，从而表现出一系列的症状。其主要临床表现为：①月经紊乱；②血管收缩症状：如潮热盗汗等；③自主神经失调症状：如心悸、眩晕、头痛、失眠、耳鸣等；④精神神经症状：如激动易怒、焦虑不安、情绪低落、抑郁、记忆力减退等。卵巢功能评价指标如血清促卵泡激素（FSH）、雌二醇（E_2）、抗米勒管激素（AMH）等，有助于诊断围绝经期综合征。治疗上主要采用心理疏导、激素补充治疗等方法。

围绝经期综合征相当于中医学的绝经前后诸证。伴随月经紊乱或绝经出现明显不适证候如烘热汗出、潮热汗出、眩晕耳鸣、烦躁易怒，腰背酸楚、心悸失眠、面浮肢肿、皮肤蚁行样感、情志不宁等，称为绝经前后诸证，亦称“经断前后诸证”。古代医籍中无此病名，散见于“年老血崩”“脏躁”“百合病”等病症中。

韩老认为肾衰天癸竭为绝经前后发病的基础，肾阴阳失衡为其发病病机的关键，常涉及其他脏腑，尤以心肝脾为主。《素问·上古天真论》曰：“女子七岁，肾气盛，齿更发长。二七而天癸至，任脉通，太冲脉盛，月事以时下，故有子……七七，任脉虚，太冲脉衰少，天癸竭，地道不通，故形坏而无子也。”肾为“先天之本”，藏元阴寓元阳，静顺润下，为“五脏六腑之本，十二经脉之根”，肾脏通过冲任二脉对月经以及生殖产生影响，当女性进入到绝经前后，肾精亏虚，冲任二脉会有所虚损，天癸逐渐枯竭，肾精不足，脏腑失养，致使人体阴阳失衡引发绝经前后诸证，由此可见绝经前后诸证发生的根本原因是肾精亏虚，并将此病辨证分型为肾阴虚证、肾阳虚证、肾阴阳两虚证，且多以肾阴虚为主。肾阴阳失衡，亦会涉及其他脏腑，尤以心肝脾为主。生理上心肾水火相交，若肾阴不足，不能上济心火，常出现心火亢盛证候；肝肾乙癸同源，肾阴不足，精亏不能化血，导致肝肾阴虚，阴虚日久化火；肾为肝之母，肝为水之子，即“水生木”，肾水不足无以滋养肝木，肝气不足无以使全身气机冲和条畅，肝气郁结，日久则气郁化火。肾为先天之本，脾为后天之本，先后天互相充养。先天之精靠后天水谷之精以滋养，脾赖肾阳以温煦，肾虚阳衰，火不暖土，导致脾肾阳虚，水湿内停，湿聚生痰。

韩老认为围绝经期综合征以肾虚为本，病理变化以肾之阴阳平衡失调为主，常兼有心火亢盛、肝阴虚、肝气郁结、脾气亏虚等证候，临证关键在于辨清阴阳属性及脏腑辨证。肾阴虚者可见烘热汗出、五心烦热等阴虚内热症状；肾阳虚者可见腰膝酸痛、畏寒肢冷、小便清长等阳虚内寒症状；阴阳两虚者则可寒热错杂、阴阳两证同时并见。心火亢盛者常可见心悸失眠、口舌糜烂疼痛等；肝阴虚者常可见两目干涩、胁肋隐隐灼痛、手足蠕动等；肝气郁结者常可见烦躁易怒、胸胁胀痛、脉弦等；脾气亏虚者常可见神疲乏力、气短懒言、食少纳呆、便溏等症。

本案是典型的围绝经期综合征，中医绝经前后诸证中的肾阴阳两虚证。该患者年近半百，肾精亏虚，冲任二脉虚损，天癸逐渐枯竭，肾精不足，致肾阴阳俱虚，导致月经紊乱，量或多或少，偶有痛经，有血块。阴阳失衡，营卫不和，则乍寒乍热，烘热汗出、五心烦热。肾阳不足，失于温煦，则畏寒肢冷，腰背冷痛；肾精亏虚，脑髓失养，则头晕耳鸣、健忘；舌淡，苔薄，脉沉弱均为肾阴阳俱虚之征。韩老认为绝经综合征病机根本为肾阴亏虚，同时认为肝肾乙癸同源，肾阴不足，精亏不能化血，导致肝肾阴虚；肾为肝之母，肝为水之子，即“水生木”，肾水不足无以滋养肝木，肝气不足无以使全身气机冲和条畅，肝气郁结。遵循“治病求本”的原则，拟用滋阴疏肝，温肾助阳的方法，选用一贯煎合菟丝子、补骨脂等加减。方中重用生地黄滋阴养血、补益肝肾；枸杞子滋养肝肾；当归补血养肝；北沙参、麦冬益阴养血柔肝，配合生地黄以补肝体，育阴而涵阳；柴胡、香附以疏肝理气，顺肝之调达之行；菟丝子补益肝肾；巴戟天温肾助阳；黄芩、黄连、黄柏清热泻火；莲子心以清热宁心安神。全方共奏滋阴疏肝，温肾助阳之功，于滋阴之品中少许疏泄之品，使滋阴而不黏腻，同时佐以温补肾阳之品，使阴阳并补。

二诊：患者服药后烘热汗出、五心烦热较前稍好转，故去黄芩、黄连

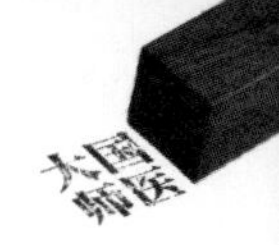

减轻清热泻火之功。失眠症状未见明显好转，故加用茯神宁心安神，酸枣仁养血补肝、宁心安神。仍有腰膝酸软，畏寒肢冷、腰背冷痛，故加用杜仲补肝肾，肉豆蔻、淫羊藿温肾助阳。再服10剂，继续观察病情。

三诊：LMP为2011年10月4日，月经按期来潮，症状较前均明显好转，仍感腰膝酸软，继续治拟滋阴疏肝，温肾助阳。拟方同前，继服一周期。

围绝经期综合征是指妇女绝经前后出现性激素波动或减少所致的一系列躯体及精神心理症状，因而患者就诊时主诉复杂。韩老认为该病虽主诉复杂，但实则病因单一，病机明确，故在治疗此病时抓住肾阴阳两虚的主要病机，治拟滋阴疏肝，温肾助阳，选用一贯煎合菟丝子、补骨脂、肉苁蓉、巴戟天等加减治疗，效果显著。

围绝经期综合征（肝肾阴虚）

伍某，女，54岁，初诊：2007年1月30日。

主诉：发作性潮热2年余。

病史：患者于2年前停经，停经前后出现潮热、盗汗，情况时好时坏，并进行性加重，遂求诊于中医。常年从事教书工作，容易疲劳，睡眠一般，入睡困难，梦多。

刻下：潮热、汗出，以夜间为甚，平素易口干，心悸易惊，自觉手足冰冷，无恶心呕吐、心慌胸闷，无头晕头痛、视物旋转，自觉喉部不适如有物梗阻，睡眠一般，入睡后通身骨痛，肩颈僵硬不适。易疲劳，大便干结，数日一行。舌红少苔，脉细弦。

西医诊断：围绝经期综合征。

中医诊断：绝经前后诸证；肝肾阴虚证。

治法：滋补肝肾，养阴敛汗。

处方：

生地黄 10g	麦冬 10g	枸杞子 10g	北沙参 15g
五味子 10g	玄参 10g	柏子仁 20g	大枣 15g
制远志 10g	火麻仁 20g	浮小麦 30g	地骨皮 15g
银柴胡 10g	秦艽 10g	仙鹤草 30g	山茱萸 10g
杜仲 10g	补骨脂 15g	续断 15g	肉苁蓉 15g

7剂，水煎服，每日1剂，早晚分服。

二诊：2007年2月6日。潮热、盗汗减轻，不觉手足冰冷，白天怕热情况加重，每每汗出，以头面汗为多。睡眠可但时有做梦，入睡后仍有肩颈僵硬不适感。大便两日一行，便质改善，胃部不适，胃气多，曾自行服用西药制酸剂无缓解，口干，舌质紫红少苔，舌质极干，舌下脉可。拟方：

生地黄 20g	麦冬 10g	当归 10g	枸杞子 10g
北沙参 15g	茯苓 15g	柴胡 10g	白芍 10g
地骨皮 10g	浮小麦 20g	银柴胡 10g	炙甘草 8g
炒白术 10g	广木香 10g	砂仁后下 6g	

14剂，水煎服，每日1剂，早晚分服。

按语：妇女在绝经前后由于卵巢功能下降，激素水平改变而出现与绝经有关的症状，称为围绝经期综合征，又称更年期综合征。绝经前期是指女性从开始表现出卵巢功能逐步衰退到绝经之前的这一整个时期。绝经过渡期是指绝经前的一段时期，伴随卵巢功能逐渐衰退，临床特征表现为在内分泌学及生物学方面均开始表现出绝经的迹象，直至到最后一次月经。绝经后期是指绝经以后至生命终止。围绝经期是指妇女绝经前后一段特定时期，即从绝经过渡期开始至绝经后一年的这一整个时期。围绝经期综合征的主要症状有：

（1）月经的变化：妇女处于更年期因排卵不规则可出现不同时期或者不稳定性交替的月经改变，可表现为月经过多、月经稀少、月经频繁、

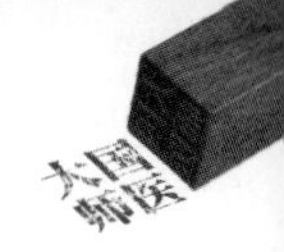

月经周期延长、阴道不规则出血等。

（2）全身症状：包括血管舒缩功能症状如潮热汗出，精神、神经症状如急躁易怒、焦虑不安、郁郁寡欢、情绪低落等，生殖及泌尿系统症状如阴道干涩性交痛、尿频、尿急、尿痛、尿失禁及反复尿路感染等；此外易发生心血管病变、骨质疏松也是困扰更年期人群的一大问题。

围绝经期综合征属于中医绝经前后诸证的范畴，在古代医籍中散见于“脏躁”“百合病”“年老血崩”等病证。汉代《金匮要略·妇人杂病脉证并治》说：“妇人脏躁，喜悲伤欲哭，象如神灵所作，数欠伸。”明代《景岳全书·妇人规》：“妇人于四旬外，经期将断之年，多有渐见阻隔，经期不至者……”绝经期是妇女一生中的一个生理转折，是脏腑功能衰退，生殖功能丧失的开始。故《素问·上古天真论》中说：“女子……七七，任脉虚，太冲脉衰少，天癸竭，地道不通，故形坏而无子也。”绝经前后证候多以肾虚精亏，心脾不足，肝失调和为主。历代医学家均认为，绝经前后诸证与肾的关系最为密切。

1. 肾与生殖分泌功能　《素问·上古天真论》说：“女子七岁，肾气盛，齿更发长。二七而天癸至，任脉通，太冲脉盛，月事以时下，故有子……七七，任脉虚，太冲脉衰少，天癸竭，地道不通，故形坏而无子也。”上文所言是：肾为先天之本，五脏之主，气血化生之源，内寄真阴真阳，为真水真火之根，经络之体，与人的生殖内分泌功能密切相关，是人体生理功能退化始终之源泉。

2. 肾虚是绝经前后诸证发病之本　中医学早在《素问·阴阳应象大论》就有记载：“年四十，而阴气自半也，起居衰矣。年五十，体重，耳目不聪明矣。年六十，阴痿，气大衰，九窍不利，下虚上实，涕泣俱出矣。”说明人之阴血衰退开始于四十岁，又由于肾开窍于耳及二阴，由于肾虚，尤以阴虚为多，即表现出耳失聪目不明及阴痿等症。

3. 心肝火旺为病机　绝经前后诸证症状繁多，特异性差，但出现的症状都围绕肾虚为本及继发心肝火旺为病机。肾阴虚，心肾不交，心火独亢于上，则出现心悸，夜寐多梦，腰痛；肾阳虚，水不涵木，肝火上炎，则烘热汗出，烦躁易怒，善叹息；肝郁乘脾，则出现纳呆纳差，胁肋满胀；肾虚肝郁，则出现月经紊乱，经行腹胀或痛。

韩老提出，治疗绝经前后诸证，临床常见潮热盗汗五心烦热等表现，均可视之为肝肾阴虚，临床上可用一贯煎，六味地黄丸或左归丸治疗，但谨记在补阴的基础上添加一点补阳药，取阳中求阴，现代药理亦发现，适量加入补阳药，能起调节激素的作用。

复发性流产（肾虚伴气血亏虚）

患者刘某，女，34岁，初诊：2010年5月12日。

主诉：连续发生自然流产3次。

病史：患者结婚10年，自然流产3次，现未避孕未孕2年余。患者平素月经尚规律，（4~7）天/（26~32）天，月经量少，色淡红，有血块，有痛经，LMP：2010年4月20日。生育史：0-0-3-0，9年前孕2个月余自然流产1次，5年前孕2个月余胎停1次行药流+清宫术，3年前孕2个月余胎停1次行人工流产术。

刻下：月经量少，色淡红，有血块，有痛经。面色苍白，神疲乏力，腰膝酸软，偶有头晕耳鸣，纳寐尚可。脉沉细弱，舌淡黯、苔白。

西医诊断：复发性流产。

中医诊断：滑胎；肾虚伴气血亏虚证。

治法：补肾益气，养血活血。

处方：寿胎丸合八珍汤加减。

菟丝子 20g	桑寄生 15g	川续断 15g	杜仲 10g
狗脊 10g	黄芪 20g	党参 20g	白术 10g
茯苓 10g	当归 10g	川芎 10g	白芍 10g
熟地黄 10g	炙甘草 6g	丹参 10g	红花 6g

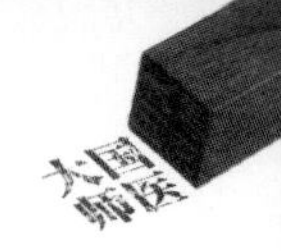

7剂，水煎服，每日1剂，早晚温服。

复诊：2010年5月20日。LMP：2010年5月18日，月经量较前增多，色红，有血块，痛经较前好转。服药后腰膝酸软症状较前好转，现仍有面色苍白、神疲乏力，偶有头晕耳鸣，纳寐尚可。脉沉细弱，舌淡红、苔白。治拟补益气血，拟方：八珍汤加减。黄芪20g、党参20g、白术10g、茯苓10g、当归10g、川芎10g、白芍10g、熟地黄10g、炙甘草6g。再服10剂，水煎服，早晚温服。

三诊：2010年5月30日。LMP：2010年5月18日，现面色苍白、神疲乏力较前明显好转，舌脉同前。治拟补肾益气，养血活血。拟方：菟丝子20g、桑寄生15g、川续断15g、杜仲10g、黄芪20g、党参20g、白术10g、茯苓10g、当归10g、川芎10g、白芍10g、熟地黄10g、炙甘草6g、丹参10g、红花6g。连续治疗3个周期后，诸证较前均有明显改善，次月月经未潮，妊娠试验阳性，仍继续安胎治疗，予以菟丝子20g、桑寄生15g、川续断15g、党参20g、白术10g、茯苓10g、当归10g、白芍10g、熟地黄10g、炙甘草6g。以此方加减治疗至妊娠3个月余，足月顺产一男婴，母婴平安。

按语：复发性流产是指与同一性伴侣连续发生3次及3次以上的妊娠未达28周、胎儿体重未达1 000g的流产。发生在12周前者称为早期流产，而发生在12周或者之后者称为晚期流产。复发性流产大多数为早期流产，少数为晚期流产。虽然复发性流产的定义为连续3次及3次以上，但较多数专家认为连续发生2次流产即应重视，因为再次发生流产的风险与第3次者相近。复发性流产的病因主要包括遗传因素、解剖结构因素、感染因素、内分泌因素、血栓前状态、免疫紊乱、不明原因等。早期复发性流产的常见病因为胚胎染色体异常、免疫功能异常、黄体功能不足、甲状腺功能低下等；晚期复发性流产的常见病因为子宫解剖异常、自身免疫异常、血栓前状态等。

复发性流产是妊娠期常见的一种并发症，其病因包括遗传、免疫、解剖、内分泌及感染等多种因素，但在40%~60%病因不明的复发性流产患者中，多数是由于母胎免疫调节异常所致。妊娠时胚胎能存活并发育成熟不被排斥，反映了母体对胚胎的免疫耐受。流产是母胎免疫平衡遭受到破坏，发生免疫排斥，导致胚胎着床失败的结果。西医治疗方法主要包括主动免疫、丙种球蛋白被动免疫，但其安全性和有效性尚不确定。而胚胎着床不仅取决于子宫内膜的母胎免疫，同时也取决于胚胎质量。研究发现，卵泡发育情况对胚胎质量有重要影响。卵泡的发育从窦前卵泡发育成成熟卵泡需要至少85天，实际上跨越了约3个月经周期。因此韩老治疗该疾病时对该患者预治疗2~3个月，给患者的卵泡发育予以一定的恢复时间，从而改善患者的胚胎质量，符合现代研究机制。

中医学将复发性流产称为“滑胎”，凡堕胎、小产连续发生3次或3次以上者，称为“滑胎”，亦称“数堕胎”“屡孕屡堕”。《诸病源候论·妇人妊娠诸候上》首载“妊娠数堕胎候”，提出：“若血气虚损者，子脏为风冷所居，则血气不足，故不能养胎，所以致胎数堕。”《备急千金要方·妇人方上》首载“治妊娠数堕胎方”。《景岳全书·妇人规》指出其临床特点：“且胎怀十月，经养各有所主，所以屡见小产堕胎者，多在三个月及五月七月之间，而下次之堕必如期复然。”《叶氏女科证治·滑胎》提出：“妊娠有三月而堕者，有六七月而堕者，有屡孕屡堕者，由于气血不足，名曰滑胎。”

滑胎病因主要为母体和胎元因素。其中母体因素主要包括肾虚、气血虚弱及血瘀。胎元因素主要为父母一方或双方精气不足，两精虽能相合，但胎元不健，禀赋薄弱不能成实，则屡孕屡堕。《诸病源候论》提出“其母有疾以动胎”和“胎有不牢固以病母”两类因素。韩老认为滑胎的主要病机为冲任损伤，胎元不固。提出肾虚是滑胎的主要病机，气血亏虚是其次要病机，在肾虚基础上常兼夹瘀、热、痰、湿等病理因素。

滑胎以虚证居多，论治宜分孕前、孕后两个阶段。《景岳全书·妇人规》云：“凡妊娠之数见堕胎者，必以气脉亏损而然……必当察此养胎之源，而预培其损。保胎之法无出于此。”韩老以“预培其损”为其基本原

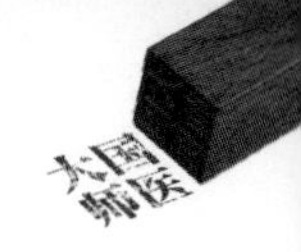

则，认为再次妊娠前，辨病与辨证结合，务必明确病因，调理脾肾气血以固本，兼以化瘀、清热、化痰、除湿等。月经不调者当先调经，他病而致滑胎者先治他病。黄体期以寿胎丸合八珍汤加减治疗，卵泡期以八珍汤加减治疗，按照此方法预治疗 2~3 个月，证候改善，月经正常后方可再次妊娠，孕后应立即予以保胎治疗。妊娠期间应动态观察母体和胎元的情况，治疗期限应超过以往堕胎、小产之孕周。现代药理研究证实菟丝子含有雌激素样作用，能促进黄体及胎盘的发育，且有免疫调节作用，能诱导母胎免疫耐受；续断含有大量维生素 E，能促进子宫和胚胎生长发育；杜仲主要能镇静、镇痛，抑制宫缩；党参能激发和促进细胞免疫；黄芪属“免疫激发型”中药，能提高 T 细胞比值，具有强壮、镇静的作用。

本案是典型的复发性流产，中医滑胎中的肾虚伴气血亏虚证。该患者连续堕胎 3 次，且为应期而堕，其后继发不孕，究其病因，为肾气亏损，气血虚弱兼有血瘀所致。肾气亏损，气血虚弱，冲任损伤，胎元不固，以致屡孕屡堕，出现月经量少，色淡红，有血块，有痛经，面色苍白，神疲乏力，腰膝酸软，偶有头晕耳鸣等一系列症状。韩老遵循“预培其损”的原则，经不调者当先调经，他病而致滑胎者先治他病；孕后应立即予保胎治疗，黄体期拟用补肾益气，养血活血之法，选用寿胎丸合八珍汤加减。方中菟丝子补肾养精，益阴而固阳；桑寄生、续断、杜仲、狗脊固肾强腰；黄芪、党参益气补脾；熟地黄补血滋阴；白术、茯苓健脾渗湿，助党参益气补脾；当归、白芍养血和营，助熟地黄滋养心肝；川芎、丹参、红花活血化瘀行气，使地、归、芍补而不滞；炙甘草益气和中，调和诸药。全方共奏补肾益气，养血活血之功，使气血双补，滋而不腻，补而不滞。

二诊时月经来潮，月经量较前增多，色红，有血块，痛经较前好转。服药后腰膝酸软症状较前好转，现仍有面色苍白、神疲乏力，偶有头晕耳鸣，纳寐尚可。舌脉同前。卵泡期治拟补益气血，拟方八珍汤加减。其中黄芪、党参、白术补气健脾；茯苓健脾养心；当归、白芍补血和血；熟地黄补血滋阴；川芎活血行气，使补而不滞；炙甘草益气和中，调和诸药。

三诊时面色苍白、神疲乏力较前明显好转，舌脉同前。患者处于黄体期，治法仍拟补肾益气，养血活血，拟方以寿胎丸合八珍汤加减。以此续贯方法治疗 3 个月后，诸证较前均有明显改善。次月月经未潮，妊娠试验阳性，仍继续安胎治疗，继续予以寿胎丸合八珍汤加减保胎治疗直至妊娠3个月余。

综观整个诊疗过程，韩老思路清晰，辨证准确，方药对症，终使患者足月顺产一男婴，母婴平安。

不孕症（气血两亏，肝郁脾虚）

高某，女，27 岁，初诊：2008 年 10 月 25 日。

主诉：未避孕 1 年余未孕。

病史：患者性生活正常，未避孕但 1 年多未孕。月经经期正常，约 5~6 天，周期 30 天，量少，色红，少许血块，偶有经行小腹疼痛，经前胸胁乳房胀满。LMP：2008 年 10 月 2 日。曾查 B 超示子宫附件未见异常。子宫输卵管造影提示双侧输卵管尚通畅。男方精液检查正常。

刻下：体倦乏力，面色萎黄，心情烦躁，不思饮食，失眠多梦，大便不实，小便清长，舌黯，苔薄白边有齿痕，脉弦细。

西医诊断：不孕症。

中医诊断：不孕症；气血两亏，肝郁脾虚。

治法：补气养血，疏肝健脾补肾。

处方：

醋柴胡 10g　党参 15g　炒白术 20g　茯苓 10g
当归 10g　白芍 30g　熟地黄 30g　川芎 6g
醋香附 10g　酸枣仁 15g　龙眼肉 10g　桑寄生 15g
续断 10g　甘草 5g

14 剂，水煎服，每日 1 剂，早晚分服。

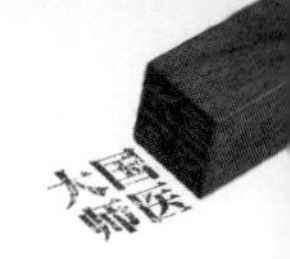

二诊：2008 年 11 月 10 日。服药 7 天后，月经按期来潮，经前胸胁乳房胀痛减轻，经量较前增多，纳食、活动渐觉有力，夜寐渐安。舌黯，苔薄白，脉弦细。诉行经时偶有腰膝酸软，故上方去酸枣仁、龙眼肉，加枸杞子 10g、墨旱莲 10g、女贞子 15g、菟丝子 10g。14 剂，水煎服，早晚分服。

三诊：2008 年 11 月 25 日。患者上述诸症均缓解，舌脉同前。治以益气养血，疏肝补肾。拟方：

醋柴胡 10g	党参 15g	炒白术 20g	茯苓 10g
当归 10g	白芍 30g	熟地黄 30g	川芎 6g
醋香附 10g	菟丝子 10g	桑寄生 15g	续断 10g
甘草 5g			

14 剂，水煎服，早晚分服。嘱患者避免过度劳累，切勿求子心切，保持良好心态。

四诊：2008 年 12 月 11 日。服药 3 个疗程，各种症状皆除，此次经水过期未至，查尿妊娠试验阳性。

按语：不孕症是妇产科的常见疾病之一，指女性无避孕性生活至少 12 个月而未孕者。既往从未有过妊娠史，未避孕而从未妊娠者为原发性不孕；既往有过妊娠史，而后未避孕连续 12 个月未孕者为继发性不孕。西医学认为不孕症可由排卵障碍、输卵管因素及免疫因素等所致。其治疗方法主要是通过药物促排卵、输卵管疏通术、宫腔内人工授精、体外受精 - 胚胎移植、卵细胞质内单精子注射等手段。

从中医而论，《易经》中“妇三岁不孕”“妇孕不育”是关于不孕症的最早文字记载，《备急千金要方》中称原发性不孕为“全不产”，继发性不孕为“断绪”。中医学认为不孕症的主要病机为肾气不足，冲任气血失调。《傅青主女科·妊娠》曰：“夫妇人受孕，本于肾气之盛也。”因此补肾是不孕症的基本治疗大法。

女子以血为先天，以气为用，气血是人体生命活动的物质基础，女子经、带、胎、产、乳均以气血为本，如《妇人大全良方》云："夫人之生，以气血为本，人之病，未有其不先伤气血者。""气血，人之神也，不可不谨调护。然妇人以血为基本，气血宣行，其神自清。所谓血室，不蓄则气和；血凝结，则水火相刑。月水如期，谓之月信。不然血凝成孕，此乃调燮之常。"《灵枢·五音五味》曰："今妇人之生，有余于气，不足于血，以其数脱血也。冲任之脉，不荣口唇，故须不生焉。"《景岳全书·妇人规》说："妇人以血为主，血旺则经调，而子嗣，身体之盛衰，无不肇瑞于此。"又如《格致余论》所言："今妇人之无子者，率由血少不足以摄精也。"

叶天士在《临证指南医案·淋带》中提出"女子以肝为先天"。肝主疏泄、主藏血功能对妇人机体的内外协调、气血平和极为重要，《素问·痿论》说"悲哀太甚，则胞络绝"，指出情志不畅会则导致胞络受损。又如《广嗣纪要·寡欲第二》云："求子之道……女子贵平心定意以养其血。"《景岳全书·妇人规》记载："产育由于血气，血气由于情怀，情怀不畅，则冲任不充，冲任不充，则胎孕不受。"《济阴纲目·求子门》云："凡妇人无子，多因七情所伤……不能受孕。"故在治疗不孕症时应注重疏肝解郁法的运用，《济生方·妊娠诸疾门》记载："妇女血衰而气旺，是谓夫病妇疹，皆使人无子。治疗之法，女子当养血抑气，以减喜怒。"《傅青主女科·嫉妒不孕第三十四》云："妇人有怀抱素恶不能生子者，人以为天心厌之，谁知是肝气郁结乎……治法必解四经之郁，以开胞胎之门。"

本案患者诊为不孕症，系由气血两亏，肝郁脾虚所致。肝气不舒，气血运行不畅，乳络欠通，不通则痛，故经前乳房胀满；肝郁气滞，瘀血内停，经行不畅，故经来量少有瘀块；肝失条达，情志不遂故烦躁不安；脾气虚弱，中阳不振，故不思饮食、体倦乏力、大便不实；气血亏虚，心神失养则失眠多梦。韩老根据自身多年累积的经验，结合"肝郁达之""女子以血为本"的中医理论，提出气血两亏、肝郁脾虚是导致不孕症的重要原因之一，临床拟用补气养血，疏肝健脾补肾的治疗原则，方选逍遥散合八珍汤加减。方中醋柴胡疏肝解郁；当归、白芍养血柔肝，与柴胡合用，

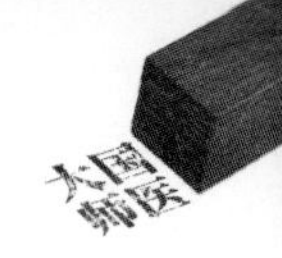

使肝气得疏，肝血得补，体现了“肝体阴而用阳”之意；香附疏肝理气；白术、茯苓健脾益气：党参、熟地黄益气养血；川芎活血行气，使地、归、芍补而不滞；酸枣仁、龙眼肉养血安神，桑寄生、续断补益肝肾，甘草调和诸药。全方共奏补养气血，疏肝健脾滋肾之功效。

二诊：此次月经来潮经量较前增多，经前胸胁乳房胀痛减轻，夜寐渐安，故上方去酸枣仁、龙眼肉，行经时伴有腰膝酸软，故加补益肝肾之枸杞子、墨旱莲、女贞子、菟丝子。

三诊：诸症较前均减轻，治疗有效，守法守方。拟以益气养血，疏肝补肾为主。方中柴胡、川芎、香附疏肝解郁；党参、当归、白芍、熟地黄补气养血；白术、茯苓健脾益气；菟丝子、桑寄生、续断补肾助孕；甘草调和。诸药合用，使肝郁得疏，血虚得养，气血兼顾，冲任气血充沛，肝肾之阴阳得以平调，两精相搏，故能得以受孕。

韩老指出不孕症的原因诸多，必须审病求因，明确脏腑、气血、寒热、虚实，身心兼顾，体用并调，辨证施治方能提高临床疗效。

（吴丽敏　豆　可　李　敏　王路瑶　整理）

杂　病

杂病内容广泛，本节介绍了以内科杂病为主的多科病证脉治，论述了内科、外科、骨伤科等多种病证。内科杂病在《金匮要略》中已具备完整的辨证体系。内科杂病多起于内，诊病重视脉诊，脉象是脏腑气血最直接的反映，以辨病为纲，辨证为目，辨证是治疗的落脚点。在骨伤科疾病的诊治过程中，临床多从扶正祛邪、散寒止痛、除湿通络、补血调气、调补肝肾、强筋壮骨的方法治疗难治性腰腿疼痛，多使用防风汤，黄芪桂枝汤，双合汤，左归丸，独活寄生汤等加减；发热分外感发热和内伤发热两种，外感发热多见于温病、伤寒的发病过程中，而不明原因发热主要归属于内伤发热，病因主要为气血阴阳亏虚、脏腑功能失调，证分虚实两类：实为气、血、湿等郁热产生；虚为气、血、阴、阳亏虚而致。湿热蕴结之证，可选用龙胆泻肝汤合升降散加减；郁火内伏者，选用丹栀逍遥散合升降散加减；外感余邪未清之发热，选用升降散合川芎茶调散加减；阴虚发热则用玉屏风散加玉女煎加减。对于癌症的治疗，韩老指出扶正固本，认为无虚不积，同时应当针对患者其他伴随症状灵活用药，主张患者带"瘤"生存，与"瘤"和平共处，避免劳累和抑郁，保持积极乐观的心态。

骨折（瘀血停积）

患者谭某，女，84岁，初诊：2011年6月10日。

主诉：左足疼痛3天。

病史：患者3天前不慎跌倒，致左足骨折，于当地医院行石膏固定。固定后，疼痛难忍，昼夜难寐，遂前来就诊。

刻下：左足疼痛，昼夜难寐，饮食尚可，大小便正常，舌黯、有瘀点，

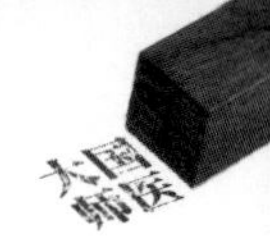

脉弦涩。

西医诊断：骨折。

中医诊断：骨折病，瘀血停积证。

治法：活血祛瘀，疏肝通络。

处方：

柴胡 15g　　天花粉 9g　　当归 9g　　红花 6g
甘草 6g　　炮穿山甲 6g①　　酒大黄 18g　　桃仁 15g
刘寄奴 9g　　自然铜(先煎) 6g

3 剂，水煎服，每日 1 剂，早晚温服。

复诊：2011 年 6 月 17 日。患者服药后，疼痛减轻，睡眠一般，大小便正常。舌黯，瘀点有所减少，脉弦涩。上方加远志 10g，继服 7 剂，水煎服，早晚温服。

三诊：2011 年 6 月 24 日。左足疼痛基本缓解，夜间可安睡，纳可，二便正常。舌脉较前改善。续服 3 剂以巩固，水煎服，早晚温服。

按语：骨折是指由于外伤或病理等原因致使骨质部分或完全地断裂的一种疾病。其主要临床表现为：骨折部有局限性疼痛和压痛，局部肿胀和出现瘀斑，肢体功能部分或完全丧失，完全性骨折还可出现肢体畸形及异常活动。

骨折的概念，古人很早就有所认识。甲骨文已有“疾骨”“疾肘”等病名；《周礼·天官》记载了“折疡”的概念；《灵枢·邪气脏腑病形》记载了“折脊”的病名。骨折这一病名出自唐代王焘的《外台秘要方》，书中列出骨折、脱位、内伤、金疮和创伤危重症等五大类骨伤科病证。由此可见，中医在防治骨折方面积累了丰富的临床经验，中医对骨折的治疗在骨伤科治疗学上占有重要的地位，中药、针灸、复位、固定、练功活动等均具有独特的优点。

韩老认为骨折后，瘀血留滞，气机受阻，故而不易愈合。如《疡医大全·跌打部》说：“血不活则瘀不去，瘀不去则骨不能接也……瘀去则新骨

① 注：穿山甲为国家一级保护动物，在 2020 年版《中国药典》中已被剔除用药。目前临床多用水蛭、三棱、莪术等中药替代其活血通经逐瘀之用。

生则合矣。”《灵枢·本脏》提出：“血和则经脉流行，营覆阴阳，筋骨劲强。”这些论述都说明瘀血闭阻是导致骨不愈合的重要病因，瘀不祛则新不生，断处不能续，导致骨折延迟愈合甚至不愈合的发生。

另外骨折后的疼痛临床较为多见，亦是医家所需关注的重点，正所谓不通则痛。中医学博大精深，中医古籍对于“骨折肿胀疼痛”多有记载。《素问·阴阳应象大论》有云“气伤痛，形伤肿”；《普济方·折伤门》记载“若因伤折，血动经络，血行之道不得宣通，瘀积不散，则为肿、为胀”；《血证论·跌打血》又说“凡是疼痛，皆瘀血凝滞之故也”。“血病不离于水，水病不离于血。”骨折后脉络破损，血溢脉外，气机失调，无以运行气血，津液输布失常，水溢脉外，同时血脉瘀滞不通，经闭络阻，水液停滞，导致肿胀。现代中医理论认为，骨折后出现肿胀疼痛，病机多以“气滞血瘀型”为纲，气血运行不畅，瘀血停滞，血瘀气滞，经脉不通，故痛不可忍。

骨折导致经脉受损、局部营血离经形成血瘀，离经之血又可同时阻滞经络，致血瘀气滞，壅遏不通，瘀而发热，不通则痛，这是瘀血产生发热和疼痛的病机。《素问·至真要大论》说“结者散之”“留者攻之”，因此，损伤早期的治疗以行气活血祛瘀为主，临床治疗应行气、活血、祛瘀。

本案患者，左足骨折 3 天前来就诊，伤后疼痛明显，治用“活血祛瘀，疏肝通络”之剂，方选复元活血汤加减。本方出自《医宗金鉴·正骨心法要旨》，正如书中所记载：“今之正骨科，即古跌打损伤之证也，专从血论。须先辨或有瘀血停积，或为亡血过多，然后施以内治之法，庶不有误也。夫皮不破而内损者，多有瘀血，破肉伤䐃，每致亡血过多。二者治法不同。有瘀血者，宜攻利之；亡血者，宜补而行之。但出血不多，亦无瘀血者，以外治之法治之，更察其所伤上下、轻重、浅深之异，经络气血多少之殊，必先逐去瘀血，和荣止痛，然后调养气血，自无不效。”《成方便读·复元活血汤》说：“夫跌打损伤一证，必有瘀血积于两胁间，以肝为藏血之脏，其经行于两胁，故无论何经之伤，治法皆不离于肝。且跌仆一证，其痛者在腰胁间，尤为明证。”

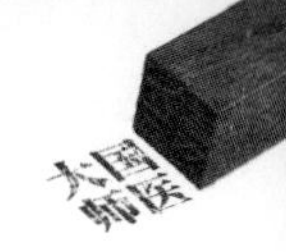

故此方以柴胡之专入肝胆者，宣其气道，行其郁结。而以酒浸大黄，使其性不致直下，随柴胡之出表入里以成搜剔之功。当归能行血中之气，使血各归其经。

痛风（风湿热痹）

患者张某，男，56岁，初诊：2015年4月6日。

主诉：膝关节疼痛加重8天。

病史：患者既往有痛风性关节炎病史，平素嗜酒，好食辛辣食物。8天前因冒雨劳作，饮白酒后膝关节疼痛再次加重。口服消炎止痛药物无明显缓解，现转求中医治疗。

刻下：双侧膝关节红肿胀痛，触之灼热，关节屈伸不利，小便黄，大便秘结，睡眠较差。舌红，苔黄腻，脉滑数。

西医诊断：痛风。

中医诊断：痹证；风湿热痹。

治法：清热通络，祛风除湿。

处方：

生石膏先煎 15g　桂枝 15g　知母 6g　粳米 15g
炒黄柏 15g　炒苍术 15g　威灵仙 12g　牛膝 15g
薏苡仁 15g　大黄 9g　醋延胡索 9g　甘草 6g

7剂，水煎服，每日1剂，早晚温服。

复诊：2015年4月16日。服药后关节疼痛减轻，可稍活动，小便颜色较前变浅，大便稍干，睡眠一般。舌红苔稍黄腻，脉滑数。大黄减至6g，续服7剂，水煎服，早晚温服。

三诊：2015年4月23日。关节红肿已不明显，偶有轻微疼痛，活动尚可，大小便基本正常。舌脉较前好转。上方去大黄、苍术、延胡索，续服7剂，水煎服，早晚温服。并嘱患者避风寒，适劳逸，畅情志，低嘌呤饮食。

按语：西医之痛风是指由于体内嘌呤代谢紊乱、尿酸的排泄减少所致血尿酸增高而引起的一种代谢性疾病。尿酸盐结晶多在关节周围大量沉积，导致痛风性关节炎的急性发作。随着人们饮食结构的改变，痛风的发病率也显著上升。痛风性关节炎发病急骤，主要表现为关节及周围组织红肿剧痛，影响活动，甚至夜间沉睡中痛醒，且迅速达到高峰，难以忍受。西医针对此病的治疗通常采取消炎、止痛的对症治疗方式，秋水仙碱、吲哚美辛及双氯芬酸钠为临床常用药物，通过对患者体内溶酶体活性进行干扰，从而降低中性粒细胞活性，以达到抗炎的效果，改善关节疼痛的临床症状，延缓痛风性关节炎的病情进展，但大量研究结果证实，大量服用将引起患者较多不良反应，且停药后关节炎将复发。

中医将本病归属于"痹证""历节""白虎历节""痛风"等范畴。"痛风"一词最早见于陶弘景《名医别录》："独活，味甘，微温，无毒。主治诸贼风，百节痛风无久新者"。后世金元四大家之一的朱丹溪创立"痛风"病名，在其《格致余论·痛风论》中说："彼痛风者，大率因血受热，已自沸腾，其后或涉冷水，或立湿地，或扇取凉，或卧当风，寒凉外搏，热血得寒，污浊凝涩，所以作痛，夜则痛甚，行于阴也。"《素问·痹论》提出："风寒湿三气杂至，合而为痹也。其风气胜者为行痹，寒气胜者为痛痹，湿气胜者为着痹也。"华佗《华佗神方·华佗论病理神方·论脚弱状候不同》有云："邪毒从内而注入脚者，名曰脚气"，并指出"人身之苦者，手足耳，而足则最重艰苦，故风寒暑湿之气，多中于足，以此脚气病多也"。张仲景《金匮要略·中风历节病脉证并治》云："汗出入水中，如水伤心，历节黄汗出，故曰历节。"李用粹《证治汇补·痛风》云："痛风即《内经》痛痹也，因气血亏损，湿痰浊血留滞经络，注而为病。"可见，古代医家对本病已经有了一定认识和研究。

另外，痛风发作与生活饮食习惯、四运五气、体质因素均有密切关系，故需顺应自然界阴阳消长变化产生的春温、夏热、秋凉、冬寒四时不同的气候变化规律，分时论治。春季阳气升发、舒畅，伴随连绵的阴雨

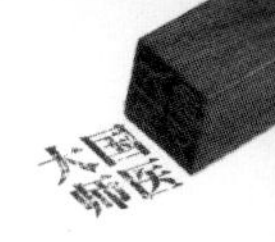

天气，此时风湿之邪较盛，治疗痛风时应加祛风利湿之中药，如防风、独活、羌活等。夏季暑热伤气，南方炎热且多雨，患者多饮冷伤脾胃，痛风发作多为湿热痹阻所致，故辨证用药应加上清热利湿、顾护脾胃之品，如药对茯苓、防己、萆薢等。秋季转凉，相对而言痛风发作较少，故此时治疗重点在于调养脾胃，方中可加入山药、白术、石斛等。冬季是一年中最冷的季节，此时阴气盛极，万物收藏，而人体阳气也收藏，容易吸收营养和存储热能，此时应顺应冬时之气而养阴收藏，补益肝肾之阴精，方中可加入丹皮、白芍、当归、桑寄生等。

本案属于中医痹证之风湿热痹。患者为中老年男性，有痛风性关节炎病史，冒雨劳作，嗜酒、嗜食辛辣，致脾胃受损，水湿运化功能失常，湿邪内生，日久郁而化热，湿热蕴结，痹阻气机。湿性黏滞，属阴邪而趋下，热为阳邪，湿热留注关节，可见关节红肿疼痛，活动受限。故治以“清热通络，祛风除湿”之白虎加桂枝汤合四妙散化裁。方中生石膏可清热泻火、解肌退热；桂枝可通脉活络、助阳化气、散寒止痛；知母可清热泻火、生津润燥；粳米可补中益气、健脾益胃；苍术可燥湿健脾、祛风散寒；威灵仙可祛湿通络、温经止痛。四妙散为清热利湿之基础方，湿热重浊，易袭下焦，方由黄柏、苍术、牛膝、薏苡仁四味药组成。黄柏取其苦为燥湿，寒以清热，其性沉降，善清下焦湿热；炒苍术，辛散苦燥，善于健脾燥湿；二药相配伍，清热燥湿，标本兼顾。川牛膝，味甘、微苦，性平，有活血祛湿通络及引药下行之功，使湿热之邪有出路，兼补肝肾、强筋骨，标本兼治。炒薏苡仁，味甘、淡，性凉，能渗、能利，既可利水渗湿，又可健脾利湿，除痹，排脓，解毒散结，去湿热而利筋络。又因患者大便秘结难解，故加用大黄以通便，疼痛明显，加用延胡索以止痛。

二诊时关节疼痛减轻，可稍活动，大小便较前好转，睡眠亦有改善。可见前方辨治准确，效不更方，唯虑大黄苦寒，予减量，余药继服。

三诊时诸症向愈，关节红肿疼痛基本缓解，活动尚可，大小便正常。故去延胡索及苦寒之大黄；考虑苍术偏温燥，久用伤阴，亦去之。并嘱患者避风寒，适劳逸，畅情志，低嘌呤饮食。后随访，患者未诉明显不适。

肥胖症（痰湿内盛）

患者孙某，男性，28岁，初诊：2006年7月3日。

主诉：自幼肥胖。

病史：自幼肥胖，现身高185cm，体重105kg，从事餐饮行业工作，平素喜食肥甘厚味。外院查血常规无异常，血糖血脂稍偏高，血压正常。

刻下：乏力、时有心慌、汗出，头晕，大便不成形，手足发凉，腰酸背痛，纳食一般，夜寐较差，小便正常。舌淡苔厚腻，边有齿痕，脉细弱。

西医诊断：肥胖症。

中医诊断：肥胖；痰湿内盛证。

治法：燥湿化痰，理气消痞。

处方：

黄芪40g	党参20g	附片10g	肉桂5g
杜仲20g	桑寄生20g	陈皮10g	煅牡蛎[先煎]20g
浮小麦30g	半夏9g	制南星10g	生姜6g
泽泻10g	决明子20g	莱菔子10g	白术10g
茯苓20g	甘草6g	苍术10g	薏苡仁10g
车前子10g			

14剂，水煎服，每日1剂，早晚温服。

复诊：2006年7月25日。服药后，乏力稍缓，心慌、汗出改善，手足仍觉发凉，纳寐尚可，舌淡苔白，边有齿痕，脉细。上方肉桂加至10g，余药同前。续服14剂，水煎服，早晚温服。

三诊：2006年8月19日。手足发凉、腰酸背痛改善，无明显心慌、汗出、乏力，舌脉亦较前好转。体重减轻3kg。上方去浮小麦、煅牡蛎、

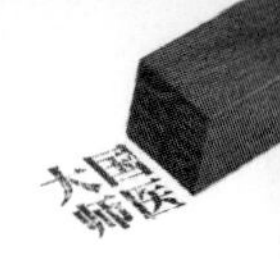

附片。14剂，水煎服，早晚温服。嘱患者清淡饮食，适度锻炼。

按语：肥胖是一种慢性代谢性疾病，表现为明显的超重或脂肪过多，特别是体内甘油三酯的过多积聚。它是由遗传、环境等多种因素引起的进食调节和能量代谢紊乱，热量摄入大于消耗所致的营养代谢性疾病。据相关报告指出，中国成人超重率达30.1%，肥胖率达11.9%；6至17岁儿童青少年超重率达9.6%，肥胖率达6.4%。而肥胖是诱发糖尿病、冠心病、高血压、高尿酸、脂肪肝、肿瘤等疾病的高危因素。

中医无"肥胖"的病名。早在《灵枢·卫气失常》中就有相关记载，将肥胖分为"膏人""脂人""肉人"3种类型。诸多医家认为肥胖病总归是与水谷精微代谢密切相关，代谢障碍，肥人乃成。如此参照中医"痰饮""湿浊"的范畴来辨证论治乃是顺理成章。如《灵枢·逆顺肥瘦》曰："肥人……其为人也，贪于取与。"《素问·通评虚实论》谓："甘肥贵人，则高梁之疾也。"指出肥人是因摄入过多的膏粱厚味所导致。《外台秘要方·近效祠部李郎中消渴方二首》云："足明人食之后，滋味皆甜，流在膀胱，若腰肾气盛，则上蒸精气，气则下入骨髓，其次以为脂膏，其次为血肉也。"从脏腑功能而言，脾属土，运化水谷、化生营血；肾主水，通调水道、下输膀胱。二者共同参与体内的水液代谢。倘若脾肾二脏功能健运，则水谷精微或所化生的膏脂都作为先天肾藏之精的物质补充，是为正气。如若脾气弱不能散精上行，游溢之精气则为浊气，可成痰作湿，导致肥胖。

当今社会生活方式的改变造成一系列生理心理变化，肥胖患者在饮食上偏嗜肥甘厚味，在起居上休息无有常度，在生活上久坐喜卧懒动，在情绪上常又难以自控，日久则严重耗伤脾气，动摇后天之根本。脾胃为后天之本，气血生化之源，主受纳、腐熟、运化、吸收、输布。正如《脾胃论·脾胃盛衰论》谓："脾胃俱旺，则能食而肥，脾胃俱虚，则不能食而瘦或少食而肥，虽肥而四肢不举。"沈金鳌《杂病源流犀烛·身形门·筋骨皮肉毛发病》云:“其实人之肥者,血则实,而气必虚人。”现代人群饮食不节,过嗜肥甘厚味,日久伤脾,脾胃失司,致使阴阳不和,气机不畅,湿邪困脾。而脾失健运,水谷精微不布,又聚而成痰生湿,痰湿聚于体内,积蓄体内而为膏脂,好静少动,日久蓄于皮下则成肥胖。

中医学自古就有“百病皆由痰作祟”和“痰为百病之母”的说法,痰浊也贯穿于肥胖病发生的始终。元代朱丹溪在其《丹溪治法心要·中风》中首先提出“肥白人多痰湿”,明确指出痰湿是导致肥胖的病理因素。陈修园亦在《医学实在易·素盛一条》云:“大抵素禀之盛,从无所苦,惟是痰湿颇多。”后世历代医家对这一理论加以推导形成了“肥人多痰湿”这一中医学特有的理论。

本案患者为年轻男性,自幼肥胖,体重逐渐增长,说明患者先天不足,脾气虚弱,运化功能失调,故水谷精微堆积聚而成脂;加之平素喜食肥甘厚腻,进一步导致脾的运化功能失司,脾气愈发虚弱;肥甘厚腻之品易于生痰湿,痰湿之邪堆积于经络,经气不通,水谷精微不化,发为肥胖。根据“肥人多痰湿”之理论,韩老结合患者症状,细辨精审,予“燥湿化痰,理气消痞”之经验方。方中重用黄芪为君药,以补益肺脾之气,与党参合用,可缓解患者倦怠乏力、纳食欠佳之症状,以达理气消痞之功;手足常觉发凉,故予肉桂、附片散寒止痛,补火助阳;杜仲、桑寄生强筋骨、补肝肾,以治腰酸背痛;脾虚湿盛,痰湿内蕴,故以半夏、制南星、陈皮、生姜等,燥湿化痰,兼以和胃;时有汗出、夜寐较差,故以浮小麦、煅牡蛎敛汗,兼以安神;白术、茯苓、甘草等,合四君子汤之意,补气健脾;车前子、泽泻等利水渗湿,使痰湿之邪,排泄有道,利湿邪而轻身形。全方配伍得当,面面俱到,化痰、除湿、健脾、消积、安神等皆有兼顾,扶正攻邪并举。

二诊时患者症状多有改善,然仍有畏寒、手足发凉,故肉桂加量,增强其补火助阳,散寒止痛之功。

三诊时患者诸症好转,体重亦有减轻。心慌汗出等基本缓解,停用

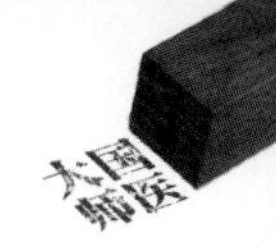

浮小麦、煅牡蛎；附片乃有毒之品，不宜久服，亦停用。余药同前。

纵观本案，韩老根据“肥人多痰湿”之特点，以燥湿、化痰为基本原则，用药得当，效验如神，值得深思。

不明原因发热（湿热蕴结）

患者邵某，男，25岁，初诊：2010年10月9日。

主诉：发热1年余。

病史：患者出现不明原因发热1年余，体温波动于38℃至39℃之间。查血常规、风湿系列检查等相关检查未见明显异常。平素性格急躁易怒，当地医院多次治疗无明显改善，遂来就诊。

刻下：发热，胸闷心烦，腹胀纳呆，口苦咽干，小便较少色黄，大便秘结，2～3日一行，舌苔黄厚腻，脉滑数。

西医诊断：不明原因发热。

中医诊断：内伤发热；湿热蕴结证。

治法：清热利湿，泻火除烦。

处方：

龙胆草10g　黄芩10g　炒栀子10g　泽泻10g
当归6g　生地黄9g　柴胡6g　车前子6g
僵蚕6g　蝉蜕6g　片姜黄10g　大黄10g
甘草6g

7剂，水煎服，每日1剂，早晚温服。

复诊：2010年10月16日。患者服药后体温有所下降，胸闷、腹胀等亦有改善，小便量增加，色稍黄，大便1～2日一行，舌苔黄腻，脉滑数。7剂，水煎服，早晚温服。

三诊：2010年10月23日。体温大致波动于36.5℃至37.5℃之间。胸闷心烦、口苦咽干皆明显好转。小便基本正常，大便偏干。舌脉亦较前好转。上方去车前子，大黄减至6g。继服14剂。

按语：西医学将不明原因发热定义为患者反复发热，体温超过38.3℃，病程持续3周以上，经详细询问病史、体格检查和常规实验室检查仍不能明确病因者。目前，不明原因发热仍然是临床治疗的难题之一。在临床中，患者常以发热为主诉，并且在就诊时缺乏典型的症状和体征。引起发热的病因繁多，此类患者经多种检查及长期密切观察仍难以确诊，足以说明治疗之难度。

中医内科学将发热主要分为外感发热和内伤发热两种，温病、伤寒的发病过程中外感发热可见，而不明原因发热主要归属于内伤发热。其病因多由于气血阴阳亏虚、脏腑失调所致，证分虚实两类，实为气、血、湿等郁热产生；虚为气、血、阴、阳亏虚而致。湿邪多缠绵，与实热交织，郁闭难解。《证治汇补·发热》中言："郁火发热……肌肉如火，筋骨如烧，扪之烙手，或昼夜不减，或夜分即热，天明暂缓。其热必手足四肢更甚，缘脾主四末，热伏地中故也……胃虚而过食生冷，阴覆乎阳，郁遏阳气于脾土之中。"《素问·调经论》曰："有所劳倦，形气衰少，谷气不盛，上焦不行，下脘不通。胃气热，热气熏胸中，故内热。"李东垣在《脾胃论·升阳散火汤》中述："治男子妇人四肢发热，肌热，筋痹热，骨髓中热，发困，热如燎，扪之烙手，此病多因血虚而得之。或胃虚过食冷物，抑遏阳气于脾土，火郁则发之。"素体脾胃气虚之人，形衰气弱，谷气不盛，上焦不行，下脘不通，胃气郁而熏蒸胸中，阴火内生，故而发热；或寒凉遏于脾胃，阳气升发受阻，郁于中焦，遂成内热。

韩老认为谷气久滞中焦，可郁而化热，也可使肝失去濡养，脾气缓而肝气急，土壅木郁，则发肝郁之热，患者多易怒或急躁，情志不畅；脾主统血，肝体阴而用阳，木失土养，则肝阴不足，肝气机升发之性难受制约，可致上泛酸水，呃逆之症，纳差等。脾不升清，肝失濡养，疏泄不利，可致气滞血瘀发热，可见经行不畅、痛经等。临床多用丹栀逍遥散等加减。若湿遏热伏，热为湿邪所束，热邪难以泻越，故见发热。湿与热相合，必渗湿泻热方

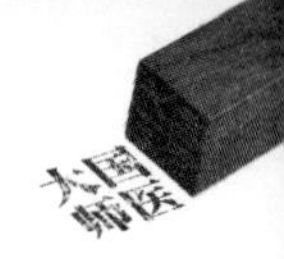

为正治之法；若湿热夹毒，则须同时注重清热解毒方可奏效。湿热胶着，有湿重于热者，须利湿化浊为主，清热为辅；有湿热并重者，则须清热化湿并重；若热重于湿，则清热为主，化湿为辅。韩老临证喜用龙胆泻肝汤加减以清泻肝胆实火，清利肝经湿热。但清热药每多寒凉，用之过度，则反助湿；化湿药每多温燥，用之不当亦可助邪热。故去湿邪时，不可一味苦温燥湿，当多法合用，如芳香之藿香、佩兰、石菖蒲，淡渗之猪苓、泽泻，健脾之茯苓、薏苡仁，苦温之苍术、厚朴等相合为用。清热之法亦需讲究法度，若属中焦湿热，则苦寒之黄连、黄芩、栀子当须急用，但湿邪缠绵难去，故用量不可过大过久，以免化燥伤阴。此时可配用甘寒之金银花、连翘、滑石。

本案为内伤发热案，证属湿热蕴结证。患者平素性格急躁易怒，宜清肝火，腹胀纳呆，口苦咽干，小便较少色黄，大便秘结，应利湿热，故选用龙胆泻肝汤合升降散加减。方中龙胆草苦寒，既能泻肝胆实火，又可利肝胆湿热，泻火除湿，两擅其功；黄芩、栀子清热泻火，又可除湿；湿热之邪，当利导下行，从膀胱渗泻，故以泽泻、车前子渗湿泻热，导湿热从水道而去；柴胡舒畅肝胆之气，有“火郁发之”之意；肝为藏血之脏，为火热所伤，阴血亦消灼，且方中诸药以苦燥渗利伤阴之品居多，遂以生地黄、当归滋阴凉血，使邪去而阴血不伤；与柴胡相配伍，恰可养肝之体调肝之用，适肝体阴而用阳之性；甘草调和诸药，护胃安中。升降散出自清杨栗山《伤寒瘟疫条辨》，方由僵蚕、蝉蜕、姜黄、大黄组成。君药僵蚕，止痉，祛风，散结；臣药蝉蜕，疏风，散热，止痉。僵蚕蝉蜕均为虫类药物，质轻性浮为升，风停则阴虚之火自灭；姜黄为佐，大黄为使，姜黄、大黄泻浊通脏腑，性沉重为降，升降相宜，三焦疏利，气血条达疾病自愈。综合全方，是泻中有补，利中有滋，以使湿浊分清，火降而热退。

二诊时患者体温较前开始下降，胸闷、腹胀等症状易改善，效不更方，前方继续服用。

三诊时体温基本恢复正常，仍有低热，余症明显缓解。车前子渗利之品，久用恐耗伤阴液，去之；大黄攻伐之药，虑其久用伤正，故减量用之。余药继续服用，14 剂，用法同前。

半个月后，前来复诊，患者诉体温已恢复正常，诸不适症状消失。

不明原因发热（郁火内伏）

李某，女，55 岁，初诊：2007 年 7 月 15 日。

主诉：低热半年余。

病史：患者近半年来常感胸部闷热，体温升高，每于午后或生气加重，一般波动在 37～37.5℃，3 个月前出现耳鸣，伴有乏力，眠浅且入睡难，纳可，二便可。实验室检查亦未见明显异常。

刻下：面红，低热，焦虑烦躁，舌红苔薄黄，纳食一般，睡眠欠佳，二便正常，脉弦数。

西医诊断：不明原因发热。

中医诊断：内伤发热；郁火内伏证。

治法：疏肝解郁，宣泄郁热。

处方：丹栀逍遥散合升降散加减。

蝉蜕 10g	炒僵蚕 6g	姜黄 10g	大黄 3g
黄芩 10g	丹皮 10g	栀子 10g	当归 10g
炒白芍 10g	薄荷后下 6g	甘草 6g	北柴胡 10g
茯苓 15g	泽泻 10g	黄芪 20g	法半夏 10g
夏枯草 20g	炒酸枣仁 30g	合欢皮 30g	

14 剂，水煎服，每日 1 剂，早晚分服。

二诊：2007 年 8 月 3 日。患者诉近来未再出现发热，胸部闷热感较以前大为好转，且紧张焦虑情况亦有明显改善，睡眠时间及质量明显上升，然耳鸣依旧。原方再服 7 剂，患者诉未再有胸部闷热感，后改用左慈耳聋丸加减调理。

按语：《丹溪心法·六郁》曰："气血冲和，万病不生，一有怫郁，诸病

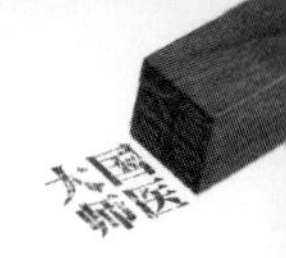

生焉。”该患者平素情思细腻，肝气不舒，发为郁热，故以丹栀逍遥散配合升降散加减，升降散宣发郁热，丹栀逍遥散疏解肝郁，恢复肝疏泄之职。同时因患者睡眠欠佳，配伍半夏、夏枯草（此为韩老常用治疗失眠的药对，半夏夏日而秀，夏枯草夏日而枯，二药合用调整阴阳有调整睡眠之功）、酸枣仁、合欢皮以调整阴阳，安神助眠。

肝主疏泄，相火内寄，若其人平素情志不舒，肝气郁而化热，内伏于里，或遇诱发，邪及少阳，出现少阳郁热，亦可导致内伤发热。《医碥·气郁有七》说“恚怒不发，止自摧抑，则肝气不宣，郁而成热”，就是描述此种情况。肝经郁热内伏所导致的内伤发热以女性多见，若其在更年期或经期等特殊阶段调养不当，则易出现胸胁部闷热或灼热的发热表现，往往还伴有头痛眩晕、胁痛易怒，经行乳房胀痛、口苦等表现。《素问·六元正纪大论》云“火郁发之”。对于此类肝郁化火证，治以发散为要，清热居其次，因过寒则遏伏气机，则热邪更难透达。李士懋教授认为：升降散善能升清降浊，行气活血，透发郁热，不仅为治温之总方，亦为治郁热之总方。

内伤发热与湿邪蕴结体内相关，常可阻遏气机，闭郁阳气。湿为阴邪，其性趋下，热为阳邪，其性趋上，湿热相合极易阻滞气机，使气机升降失司；且湿热盘踞于内，则阳气不达于外，进一步导致气血塞遏而发热，因其热在里，故此种类型发热往往初扪之不觉热，稍久方觉灼手。

韩老指出，虽然教科书中对于湿热之证的治疗常以清热祛湿一概论之，然细究之，湿热致病亦有湿热下注及湿热内蕴之分，治法上亦会有差异，湿热下注者当导邪从下而出，然湿热内蕴之证根本原因在于气机阻滞，故临床对湿热内蕴之内伤发热，治疗上应祛其壅塞，展布气机，以升降散配伍化湿药以治之。僵蚕、蝉蜕有升清之效，清阳既升于上，犹如阳光普照大地，升达上焦郁遏之邪，上焦得通，则清气流行，湿热之邪无处立足；大黄苦寒无毒，苦能泻火，荡涤肠胃，给邪以向下的出路；湿热之邪塞滞，气郁日久难免影响血运，而姜黄走血分正可活血行气；全方可使气机流通，三焦畅通，湿热之邪尽除。同时于方中加用诸如苍术、白术、茯苓等健脾化湿药，标本兼治，使脾胃健运，湿邪不复生。

不明原因发热（外感余邪未清）

谢某某，男，49岁，初诊：2010年8月3日。

主诉：间断头痛、发热20余天。

病史：患者1个月前在工地干活时淋雨，后开始出现发热，断断续续出现头痛、发热20余天，每日下午发热，体温在37.6℃左右，自起病来体温未超过38℃。来诊时患者处于住院治疗中，已进行血常规、颅脑MRI等多种检查，未见明显异常，临床医生建议腰穿检查，患者拒绝，并自行决定寻求中医治疗。

刻下：发热时伴随咽痛，头痛，头痛为侧头部持续性痛，按压可缓解，大便尚调，饮食尚可，患者舌黯苔白腻。

西医诊断：不明原因发热。

中医诊断：内伤发热；外感余邪未清。

治法：解表退热，升清降浊。

处方：升降散合川芎茶调散加减。

炒僵蚕6g	蝉蜕6g	姜黄10g	大黄6g
羌活15g	白芷15g	川芎10g	细辛5g
柴胡10g	黄芩10g	金银花20g	连翘20g
建曲20g	炒麦芽30g	陈皮10g	炙甘草6g

7剂，水煎服，每日1剂，早晚分服。

复诊：2010年8月20日。患者未再来诊，电话询问，诉服药后病情好转，7剂药服完后自行按原方抓药再服7剂，目前诸症皆消，已康复出院。

按语：内伤发热是指以内伤为病因，以脏腑功能、失调气血阴阳失

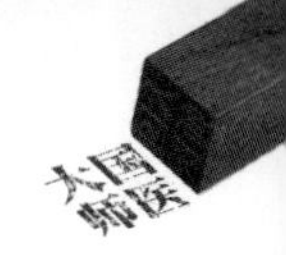

衡为基本病机，以发热为主要临床表现的病证。西医在内伤发热的治疗中常运用抗生素及激素类药物，而中医对此在辨证分型的基础上进行治疗常收到较好疗效。韩老指出阴虚、阳虚、脾虚、血虚、食积、郁火、湿热或外感余邪等多种病理因素均可导致内伤发热，而升降散轻灵流动，升发清阳，舒畅气机，透达郁结，尤其适用于因脾虚、湿热、郁火等原因所导致的内伤发热。

该患者因淋雨受寒出现低热和头痛，且治疗过程有抗生素应用史。因患者现在仍有头疼，咽痛等外感症状，考虑患者仍有表证未解，故用川芎茶调散加减。羌活苦辛，此以祛太阳之风热；白芷辛温，此以祛阳明之风热；细辛辛温，达肾气，以散风除热，清头目，加之升降散升清阳于上，而降浊阴于下，有表里双解之功，则热势自消，表邪可除。且患者因长期发热导致食欲下降，故加用建曲、麦芽、陈皮以消食开胃；甘草调和诸药以收功。

外感疾病治疗不当，人体卫气不足，肌表失于固护，表邪未及时宣散也会导致内伤发热，此为外感余邪未清所致。此种内伤发热多有淋雨受寒或汗出受风等诱因的存在，表现多为热势反复，或伴有恶寒，头痛，身痛等，均为表证未解之故，且早期多有抗生素应用史，按照中医理论，抗生素性属“寒”，效在攻邪，易于伤正，虽可暂时控制体温，然若感邪患者卫气虚衰终不能祛邪于外，邪气盘踞肺卫，使肺气膹郁，日久清阳不升则郁而成热。

《伤寒瘟疫条辨·医方辨引·升降散》认为升降散“可与河间双解散并驾齐驱耳，名曰升降，亦双解之别名也”，认为其具有表里双解之功。《神农本草经百种录·白僵蚕》谓僵蚕“感风而僵，凡风气之疾，皆能治之”，可见其有祛风解表之功；蝉蜕可清热解表，宣毒透达；而大黄、姜黄则可清解里热，四药合用，则表邪散，里热消。值得注意的是，此处运用升降散更倾向于运用其升之力，将在表之邪升而散之，而应减其降之功，以防表邪内陷，故在临床运用中韩老减少大黄的用量，在患者大便不干的情况下通常将大黄减至 3g，或将生大黄改为酒大黄，并开成单味颗粒剂，嘱患者若自觉腹泻严重则自行将大黄适当减量或去除。

升降散最早载于明代龚廷贤《万病回春》，同时代张凤逵《伤暑全书》首次将其命名为升降散，列为治暑良方。而清代陈良佐的《二分晰义》将其更名为救济灾黎赔赈散，并在原方基础上改分量、变服法，谓其可治“三十六般热疫”，而后杨栗山在《伤寒瘟疫条辨》中将此方名又改回升降散，最终以僵蚕为君，蝉蜕为臣，姜黄为佐，大黄为使，米酒为引，蜂蜜为导，而成其方。方中僵蚕、蝉蜕有升浮之力，能升阳中之清阳，姜黄、大黄有降泄之功，可降阴中之浊阴，全方升降相成，可调气机升降出入，使清阳之气升发上行，浊阴排出体外，使人五脏调和。此方创立之初虽意在温病热疫的治疗，然《素问·六微旨大论》说：“出入废则神机化灭，升降息则气立孤危。”气的正常运行对于正常人体机能的维持极为重要，故近代将升降散应用于诸如肿瘤、脾胃病等疾病的治疗中亦获良效。韩老尊古不泥，立于创新，于多年临床中用升降散调理内伤发热取得良好疗效，积累大量经验。

内伤发热的病机复杂，临床应用升降散，当抓住病机，灵活加减，方可奏效。韩老强调临证时应重视患者主诉症状，做到司外揣内，除辨病与辨证相结合，尤应注重寻求病机。韩老治疗发热经验均很好地体现了“治病必求于本”的原则，治则虽简，但临证施治须得仔细体会。

不明原因发热（阴虚发热）

患者黄某，男，32 岁，初诊：2011 年 5 月 3 日。

主诉：不明原因发热 3 年余。

病史：不明原因发热 3 年余，午后体温升高，最高达 37.8～38℃。查血常规、风湿系列多项检查均未查出具体原因，服用激素 1 年，后经中医治疗后低热症状有所改善但出现反复感冒的症状，在进行中医治疗的

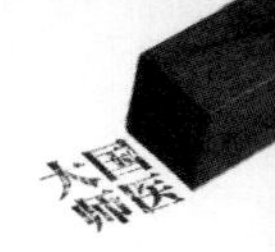

同时，自行停用激素，因此诱发湿疹。平素怕冷，易得口疮，为求进一步诊治，遂来就诊。

刻下：发热，口干，口腔溃疡两个星期，嘴唇位置有两颗口疮，头身疼痛，咳嗽少痰，涕少色白，左侧腰部疼痛，二便正常，睡眠饮食尚可。舌质红，苔薄黄，脉细数。

西医诊断：不明原因发热。

中医诊断：内伤发热；阴虚发热。

治法：养阴清热，利湿解毒。

处方：玉屏风散加玉女煎加减。

生石膏先煎 15g	麦冬 10g	知母 10g	怀牛膝 10g
防风 10g	白术 10g	黄芪 10g	熟地黄 20g
蒲公英 20g	牡丹皮 10g	栀子 10g	当归 10g

14 剂，水煎服，每日 1 剂，早晚温服。

按语：西医将发热持续超过 3 周，通过西医学检查仍未能明确病因的发热，称为不明原因发热。中医将发热分为外感发热和内伤发热两种。不明原因发热多属于内伤发热，内伤发热最早见于《黄帝内经》，《症因脉治·内伤发热》最先明确提出“内伤发热”这一病证名称，《证治汇补·发热》将外感发热之外的发热分为：郁火发热、阳郁发热、骨蒸发热、内伤发热（主要指气虚发热）、阳虚发热、阴虚发热、血虚发热、痰证发热、伤食发热、瘀血发热、疮毒发热共 11 种，对发热的类型进行了详细的归纳。李东垣对气虚发热的辨证及治疗作出了重要的贡献，以其所拟定的补中益气汤作为治疗的主要方剂，使甘温除热的治法的具体化。李东垣在《内外伤辨惑论·辨寒热》里，对内伤发热与外感发热的鉴别作出了详细的论述。

韩老指出，临床上遇到不明原因的发热，体温持续 38℃左右的，时间维持 3 个星期以上，医学检查仍不能明确病因的，非感染性疾病，非血液免疫功能失调的病证，一般可辨为中医的内伤发热。该患者长期服用激素，引起免疫功能紊乱，故自行停药后诱发湿疹。治以养阴清热、利湿解毒，目的是减轻类固醇的副作用，韩老建议患者可以同时服用六味地黄丸以滋阴水。韩老特别指出，在临床中经常会看见肾炎患者服用激素以后，停药后诱发大量湿疹，同时，亦要警惕激素停用后诱发的情绪问题，包括患者容易出现自杀倾向，抑郁症等表现。

本案为阴虚发热，患者出现口疮，口干，也是因为少阴不足，阳明有余，胃热循经上攻，则见口疮，阴精不足，则见发热，口干，舌质红，苔薄黄，脉细数。方中石膏甘辛大寒，清胃热而生津止渴；熟地黄滋肾水之不足，熟地黄与石膏相伍，清水壮火，虚实兼顾。佐以知母，一助石膏清胃热而止烦渴，二助熟地黄滋少阴而壮肾水；麦冬清热养阴生津，牛膝引热下行，补肝肾。诸药合用，共奏清胃热，滋肾阴之功。同时患者出现反复易感冒的现象，乃是气虚，卫气虚弱，腠理不固所致。黄芪，性甘温，可以补中气以益肺气，实卫气固表止汗；白术益气健脾，助黄芪补气固表之力。二者相须为用，补正气，实卫气，乃培固根本之法。表虚卫气不固，易为风邪所侵，故用防风走表而祛风邪，且"黄芪得防风而功愈大，相畏而相激也。三药相伍，固表气，实腠理，兼疏风邪，补中寓散，散不伤正，补不留邪，共奏固表止汗之功。蒲公英清热解毒，消肿散结；牡丹皮清热凉血，活血化瘀，配合栀子治火毒炽盛，痈疮初起。再配伍补血圣药当归补血活血，诸药合用，共奏养阴清热，解毒利湿之功。

原发性肝癌（瘀血内结）

患者，吴某某，男性，68岁，初诊：2013年，9月17日。

主诉：确诊原发性肝癌1个月余。

病史：患者1个多月前确诊为原发性肝癌，要求中医保守治疗。

刻下：面色晦暗，形体消瘦，右上腹胀闷不适，偶有疼痛，纳食量少，

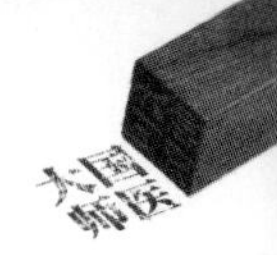

夜寐一般，二便正常。舌质黯边有瘀斑，脉细涩。

西医诊断：原发性肝癌。

中医诊断：积聚，瘀血内结证。

治法：祛瘀软坚，补益脾胃。

处方：膈下逐瘀汤加减。

当归 10g	川芎 10g	桃仁 10g	三棱 10g
莪术 10g	赤芍 10g	五灵脂 10g	延胡索 10g
煅瓦楞子先煎 10g	石见穿 20g	香附 10g	乌药 10g
陈皮 10g	党参 20g	白术 10g	黄精 10g
鳖甲先煎 15g	炒麦芽 20g	焦山楂 10g	炙甘草 6g

7 剂，水煎服，每日 1 剂，早晚分服。

复诊：2013 年 9 月 24 日。腹痛减轻，纳食稍改善，原方去五灵脂，延胡索，乌药，继服 14 付。

三诊：2013 年 10 月 8 日。病情稳定，原方加茯苓 20g、生地黄 10g、枸杞 10g、石斛 10g、半枝莲 20g、白花蛇舌草 20g、垂盆草 10g。继服 30 付。

按语：肝癌常以肝区疼痛、纳差、消瘦、乏力、肝大、腹水以及不明原因的发热、腹胀、腹泻、黄疸等为主要临床特点，可归属于中医学“积聚”“胁痛”“癥积”“臌胀”“肝积”“伏梁”等范畴。《诸病源候论·积聚病诸候》曰：“人之积聚癥瘕，皆由饮食不节，脏腑虚弱而生，久则成形。”《灵枢·百病始生》言：“若内伤于忧怒，则气上逆，气上逆则六输不通，凝血蕴裹而不散，津液涩渗，著而不去，则积皆成矣。”肝主疏泄，司藏血，脾主运化，司统血。如肝气不畅，脾失健运，则湿浊内生，郁久化热，湿热蕴结中焦；或情志不畅，肝气郁结，阻碍气血运行，湿、热、痰、瘀等多种病理产物相互搏结，致使气机阻滞、瘀血内停、湿热郁蒸、火毒蕴结，从而形成“癌毒”，日久渐积成块聚于胁腹所致。肝癌病因病机十分复杂，与脏腑气血亏虚，七情内伤，情志抑郁，脾虚湿聚，痰湿凝结，六淫邪毒入侵，邪凝毒结等内外因素有关。有研究表明，引起肝癌的病因病机，主要为外受寒气、湿邪、湿热等，加之饮食不节，脾胃损伤；或因七情内伤，肝气郁结，气血运行不畅致湿浊、瘀毒气滞相互交结而为积。《医宗必读·总论证治》指出："按积之成也，正气不足而后邪气踞之。"由于肝与脾有密切的五行生克关系，脾与胃相表里，肝肾同源，故本病与胆、脾、胃、肾关系密切。

故肝癌患者治疗时须认清正虚为本，重视脾胃。正如《金匮要略·脏腑经络先后病脉证》所云："见肝之病，知肝传脾，当先实脾。"脾胃为后天之本，治肝求效，当以脾健为先。在治肝癌要从调理肝脾入手，应注重健脾益气，调节运化功能，不能孤立地只治肝而不治脾，故选用药味时宜多选性味平和之品。

本案患者为老年男性，确诊肝癌，伴腹胀腹痛，纳差、乏力消瘦，舌质黯、边有瘀斑，脉细涩，为瘀血内结证，故临证予以祛瘀软坚，补益脾胃之法。方选膈下逐瘀汤加行气活血之品，当归、川芎、桃仁、三棱、莪术、石见穿以活血行气，乌药、香附、延胡索、陈皮等消积止痛。并加以六君子汤和软坚散结之剂，固护脾胃，攻补兼施。

二诊时疼痛缓解后予以减少行气止痛药物，以防久用伤阴。

三诊时患者病情稳定，无特殊不适。肿瘤晚期，正虚邪实为主，加茯苓 20g、生地黄 10g、枸杞 10g、石斛 10g、半枝莲 20g、白花蛇舌草 20g、垂盆草 10g，健脾益气，消肿散结。肝癌患者慎用大毒之品，因为其存在不同程度肝功能减退，肝脏的解毒功能也受到了影响，有些抗肿瘤中药可能有一定的毒性，可能会引起肝肾功能损害，使用时应注意避免。《素问·五常政大论》云："大毒治病，十去其六。""无使过之，伤其正也"。在临床上选药时应慎用大毒之品，以保护肝脏。临证要善于运用药对，灵活配伍组方，如太子参配黄芪，具有益气健脾、扶正固本之功；茯苓配白术，具有健脾理气之效；八月札配徐长卿，行气解郁，活血化瘀；枸杞配白芍，酸甘化阴，柔肝缓急；穿山甲配鳖甲，消坚除癥散结；三

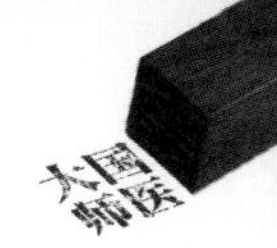

棱配莪术，具有破血行气之效；金钱草配郁金，清热疏肝利胆；川楝子伍三七以活血止痛；全蝎配蜈蚣以抗癌散结。

治疗肝癌之道，贵在识病之本源，遣方用药，方求精练，配伍精当，效专力宏才是提纲挈领之治疗法则。

神经性耳鸣（气滞血瘀）

胡先生，男，57岁，初诊：2013年10月8日。

主诉：耳鸣不适发作十余年，加重半年。

病史：患者十多年前出现耳鸣，近半年加重，耳鸣呈间断性，发作时自觉耳鸣呈蝉声状。患者工作繁忙，自感乏力，睡眠差，多梦，近一个月来记忆力下降，偶有眩晕感；患者有口疮，偶有发作，严重时不能正常说话；二便正常，各项西医检查均未见明显脏器变化，经西医治疗未见明显好转，遂转求中医。

刻下：头晕耳鸣，肢体倦怠，寐差，舌质淡红，苔薄白，脉弦。

西医诊断：神经性耳鸣。

中医诊断：耳鸣；气滞血瘀证。

治法：健脾滋肾，活血化瘀。

处方：知柏地黄丸加减。

茯苓 15g	薏苡仁 15g	党参 15g	山药 15g
知母 15g	黄柏 10g	山茱萸 10g	泽泻 10g
牡丹皮 10g	熟地黄 20g	赤芍 10g	红花 10g
川芎 20g	桃仁 10g	炒白术 10g	黄芪 15g
白芷 10g			

5剂，水煎服，每日1剂，早晚温服。

二诊：2013年10月15日。耳鸣症状较前稍缓解，仍觉疲累，二便正常，睡眠差，多梦，舌红苔薄，脉弦数。治宜补肾健脾，活血化瘀，拟方：党参 15g，山药 15g，山茱萸 10g，泽泻 10g，牡丹皮 10g，熟地黄 20g，赤芍 10g，红花 10g，川芎 20g，桃仁 10g，炒白术 10g，北黄芪 20g，白芷 10g，丹参 15g，水蛭 6g，枸杞子 15g，菊花 10g。

按语：西医学认为脑鸣多数是由于紧张压力等精神因素引起的，属于功能性疾病。患者多数有焦虑症状，烦躁不安，心慌气急，胸闷。有的患者颈部僵硬不适或者肩背部不适，多数因缺乏体育锻炼，导致头颈部肌肉痉挛不能放松，压迫颈部的血管，致使脑供血不足，或者体质差，血压低，导致血液循环不良，影响脑部供血而引起脑鸣、头晕等症状，放松休息可以缓解。该患者以脑鸣不适，鸣声如蝉，长期劳累，睡眠不佳为主症，中医归属于脑鸣病，脑鸣是头脑鸣响的简称，又称天白蚁，指多因脑髓空虚，或因火郁、痰湿阻滞所致，以脑内如虫蛀鸣为主要表现的脑神经疾病。脑鸣一词最早见于《医学纲目·肝胆部》；《杂病源流犀烛·头痛》记载"有头脑鸣响，状如虫蛀，名曰天蚁者，宜茶子末吹鼻"；《张氏医通·诸痛门》参见天白蚁条记载："因上焦火热或痰湿所致。瘦人多属于火，宜用薄荷、栀子、茯苓、甘草、细辛、川芎、黄芩、石膏、芽茶之类；肥人多属于湿痰，宜用半夏、茯苓、枳实、黄连、天麻、胆南星、苍术、黄柏之类。也有根据虚实论治，实者用凉膈散、礞石丸下夺之，虚者用独参汤、保元汤、六味地黄丸、八味肾气丸、茸朱丹、鹿茸丸等药调补。"

脑鸣的证型可分为肝肾亏虚、阴虚火旺、肝阳上亢、痰瘀互结。以肝肾亏虚，髓海不足型最为常见，多伴见腰膝酸软，头晕耳鸣。《灵枢·海论》有"髓海不足，则脑转耳鸣"的记载。治宜滋补肝肾，益精填髓，宜选用血肉有情之品，如龟板、鳖甲等；阴虚火旺型也比较常见，多伴见耳鸣、手足心热、潮热盗汗，舌红少苔或无苔，脉细数。治宜滋阴降火，可用知柏地黄丸；肝阳上亢型患者常见头晕面红，头胀痛，烦躁易怒，有头重脚轻，足下无根，耳鸣等感觉。治宜滋阴潜阳，用天麻钩藤饮加减；痰瘀互结型常见面目浮胖，唇舌偏黯或色紫，脉细涩等，治以活血化瘀，豁

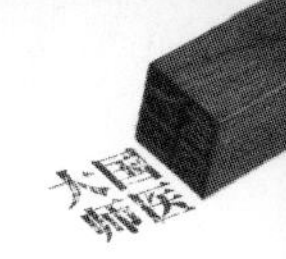

痰开窍之法。以清代著名医家王清任的通窍活血汤合温胆汤或涤痰汤加减，韩老指出还可以配合针灸疗法治疗本病，特别是头针疗法。该病案患者舌色黯，苔薄白，脉弦有力，遂选用知柏地黄丸加减，知柏地黄丸滋阴补肾、清热泻火，赤芍、红花、桃仁、黄芪补气活血，茯苓、薏苡仁健脾渗湿止泻，诸药合用，共奏健脾滋肾，活血化瘀之效。韩老指出，耳鸣需要与脑鸣鉴别，脑鸣的特点是整个头部感觉发响，分不清声音从哪个方向传来，可视为怪病来处理。怪病多瘀，建议患者行多普勒超声检查，再配合辅助检查结果，以确定用药。二诊处方是在首诊处方的基础上，去茯苓、薏苡仁、知母、黄柏，加丹参、水蛭、枸杞子、菊花，加强活血化瘀之功。该病案活血化瘀贯穿始终，佐以益气、养阴、健脾之法，疗效显著，值得推广。

乳癌术后（肝郁痰凝）

患者，某某，女性，48岁，初诊：2014年3月28日。

左乳癌术后。现口服“他莫昔芬”治疗，病情稳定。现经前期双乳房胀痛，外院彩超提示：右乳腺增生。予以“乳癖消”“平消胶囊”对症治疗，无明显效果。月经按期，量少，色黑。纳食一般，二便正常。

刻下：形体微胖，面色微黄，性情急躁，情绪抑郁，胸闷，喜叹息，经前期乳房胀痛，过后即缓。舌红苔薄白，脉弦滑。

西医诊断：左乳癌术后，乳腺增生。

中医诊断：乳岩；肝郁痰凝证。

治法：疏肝解郁，化痰散结。

处方：柴胡疏肝散加减。

陈皮醋炒 10g	橘核 10g	柴胡 12g	川芎 6g
枳壳麸炒 6g	当归 10g	赤芍 9g	甘草炙 10g
栀子 10g	丹皮 10g	瓜蒌 10g	皂刺 20g

郁金 10g　　夏枯草 10g　　八月札 20g　　白花蛇舌草 30g

半枝莲 30g

14 剂，水煎服，每日 1 剂，早晚温服。

复诊：2014 年 4 月 25 日。服药后无异常，脾气改善。原方继服 30 剂。

三诊：2014 年 5 月 25 日。复查彩超提示增生较前稍缩小。现情绪稳定，月经正常。原方去丹皮、栀子，加茯苓、白术继服。

按语：中医学中无“乳腺癌”之病名，但根据其临床症状，认为其与中医学“乳岩”等病症相一致。早在《黄帝内经》中就有关于乳房疾病的症状、治则以及治法的记述。《外科大成·乳岩》记载：“按乳头属足厥阴肝经，乳房属足阳明胃经，外属足少阳胆经。”乳房与经络，特别是足少阴肾经、足阳明胃经、足太阴脾经、足厥阴肝经以及冲任二脉具有密切联系。经脉的正常分布、通调以及灌养能够维持乳房的正常生理功能。本病多为本虚标实证，或由虚致实证，患者虚与实具备。初期可见标实之象，病久显露本虚之候。

本病的发生不外乎六淫内侵，肝脾气郁，冲任失调，脏腑功能失调，以致气滞血瘀、痰凝、邪毒郁结于乳络而成。肝郁则气滞血瘀，脾伤则痰浊内生，痰瘀互结，阻塞经络，痰瘀结滞于乳房。冲任失调，脏腑及乳腺的生理功能紊乱，气滞、痰、瘀互结为乳岩。患者可见有乳房结块，大小不一，质软或坚硬，伴有胸闷胀痛，月经不调，心烦意乱，苔薄白，脉弦滑；久郁化热，肝受损所致肝失条达，气血瘀滞乳络，或胃有积热，经络闭阻，瘀滞不通，日久化热，患者可见乳房局部红肿热痛，酿久则呈剧痛，伴有恶寒发热，口渴，尿赤，舌苔白或者黄，脉弦数；肝肾不足导致的先天不足后天失濡养，致使冲任失调，水不涵木，肝火上炎，患者出现乳房结块，与发育、月经以及妊娠有关，常伴有经前乳房胀痛加重，头晕、目眩、腰膝酸软、月经不调，苔薄白，脉弦数。

乳腺癌的中医治疗原则以扶正和祛邪为主，同时调整肝脾肾三脏

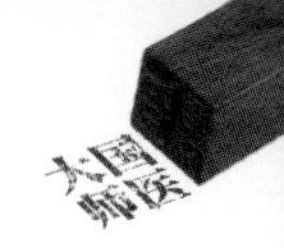

正常生理功能的恢复。其预防以及控制乳腺癌的关键在于确保患者肝、脾、肾三脏的充盈，维持三者平衡，以抵御外邪入侵，滋养以及保护乳腺的正常生理功能，具体可包括疏肝清胃，通乳消肿，清热解毒，托里透脓，益气和营，托毒外出，活血养血，补益气血，疏肝解郁，化痰散结，调理冲任，养血调肝等多种治法。

乳腺癌常用内治方：①抑制脑转移：茯苓、菊花、车前子等药物；②抑制骨转移：牛膝、桑寄生、伸筋草等；③抑制癌性疼痛：乳香、丹参、水蛭、威灵仙等。张小慧等以温肾壮骨方（药物组成：蛇床子、补骨脂等）干预乳腺癌骨转移裸鼠模型，研究结果表明，该药方能有效缓解骨组织损伤情况，其作用机制与下调 Tac1/nk1r 通路相关蛋白表达有关。有学者研究指出，对于乳腺癌根治术或化疗后患者，可联合中药辨证治疗，上肢水肿患者，给予四妙勇安汤加减，主要药物为：银花、当归、玄参、木瓜、牡蛎等；放射性皮肤损伤患者给予托里透脓散加减进行治疗，药物组成为：连翘、当归、炒白芍、白花蛇舌草、牡丹皮等药物，临床常获得较好的治疗效果。

女子以肝为先天，肝主疏泄，性喜调达而恶抑郁，肝属木，克脾土，情志不畅，所愿不遂，肝失条达，气机不畅，气郁则瘀。本案患者，确诊左乳癌术后。情志抑郁，性情急躁，胸闷胁胀，伴经前期乳房胀痛。治疗宜疏肝解郁，化痰散结为主。遵《素问·六元正纪大论》“木郁达之”之旨，方选柴胡疏肝散加减，方中柴胡为君药，功擅疏肝解郁。橘核行气散结止痛，川芎活血行气，二药合用，助柴胡以解肝经之郁滞，并增行气活血止痛之效，共为臣药。陈皮、枳壳理气行滞，芍药、甘草养血柔肝，缓急止痛，栀子、丹皮清热凉血，皂刺、夏枯草、白花蛇舌草等清热解毒、消痈散结，均为佐药。甘草调和诸药，为使药。二诊后患者肝郁化热症状改善，故去丹皮、栀子，加茯苓、白术补气健脾，增强脾胃运化水湿功能，痰湿无以得生。患者年轻女性，恶性肿瘤，心理负担较重，时有抑郁，故内分泌治疗同时配合中药治疗，适当加以心理疏导，可达事半功倍之效。

鼻咽癌（热毒伤阴）

患者，王某某，男性，58岁，初诊：2014年4月10日。

鼻咽癌早期，放疗后1个月。

刻下：口干咽痛、口腔溃疡、声音嘶哑、尿黄便结，舌红苔黄，脉数。

西医诊断：鼻咽癌。

中医诊断：鼻渊；热毒伤阴证。

治法：清热解毒，养阴生津。

处方：

金银花10g	野菊花10g	连翘10g	黄连6g
黄柏6g	玄参10g	天花粉15g	生地黄10g
麦冬20g	黄芩5g	葛根10g	芦根10g
白茅根10g	桔梗10g	甘草6g	

14剂，水煎服，每日1剂，早晚温服。口腔溃疡处予以锡类散外喷。

复诊：2014年4月24日。口干咽痛较前减轻，口腔溃疡愈合。现张口受限，乏力明显，纳差，口干欲饮、气短乏力、自汗、面色无华，舌淡红、脉细或细数。复查血常规提示白细胞、血红蛋白偏低。治法：益气健脾，养阴生津。拟方：

人参10g	川芎10g	麦冬15g	当归10g
白芍10g	熟地黄10g	五味子10g	茯苓10g
白术15g	石斛10g	淡竹叶10g	沙参10g
麦冬10g	炙甘草6g		

继服14剂。

三诊：2014年5月10日。乏力改善，血常规正常。仍有口干欲

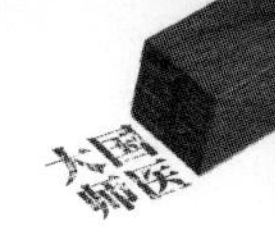

饮，无明显咽痛不适，纳食不香，二便尚调，夜眠一般。舌红苔白，脉细弱。治法：养阴润胃。方药：上方加炒麦芽 20g、炒谷芽 20g、乌梅 10g、芦根 10g、桃仁 10g、红花 10g、莪术 10g。继服 14 剂。

按语：鼻咽癌在中医学属于“鼻渊”“真头痛”“失荣”等范畴，最早记载于《黄帝内经》。《素问·气厥论》曰：“鼻渊者，浊涕下不止也，传为衄蔑瞑目。”明代《外科正宗·痈疽门》曰：“失荣症，生于耳前后及项间，初如痰核，久则坚硬，渐大如石，破后无脓，惟流血水，坚硬仍作，肿痛异常，乃百死一生之症。”中医学认为上焦积热，肺气失宣，热甚迫血离经出现鼻衄，继而气血凝滞，津聚为痰，痰热蕴结而成肿块，肝失疏泄，气郁气滞，不能运化水湿，积聚为痰，肝气郁滞，郁久化火，灼液为痰，火上扰清阳则烦躁易怒、耳鸣、耳聋、头痛、视物模糊，颈部出现痰核、瘰疬，形成癌肿。临床研究发现，放化疗是鼻咽癌患者常见的治疗手段，其不良反应有骨髓抑制、胃肠道反应、口腔黏膜反应、唾液腺损伤等。主要表现为出现放疗区域不同程度的皮肤红肿、口腔黏膜疼痛溃烂、口干、喉咙疼痛、耳鸣、腹胀腹痛、呕吐、头晕头痛、白细胞计数下降等。

韩老指出，放疗虽属治疗方法，但其副作用对于人体而言依然属于“外邪”的范畴。本案患者放疗后一月就诊，口腔黏膜急性损伤期，韩老认为放射线为火热邪毒，火性炎热，易燔灼阴液，耗气伤津，火毒之邪从口鼻而入，伤及肺阴，致上焦郁热，肺气不宣。作用于口腔易致局部干燥、灼热、疼痛等症状。故见口干咽痛、咽痛声嘶，口腔糜烂，鼻塞涕血，干咳痰少而黏、咯吐不畅等。根据《素问·至真要大论》“热者寒之”立法，治疗予以清热解毒，养阴生津为主。方选黄连解毒汤、五味消毒饮等加减。方中金银花、黄芩、黄连均有清热解毒功效。其中金银花甘、微苦、辛，寒，归肺、胃、心、大肠经，有清热解毒、疏风散热之功。黄芩苦寒，归肺、胃、肝、胆、大肠等经，能清热燥湿，泻火解毒，清上焦之火。黄连、黄柏和黄芩共泻三焦火毒，热毒得清。葛根性凉，味甘、辛。芦根，性甘，味寒，归肺、胃经，清热生津。生地黄，性甘、味苦、寒，归心、肝、肾经，可清热凉血，养阴生津。麦冬性甘、味微苦、微寒，归心、肺、胃经，可益胃生津，清心除烦。诸药合用，共奏清热解毒，养阴生津之功。

韩老指出，本案患者放疗导致脾胃功能下降，脾胃为后天之本，生化无源，故出现白细胞、血红蛋白减少，口干舌燥等征象。且放疗后热毒过甚，阴精耗伤，郁久化火，火热耗伤人体气血，导致气血不足。气虚无以推动，血虚无以濡养，故见经脉痹阻，肌肤筋骨失濡，症见乏力纳差，口干、吞咽困难、张口受限等。治疗予以益气健脾、养阴生津之剂。方拟八珍汤合益气养阴之剂加减。方中人参与熟地黄相配，益气养血，共为君药。白术、茯苓健脾渗湿，助人参益气补脾。当归、白芍养血和营，均为臣药。川芎为佐，活血行气，使地、归、芍补而不滞。炙甘草为使，益气和中，调和诸药。加石斛、淡竹叶、麦冬为臣，共奏养胃生津，清热除烦之功。

患者三诊时口干、纳食不香，韩老认为此乃热毒之邪侵袭中焦而从燥化，致使胃阴亏虚，阳明燥热。患者放疗后肺胃阴伤，故要注意顾护胃气。叶天士在《临证指南医案·噎膈反胃》中指出："胃为阳土，宜凉宜润。"胃阴虚者，法当滋养胃阴。患者就诊时胃阴虚而热象不明显，故予以甘平、甘缓之剂养阴润胃。炒麦芽、炒谷芽健脾开胃。乌梅生津止渴，芦根清热生津，除烦止呕。另韩老指出"久病必瘀""久病必虚"，故治疗予原方加桃仁、红花、莪术活血通络，化瘀散结。

纵观本案，鼻咽癌放疗后，益气养阴贯穿始终，辅以清热解毒或活血化瘀之法，疗效甚佳，值得推广。

脊柱转移癌（瘀血内阻）

患者，王先生，65岁，初诊：2010年5月7日。

10年前确诊胰腺癌，半年前发现癌细胞往脊柱转移，胸背部闷痛，胸痛彻背，双下肢痹痛。近日发现双上肢麻痹伴活动不利，胸闷，太息得

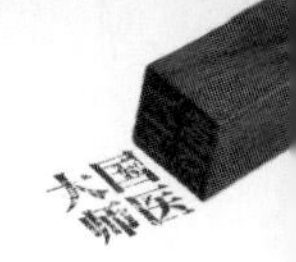

舒，自觉口中有痰难以咳出，胃胀，可闻及胃部胃肠蠕动声。小便偏黄，大便成形，一日两次，饮食尚可，睡眠差，每晚睡4个小时左右。

刻下：胸背部近左侧锁骨位置疼痛伴双下肢痹痛1个月，加重一周，舌色紫黯，舌质偏干，苔白，脉弦数滑。

西医诊断：脊柱转移癌。

中医诊断：癌肿；痰瘀互结证。

治法：软坚散痞，行气化瘀。

处方：

天冬 20g	黄芪 30g	薏苡仁 30g	莪术 20g
白花蛇舌草 20g	侧柏 10g	半枝莲 10g	郁金 10g
延胡索 20g	赤芍 10g	丹参 15g	柴胡 10g
香附 10g	厚朴 10g	茯苓 15g	云苓 15g
法半夏 9g	紫苏梗 10g	生地黄 20g	牡丹皮 10g

7剂，水煎服，每日1剂，早晚分服。

二诊：2010年5月14日。胸背近左侧锁骨处仍感疼痛，胃胀改善，自觉口中有痰症状已改善，睡眠差，近日因为工作原因，心情紧张，口干，易出汗，夜间多盗汗，舌质干，质黯紫，苔白腻。方药：天冬20g、黄芪30g、薏苡仁30g、莪术20g、白花蛇舌草20g、侧柏10g、半枝莲10g、赤芍10g、柴胡10g、苏木10g、三棱10g、合欢花10g、夜交藤10g、茯神15g、枣仁15g、沙参15g、生晒参6g，继服7剂。该方在原方的基础上，重用理气安神药，以改善患者睡眠。

三诊：2010年5月21日。患者睡眠改善，心间区偶有突发性的"神经样"痛。久坐后易感疲累，腰痛。方药：上一方减去白花蛇舌草、半枝莲、地侧柏，加上杜仲10g、续断20g、狗脊10g、延胡索10g、降香6g。

按语：中医学认为，肿者，肿大也；瘤者，留居也；肿大成块，留居在一起而不消散之物称之为肿瘤。早在殷墟出土的甲骨文中，就有

“瘤”的病名记载。《黄帝内经》中已有“瘤”的分类记载，提出了一些肿瘤的病名，如：筋瘤、昔瘤、石瘕、积聚、噎嗝等，并对疾病的症状进行了系统的描述。自晋唐以来，不少中医学家开始对恶性肿瘤的发病和治疗有所记载。葛洪在《肘后备急方·治痈疽妒乳诸毒肿方》就有“痈肿坚如石，或如大核，色不变，或作石痈不消及”“若发肿至坚，而有根者，名曰石”的记载，这些描述与乳癌早期症状相似，并记载了内服外用之法。隋朝巢元方在《诸病源候论》中有关“反花疮”的记载，类似于今天的皮肤癌或者体表恶性肿瘤。宋代杨士瀛在《仁斋直指方·发癌方论》中对癌肿的临床特点进行了准确描述：“癌者，上高下深，岩穴之状，颗颗累垂”“毒根深藏，穿孔透里，男则多发于腹，女则多发于乳或项或肩或臂，外症令人昏迷。”杨士瀛不但描写了癌症的症状特点，好发部位和严重后果，而且从临床上来看，他的描述也符合某些癌症的发展情况。至明清时期，医家对许多恶性肿瘤，如食管癌、胃癌、乳腺癌、肺癌、外生殖系统癌症等的病因病机，辨证论治，预后等方面都有了进一步认识。

本案患者确诊为胰腺癌，并发现癌细胞往脊柱转移，双下肢痹痛。近日发现双上肢麻痹伴活动不利，舌色紫黯，舌质偏干，苔白，脉弦数滑，四诊合参，辨为瘀血内结证，故临证予以软坚散痞，行气化瘀之法，莪术、半枝莲(石见穿)赤芍、丹参、地侧柏(石上柏)、郁金、柴胡、牡丹皮、紫苏梗活血行气化瘀，延胡索、香附消积止痛。二诊出现睡眠障碍加重的表现，予以合欢花、夜交藤、茯神、枣仁等养血安神助睡眠的药物。三诊睡眠改善，但由于长期伏案劳作，出现腰痛等症状，予以杜仲、续断、狗脊等补肝肾，强筋骨。

韩老指出，针对癌肿，有以下四点经验之谈：①扶正是最重要的一点，即所谓无虚不积。②人体正气与病邪是斗争着的两个对立面，医者要针对患者整体的情况，灵活用药，以改善病者的情况为要。例如本案患者，复诊时主要是睡眠问题，则加入养血安神助睡眠的药物，三诊时主

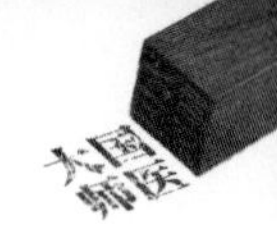

要是长期伏案，引起的腰部疼痛的问题，则加入补肝肾，强筋骨之药。③中医独有的生态医学，主张患者带“瘤”生存，与“瘤”和平共处，与此同时，要注意提高人体的正气，扶正固本。④长期疲劳和抑郁的人容易得癌症，从中医角度来看，劳累和抑郁容易引起气机不畅，气阻血淤，则易出现癥瘕聚居，癌症也就随之出现，因此在日常生活中，我们需要尽量学会调节自己的心情，使自己保持一个积极乐观的心态。

亚健康（肝郁气滞，肝肾阴虚）

患者，方某，女性，38岁，初诊：2011年6月3日。

主诉：失眠半年。

病史：患者半年前出现失眠，纳差，自觉心烦，神疲乏力，怕冷，腰膝酸软，耳鸣，现月经量少，经前期乳房胀痛、胁痛，经色黯红。外院相关检查未见明显异常。

刻下：面色萎黄，语声低微，双目无神，舌质偏黯，边有瘀点，苔薄白，脉细弱。

西医诊断：亚健康（睡眠障碍）。

中医诊断：不寐；肝郁气滞，肝肾阴虚证。

治法：疏肝理气，养阴清热，活血化瘀，通络宁神。

处方：

柴胡 10g	当归 10g	白芍 10g	香附 10g
郁金 10g	熟地黄 10g	川芎 10g	桃仁 10g
红花 10g	杜仲 10g	桑寄生 10g	山茱萸 10g
砂仁后下 5g	枸杞子 10g	磁石先煎 20g	灵芝 10g
珍珠母先煎 10g	陈皮 10g	炒麦芽 30g	

14剂，水煎服，每日1剂，早晚分服。

复诊：2011年6月17日。耳鸣减轻，食欲增加，自觉上述症状均有好转。原方继服30剂。

三诊：2011年6月20日。面色红润，无耳鸣，偶有经期腰酸，经量增多，睡眠稍改善。原方去磁石、珍珠母、桃仁、红花，加枳壳疏肝理气，地龙、路路通活血宁神，生地黄养阴清心。

按语：所谓亚健康状态（简称亚健康），是指人的身心处于疾病与健康之间的一种健康低质状态，是机体虽无明确的疾病，但在躯体上、心理上出现种种不适的感觉和症状，如失眠、乏力、体力下降、情绪不稳（包括紧张、情绪低落、烦躁等），从而呈现活力和对外界适应力下降的一种生理状态。符合“亚健康状态”的诊断标准：①疲劳，或睡眠紊乱，或疼痛等躯体症状表现；②抑郁寡欢，或焦躁不安、急躁易怒，或恐惧胆怯，或短期记忆力下降、注意力不能集中等精神心理症状；③人际交往频率减低，或人际关系紧张等社会适应能力下降表现。上述3条中的任何1条持续发作3个月以上，并且经系统检查排除可能导致上述表现的疾病者即可诊断为亚健康状态。

早在《黄帝内经》就认为人体是一个阴阳运动协调平衡的统一体。《素问·生气通天论》曰：“阴平阳秘，精神乃治。”《素问·四气调神大论》称：“圣人不治已病治未病，不治已乱治未乱，此之谓也。夫病已成而后药之，乱已成而后治之，譬犹渴而穿井，斗而铸锥，不亦晚乎！”《素问》中有“消患于未兆”“济羸劣以获安”之说，把“阴平阳秘”“阴阳平和”之人作为心身和谐的健康标准。《金匮要略·脏腑经络先后病脉证》中指出：“见肝之病，知肝传脾，当先实脾。”这是运用五行乘侮规律得出的治病防变的措施，为“治未病”思想既病防变的具体体现。唐代医家孙思邈提出了“上医医未病之病，中医医欲病之病，下医医已病之病”，阐述了“治未病”的重要性。清代温病学家叶天士注重温病传变的研究，根据温病的发展规律和温热之邪容易伤津耗液的特点，提出对于“肾水素虚”的温病患者，为防止病邪乘虚深入下焦，损及肾阴，主张在甘寒养胃的同时加入咸寒滋肾之品，以防肾阴被损，即《温热论》提出的：“先安未受邪之地”，

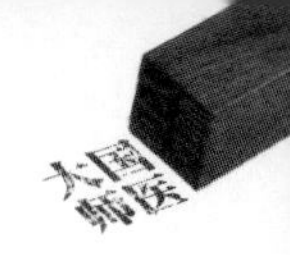

可谓是治未病既病防变原则具体应用的典范。如果阴阳失衡，即可产生亚健康状态乃至疾病，因此提出了“治未病”的预防思想及“防患于未然”的治病思想。“未兆”即是未有显著疾病征兆之时；“羸劣”则是略显虚损或不太健康，但不一定为疾病。治未病就是切断病邪侵入人体和疾病不良转化的途径，使人体恢复阴阳平衡，达到健康状态。“治未病”的概念，最早出现于《黄帝内经》，《素问·四气调神论》提出“圣人不治已病治未病”，其中包括“未病先防”“既病防变”两层含义。2006 年版《亚健康中医临床指南》将亚健康辨证分型为：①肝气郁结证；②肝郁脾虚证；③心脾两虚证；④肝肾阴虚证；⑤肺脾气虚证；⑥脾虚湿阻证；⑦肝郁化火证；⑧痰热内扰证。

《温证指归·望色论》说：“有诸内必形诸外，可一望而知之。”中医学从人体功能状态变化规律的把握与调控入手，形成了其审证求因、辨证论治的诊疗体系，因此在亚健康状态的防治中独具优势。不论是否有器质性病变，中医都可根据四诊而不依赖客观化验检查即可对机体状态做出诊断，并根据“证”的不同进行辨证论治，综合干预。中医内治、外治结合，综合整体调理，在治疗上有优势特性。中医调治亚健康状态的治法也丰富多样，除药物辨证治疗外，还有针灸、推拿、拔罐、药浴、药膳、药酒、食疗、气功、导引、心理治疗等，均有着上千年的经验，且中医调治亚健康具有安全性、有效性和依从性好的特点，临床疗效显著。

本案患者不寐日久，情志不舒，气血失和，阴阳失调而发病。病位在心，涉及肝、肾、脾、胃，故治疗予以疏肝泻火，滋补肝肾之剂。治以疏肝解郁安神，方用柴胡、川芎、郁金疏肝理气，以助肝用，白芍、当归养血柔肝，以实肝体，盖“肝体阴而用阳”也。肝郁则“木不疏土”，脾气易亏，故加麦芽、陈皮、砂仁以理气调中。患者肝郁日久，脾气郁结。故见纳差乏力。阴阳失调，心肾不交，水火不济，故见心神失养，夜卧不宁。治以杜仲、桑寄生、山茱萸、砂仁、枸杞子、磁石滋阴降火，交通心肾。患者失眠日久，伴心烦，舌质黯，有瘀点，遵古训言：顽疾多瘀血，故加以川芎、桃仁、红花活血化瘀，共奏通络宁神之功。全方虚实并用，消补兼施，服后即效。故二诊原方继服。三诊时患者症状明显缓解，去活血化瘀之品，加地龙、路路通活血宁神，生地黄养阴清心。

特发性水肿（脾阳虚衰）

高某，男，80岁，初诊：2007年11月19日。

主诉：全身浮肿反复发作多年，加重一周。

病史：患者多年前出现全身浮肿，面部浮肿明显，下肢水肿不明显，反复发作，近一周加重。面色黧黄，晚上小便次数少。有高血压病史多年，早前曾停服降压药有头晕情况，每于早上7点开始，同时伴有汗出。因每服降血压药见血压下降过多，近日自行停服降血压药。测量血压150/70mmHg，未有心慌心跳情况。纳差，但未有恶心呕吐情况，大便日2次。舌淡胖有齿痕，舌下络脉瘀红曲张，脉弦。

刻下：面部浮肿，下肢水肿，面色黧黄，夜间小便次数少。

西医诊断：特发性水肿。

中医诊断：水肿；阴水，脾阳虚衰证。

治法：补气益肾，健脾利水。

处方：

北黄芪 30g	益母草 20g	补骨脂 20g	巴戟天 15g
淫羊藿 15g	炒苍术 20g	云苓 20g	陈皮 10g
山药 20g	大黄 12g	当归 20g	神曲 10g
鸡内金 4g	丹参 15g	党参 15g	泽兰叶 15g
泽泻 15g	炒白术 10g	桂枝 10g	炙甘草 8g

7剂，水煎服，每日1剂，早晚分服。

二诊：2007年11月26日。服药后全身浮肿仍反复发作，偶见恶心呕吐，腰痛，小便不畅，大便溏。拟方药如下：

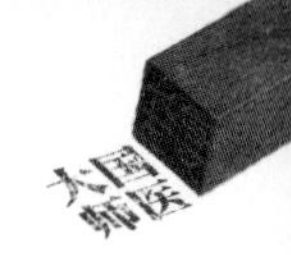

黄芪 20g	苍术 15g	党参 15g	白茅根 10g
制益母草 15g	补骨脂 10g	巴戟天 10g	淫羊藿 10g
益智仁 15g	杜仲 10g	桑寄生 10g	生地黄 20g
山茱萸 15g	当归 10g	白菊花 20g	红花 15g
赤芍 10g	牡丹皮 10g	黄芩 10g	覆盆子 15g
刺蒺藜 10g			

7剂，水煎服，每日1剂，早晚分服。

按语：特发性水肿是一组以因水盐代谢紊乱导致眼睑、颜面、四肢，乃至全身浮肿为主要特征的临床综合征，其发病机制可能与内分泌紊乱或自主神经多系统功能失调有关。以女性多见，好发于更年期前后，是临床常见的疑难杂症。西医学将其分为心性水肿、肾性水肿、肝性水肿、营养不良性水肿、某些内分泌疾病水肿及特发性水肿。临床表现为晨起颜面水肿，双手发胀，此胀多不肿，常为自觉症状。下肢水肿，按之凹陷，午后或久站后加重，常发生于中老年女性，相关西医检查未见明显异常。治疗上给予利尿剂以利尿消肿，纠正低蛋白血症，以及物理疗法等对症治疗为主。

特发性水肿可大致归属于中医学“水肿”“气肿”“肤胀”范畴。本病以女性多见，且往往与月经周期、情志变化、劳倦失宜等因素相关，因此相比较于其他水肿，本病病因病机更显复杂并有其特殊性。中医学有关水肿的论述颇丰，历代医家皆有发挥并积累了丰富的文献资料和临床证治经验。在《黄帝内经》中根据不同症状分为：风水、石水、涌水。《灵枢·水胀》对其症状作了详细描述，“如水始起也，目窠上微肿，如新卧起之状，其静脉动，时咳，阴股间寒，足胫肿，腹乃大，其水已成矣。以手按其腹，如裹水之状，此其候也”。其发病原因，《素问·水热穴论》指出：“故其本在肾，其末在肺。”《素问·至真要大论》指出：“诸湿肿满，皆属于脾。”《金匮要略·水气病脉证并治》称本病为水气，按病因、病证分为：风水、皮水、正水、石水、黄汗五类。又根据五脏证候分为：心水、肺水、肝水、脾水、肾水。至元代《丹溪心法·水肿》才将水肿分为阴水和阳水两大类，指出："若遍身肿，烦渴，小便赤涩，大便闭，此属阳水；若遍身肿，不烦渴，大便溏，小便少，不涩赤，此属阴水。"这一分类方法至今对临床辨证仍有重要意义。明代《医学入门·杂病·水肿》提出疮痍可以引起水肿，并记载了脓疮涂药，愈后发肿的现象。清代《证治汇补·水肿》归纳总结了前贤关于水肿的治法，指出："治水肿之大法，宜调中健脾，脾气实，自能升降运行，则水湿自除，此治其本也。"同时又列举了水肿的分治六法：治分阴阳、治分汗渗、湿热宜清、寒湿宜温、阴虚宜补、邪实当攻。分别为完善水肿的病因学说和辨证论治作出了各自贡献。

水肿的治疗上，《素问·汤液醪醴论》提出"去宛陈莝、开鬼门、洁净府"三条基本原则。其中菀与陈莝同义，均是指恶血；鬼门，即汗孔；净府，指膀胱。即用活血化瘀利水法，发汗，利尿法治疗水肿。《金匮要略·水气病脉证并治》中提出："诸有水者，腰以下肿，当利小便；腰以上肿，当发汗乃愈。"辨证的运用了：发汗、利小便的两大治法，对后世影响至今。

本案中患者的中医诊断为水肿，辨证为脾阳虚衰证。韩老点评，该患者脾虚情况明显，脾为后天之本，主化生气血，故见造血功能差，而他的水肿病况，与高血压联系密切。高血压证属气虚阳虚的慢性肾功能减退，用中医角度看，多见为脾肾两虚的情况。治疗上要健脾益肾，化瘀利水。方中亦特别加入大黄12g，目的是温阳降浊，让肠道的代谢产物从大便中排出。韩老提醒，腹泻过后的病者，因水分流失，多见有胃口欠佳的情况，甚至有恶心呕吐的情况。久病入肾，病者多有腰酸腰痛的表现，此时加用温肾阳的药物以提高疗效。韩老提示，马钱子这味中药治水肿效果极好，既入肝脾，证属肝阳上亢的水肿用后疗效显著，临床上既有止痛功效又治眩晕。但小心对肾及肝功能的损害，另苍术与黄芪同用，其降蛋白尿效果亦不俗。

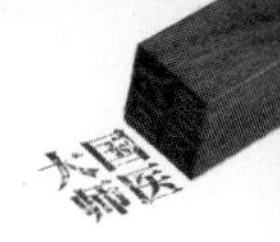

系统性红斑狼疮(阴虚火热)

徐某,女,32岁,初诊:2010年11月23日。

主诉:面部红斑2年。

病史:2年前面部出现红斑,外院检查确诊“系统性红斑狼疮”,予激素、免疫抑制剂治疗,关节痛减轻,但仍有面部红斑来诊。

刻下:颜面蝶形红斑,局部斑疹黯红,伴心烦,口干咽燥,腰膝酸软,全身乏力,视物模糊,月经量少,色黯红。舌质红,苔少,脉细数。

西医诊断:系统性红斑狼疮。

中医诊断:蝴蝶疮;阴虚火热证。

治法:滋阴清热,凉血止血。

处方:

生地黄25g	水牛角15g	赤芍15g	牡丹皮15g
麦冬10g	女贞子15g	枸杞15g	紫草15g
白术15g	甘草10g		

7剂,水煎服,每日1剂。

二诊:2010年11月30日。患者仍有颜面红斑,以鼻尖较甚,色黯红,口干略减,仍视物模糊,小便色黄,大便偏硬。舌黯红,苔少,脉细数。上方水牛角加至20g,加用白鲜皮10g、墨旱莲15g、泽泻10g,续服7剂。

三诊:2010年12月7日。患者颜面红斑颜色转淡,仅鼻尖红斑仍较明显,诉已无明显口干欲饮,无乏力、腰酸、关节疼痛等不适,月经量较前增多,色黯红,有血块,无痛经,二便调。上方继服7剂。

按语:系统性红斑狼疮累及多个系统,严重危害人类健康。该病是在遗传因素、环境因素、雌激素水平等各种因素相互作用下,导致T淋巴细胞减少、T抑制细胞功能降低、B细胞过度增生,产生大量的自身抗体,并与体内相应的自身抗原结合形成相应的免疫复合物,沉积在皮肤、关节、小血管、肾小球等部位而发病。在补体的参与下，引起急慢性炎症及组织坏死（如狼疮肾炎），或抗体直接与组织细胞抗原作用，引起细胞破坏（如红细胞、淋巴细胞及血小板壁的特异性抗原与相应的自身抗体结合，分别引起溶血性贫血、淋巴细胞减少症和血小板减少症），从而导致机体的多系统损害。

糖皮质激素及免疫抑制剂的使用在于缓解病情。患者初期常表现为发热、面部红斑、甲周红斑、皮肤网状青斑、口腔溃疡、鼻衄、紫癜、尿血等，严重时可侵及内脏血管。韩老认为此期病情急性发作，以免疫复合物诱导的血管炎为主要病理表现，需应用大量激素以抗炎抑制免疫，初期使用激素，其不良反应尚未显现，此期中医病因病机为血热内扰，迫血妄行，泛溢肌肤，治宜清热凉血止血，选用犀角地黄汤加味。犀角地黄汤出自唐代孙思邈《备急千金要方》。《备急千金要方·胆腑·吐血》曰："犀角地黄汤，治伤寒及温病应发汗而不汗之，内蓄血者及鼻衄吐血不尽，内余瘀血，面黄，大便黑，消瘀血方。"古代多用于外感温热病和血证的治疗，滋阴与清热相辅相成，并行不悖，是犀角地黄汤的独到之处。此例患者主要以面部红斑为表现，兼见心烦，口干，咽燥，腰膝酸软，乏力，视物模糊，月经量少，为阴虚火旺之象，舌质红，苔少，脉细数，脉证相符。故治疗以滋阴清热，凉血止血。急性期予水牛角为君药，重用凉血活血，清热解毒之品。而使用清热凉血药时，注意顾护脾胃，其中白术为益气健脾常用药，久服可强身。现代药理研究也表明，犀角地黄汤具有改善微循环，保护血管壁，改善血液促凝物质与抗凝物质之间的失衡，防止弥散性血管内凝血的形成，抗菌消炎，解毒，调整免疫功能，提高垂体－肾上腺应激能力等功效。临床配伍方面，根据患者临床表现不同，选用药物不同。

首诊，韩老采用犀角地黄汤治疗本病。该方治证乃热毒深陷于血分所致。营热不解，每多深入血分，热入血分，心肝受病。温热之邪燔灼血分，一则热盛血沸，且必扰于心神，致烦乱谵语；二则热盛迫血妄

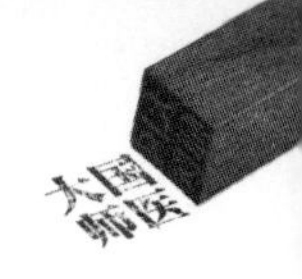

行，阳络伤则血外溢，阴络伤则血内溢，离经之血又可致瘀阻而发斑。故当以清热解毒，凉血散瘀为法。犀角地黄汤由水牛角、生地黄、芍药、丹皮四味药组成。方用苦咸寒之水牛角为君，归心、肝经，可以清热解毒、定惊、凉血，且寒而不遏；臣以生地黄，甘苦性寒，入心、肝、肾经，清热凉血，养阴生津，一可复已失之阴血，二可助水牛角解血分之热，还可止血；白芍苦酸微寒，养血敛阴，且助生地黄凉血和营泄热，临床上可区别赤芍、白芍加以运用，活血通经多用赤芍，养血滋阴多用白芍；丹皮苦辛微寒，入心、肝、肾经，清热凉血，活血散瘀，可收化斑之效，两味用为佐使。上述四药合用，共成清热解毒、凉血散瘀之剂。方中凉血与散血并用，使热清血宁而无耗血动血之弊，凉血止血又无冰伏留瘀之患。

二诊时加白鲜皮、墨旱莲、泽泻清热解毒，祛风凉血。白鲜皮，祛风，燥湿，清热，解毒。治风热疮毒，疥癣，皮肤痒疹，风湿痹痛，黄疸。《神农本草经》谓白鲜“主头风，黄疸，咳逆，淋沥，女子阴中肿痛，湿痹死肌，不可屈伸、起止、行步”。《名医别录》指出，白鲜“主四肢不安，时行腹中大热、饮水、欲走、大呼，小儿惊痫，妇人产后余痛”。墨旱莲，味甘、酸，性凉，入肝、肾经，《唐本草·鳢肠》言其“主血痢，针灸疮发，洪血不可止者，敷之立已。汁涂发眉，生速而繁”。泽泻，入肾、膀胱经，可以利水，渗湿，泄热，治小便不利，水肿胀满，呕吐，泻痢，痰饮，脚气，淋病，尿血。《神农本草经》谓泽泻“主风寒湿痹，乳难，消水，养五脏，益气力，肥健”。《名医别录》载泽泻“补虚损五劳，除五脏痞满，起阴气，止泄精、消渴、淋沥，逐膀胱三焦停水”。

三诊时患者颜面红斑颜色转淡，病情显著改善，效不更方，继续治疗，巩固疗效。

系统性红斑狼疮是慢性系统性疾病，患者常在急性期或亚急性期就诊，此时血热炽盛，需凉血散血，长期应用激素控制病情，会耗伤肾阴，出现阴虚火旺、热毒内盛之象，则需滋补肝肾、清热解毒，激素撤减期阳气虚衰，酌加温阳之品防止撤减反应。在系统性红斑狼疮不同时期分期辨证运用中药，中西医结合，既能减少西药的不良反应，又能增强其疗效，全面调节患者的免疫功能。

（韩　辉　胡　蝶　丁小娟　朱福生　王婷婷　整理）

香江学术讲座篇

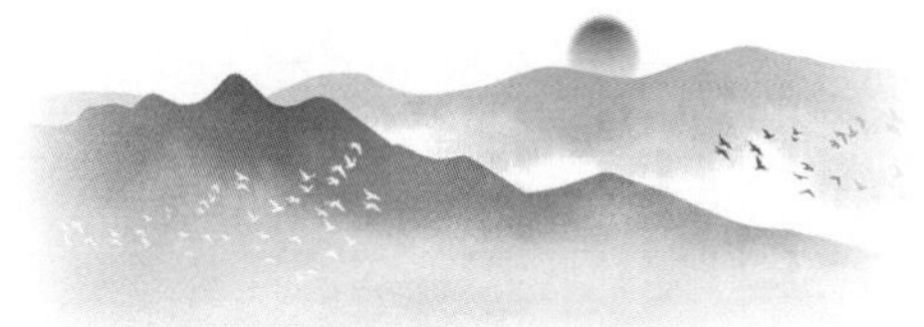

中医药防治冠心病

现今社会，冠心病的发病率只增不减，已成为严重威胁中老年人生命健康的常见病、多发病，危害人类的身心健康。我国自 20 世纪 50 年代以来心血管疾病的发病率明显上升，给社会和家庭带来沉重的负担。心血管疾病已经成为我国一个重要的公共卫生问题，因此提高我国心血管疾病的防治水平刻不容缓。近年来，中医药工作者在心血管病，尤其是冠心病的防治领域，开展了大量卓有成绩的工作，取得了长足的进展。中医药以活血、化痰、解毒、通络、益气等方法为指导的基础研究在内皮功能、易损斑块、血小板活化、缺血再灌注、缺血预适应、左室重构、血管重构、血管新生以及微循环等热点领域广泛开展，并取得了长足的进步。

中医药具有“治未病”“整体观念”“辨证施治”以及“简、便、廉、验”的特色优势，中医药防治冠心病在这些方面具有自己独到的临床特色优势。下面让我们就冠心病的相关内容进行简单的探讨。

一、什么是冠心病

冠心病是冠状动脉粥样硬化性心脏病的简称。是指供给心脏营养物质的血管——冠状动脉发生严重粥样硬化或痉挛，使冠状动脉狭窄或阻塞，以及血栓形成造成管腔闭塞，导致心肌缺血、缺氧或梗死的一种心脏病，亦称缺血性心脏病。冠心病的发病机制十分复杂，总的来看，以器质性多见，冠状动脉痉挛也多发生于有粥样硬化的冠状动脉。常见的临床表现为：①心绞痛型：胸骨后压榨感，闷胀感，持续 3 到 5 分钟，常发散到左侧臂部，休息和含化硝酸甘油片能缓解；②心肌梗死型：疼痛部位与以前心绞痛部位一致，但持续更久，疼痛更重，休息和含化硝酸甘油片不能缓解；③无症状性心肌缺血型：有广泛的冠状动脉阻塞，心肌缺血却没有心绞痛发作；④心力衰竭和心律失常型：部分患者出现心力衰竭的表现，如气紧、水肿、乏力等，还有各种心律失常；⑤猝死型：指由于冠心

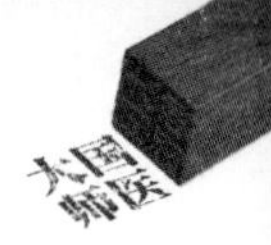

病引起的不可预测的突然死亡，在急性症状出现以后 1 小时内发生心脏骤停所致。

在中医学中，冠心病属胸痹范畴，是由多种原因引起的以心脉痹阻不畅、心之阴阳气血失调为主要病机，以膻中或左胸部憋闷、疼痛为主要临床表现的一种疾病。其临床症状因病情轻重而不同，轻者可见胸部沉闷或隐隐作痛，或仅感胸前不适，持续时间短暂，或伴有气短、心悸；重者则疼痛剧烈，痛如刀绞，胸痛彻倍，持续时间较长，并伴有面色苍白，冷汗自出。冠心病在我国古代医学文献中，虽无此病名，但却有很多相关记载。如《素问·脏气法时论》谓“心病者，胸中痛，胁支满，胁下痛，膺背肩胛间痛，两臂内痛”，是对冠心病心绞痛疼痛部位的描述；《灵枢·厥病》载有“痛如以锥针刺其心，心痛甚者，脾心痛也”，以及“真心痛，手足清至节，心痛甚，旦发夕死，夕发旦死”，则是对冠心病疼痛程度与预后的描述；《金匮要略·胸痹心痛短气病脉证治》中有“胸痹之病，喘息咳唾，胸背痛，短气”，以及“胸痹不得卧，心痛彻背”等论述，是对冠心病心功能不全伴随症状的描述。

二、中医对防治冠心病的认识

中医认为冠心病是发于心而涉及五脏的一种身心疾病。寒邪侵袭、饮食不节、痰瘀阻滞、七情内伤等皆可导致冠心病的发生发展。不同的地域环境、不同的病因、不同的患者会表现出不同的证候。医者根据患者的证候辨别病因病机，确定不同的治则，选用不同的方剂治疗。大量的临床研究表明：本虚标实为冠心病的基本病机，血瘀和气虚被公认为是冠心病标实和本虚中最常见的证候要素。冠心病常见证候依次是血瘀、气虚、痰浊、阴虚、阳虚、气滞、血虚。冠心病证候以三证组合最多，气虚血瘀证为其基本证候组合。证候在人体疾病发展变化的不同阶段，呈现动态演变的差异。证候动态变化是证候复杂性中最显著、最核心、最关键的要点之一，贯穿于冠心病发展变化的整个过程，因此加强对冠心病证候动态时空特征的认识和把握，弄清冠心病发生发展中人体病理机制发展变化的规律，对于增加冠心病辨证论治的准确性、提高临床疗效具有重要的指导意义。

（一）重视气血

中医学认为，气血是人体中最重要的两种物质。气血温煦濡养人体的五脏六腑、四肢百骸，维持并发挥正常的生理功能。无论在生理或病理情况下，气与血之间均存在着极为密切的关系，即气为血之帅，血随气而行，血为气之守，气得之则静谧，气滞则血凝，气虚则血脱，气迫则血走，血瘀气亦滞。气虚则推动血行无力，气滞则血行不畅，气虚和气滞均可导致心脉瘀阻而出现胸闷、胸痛、心悸等冠心病症状。气血失调既是冠心病的结果，又成为重要的致病因素。老年冠心病患者，元气亏虚为发病的根本病因，元气既虚，必不能达于血管，血管无气，必停留而瘀，继而出现胸痛、心慌、气短乏力等症状；中年患者尤其是更年期冠心病患者，由于久坐、嗜食无度、工作压力或情志因素等，造成气血郁滞、心脉瘀阻而引发胸痹，出现胸闷痛、胁肋胀痛、急躁易怒、睡眠不安等症状。由于气虚血瘀和气滞血瘀是冠心病发病的主要原因，故而临床治疗上要调畅气机、平衡气血多运用补气活血和理气活血两大法则。临床对冠心病的证候分析也表明血瘀、气虚、气滞是冠心病的常见证候。活血理气在冠心病防治中具有不可或缺的地位。

（二）活血化瘀

气血调和是维持身体健康的前提。冠心病患者常有胸痛，胸闷，心悸，舌质瘀紫或瘀斑，口唇青黯，脉涩或结代等表现。这都符合中医血瘀的辨证。冠心病发病的各个阶段都存在不同程度的血瘀证候，早期多为气滞血瘀、痰浊血瘀、寒凝血瘀等实证表现，晚期常见气虚血瘀、阴虚血瘀等虚中夹实的表现。近年来用活血化瘀方药治疗冠心病效果显著。临床研制出一大批中药新药如冠心Ⅰ号方、冠心Ⅱ号方、冠心丸、精制冠心片、血府逐瘀胶囊、复方丹参片、灯盏细辛注射液、

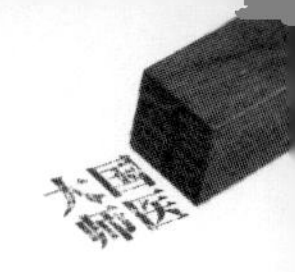

注射用灯盏花素等，临床应用对缓解心绞痛，改善心电图取得较好的效果。

（三）调畅气机

《素问·举痛论》曰“百病生于气也”，《诸病源候论》谓“血之在身，随气而行”，《血证论》言“气盛则血充，气衰则血竭”。《寿世保元·血气论》云“气有一息之不运，则血有一息之不行。病出于血，调其气犹可以导达病原于气……故人之一身，调气为上，调血次之”。气机失调是诱发冠心病的主要原因。而心气的盈亏、功能的强盛又根于元气的资助，所以元气越充沛心气越强盛，心病也就越少发生。人至老年，肾气失运，元气不足，心气衰弱，帅血无力，气血不得调达畅运，必然导致血脉壅滞的变化，遂发冠心病。由于人体是一有机整体，各脏腑病理生理有着密切的联系，肝、脾、肺、肾的气机失常均可导致心病。由此可见气虚、气滞是诱发冠心病的始动因素，临证治疗应当注重调气。冠心病多属老年肾气虚衰，先天之精不足需赖后天化生水谷供养，因而实则补益脾胃之气，常用人参、黄芪、党参、山药、白术、茯苓、甘草。

（四）通补兼施

冠心病是“本虚标实”证。心、脾、肾亏损为病之本，气滞血瘀、痰浊瘀阻是病之标。临证根据病情的标本缓急，一般疼痛发作时先宜治标，治法以“通”为主；疼痛缓解后宜治本，治法以“补”为主。但是标本虚实常互相兼见，如急性期标实证也有不同程度的正虚之候，在缓解期恢复阶段呈现以正虚为本证时，也蕴伏血瘀、痰瘀之象。一旦病情恶化又见厥脱之凶险重症。因而治疗时要根据实际病情，权衡以“通”为主，还是以“补”为主，或补中寓通，通中寓补，通补兼施极为重要。掌握通补兼施的原则已被各地医家所重视，它对减轻病理损害，缓解症状，减少厥脱等并发症的发生有一定的意义。临床实践证实，它是提高中医疗效的正确途径之一。一般常用的通法有活血化瘀、祛痰泄浊、芳香温通与宣痹通阳。常用补法有益气养阴、补心、健脾与益肾等。用药掌握活而不破，补而不滞，滋而不腻。以“通不伤正，补不碍邪”为原则，疗效方能显著。在临床运用中应注意过度行气容易耗气、伤气导致气虚，亦可导致血瘀的产生，故治疗过程中不忘益气，可加黄芪、茯苓、党参等补益气机药。

三、冠心病易患人群

1. 中老年人　冠心病多见于40岁以上的中老年人，心肌梗死和冠心病患者猝死的发病率与年龄成正比。临床以男性患者较多见。女性在绝经其后冠心病的发病率增加。老年人心脏病发作的可能性较大。

2. 吸烟者　吸烟者罹患这种疾病的可能性比不吸烟者至少大2倍，且与每日吸烟支数成正比。在35岁到45岁的年龄层中，吸烟者死于冠状动脉病的人数，是不吸烟者死于冠状动脉病人数的5倍以上。

3. 不良饮食者　常进较高热量的饮食、较多的动物脂肪、胆固醇者易患本病。

4. 高血压、糖尿病、高脂血症患者　高血压、糖尿病、高脂血症将增加患冠状动脉病的发病率。

5. 有家族遗传史者　若家族中有人患上冠心病，就更容易有心脏病发作。

6. 肥胖者　体重超重者患冠心病的可能性就比体重正常的人要大。体重超重多于20%的人心脏病发作的可能性比体重健康的人高三倍。

7. 脑力劳动者　体力活动少、脑力劳动多、经常有紧迫感的职业，发生冠状动脉硬化的比率较高。

8. 长期精神紧张、脾气暴躁或情绪低落者　这类人群发生冠心病的风险较心态好的人明显增加。

以上易患人群可以看出，造成冠心病的主要危险因素是血压过高、体重超标、胆固醇过高。

四、冠心病早期症状

冠心病是中老年人的常见病和多发病，处于这个年龄阶段的人，在日常生活中，如果出现下列情况，要及时就医，尽早发现冠心病。

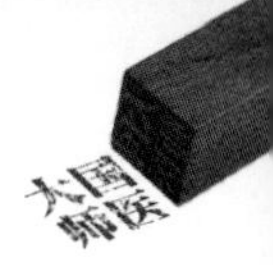

1. 劳累或精神紧张时出现胸骨后或心前区闷痛，或紧缩样疼痛，并向左肩、左上臂放射，持续3～5分钟，休息后自行缓解者。

2. 体力活动时出现胸闷、心悸、气短，休息时自行缓解者。

3. 出现与运动有关的头痛、牙痛、腿痛等。

4. 饱餐、寒冷或看惊险影片时出现胸痛、心悸者。

5. 夜晚睡眠枕头低时，感到胸闷憋气，需要高枕卧位方感舒适者；熟睡或白天平卧时突然胸痛、心悸、呼吸困难，需立即坐起或站立方能缓解者。

6. 性生活或用力排便时出现心慌、胸闷、气急或胸痛不适。

7. 听到噪声便引起心慌、胸闷者。

8. 反复出现脉搏不齐，不明原因心跳过速或过缓者。

五、中医药如何防治冠心病

中医学把中药传统功效与中药现代药理作用相结合。研究证实，中药具有调脂、抗炎、抗凝、溶栓、消炎、抑菌、调节免疫、降压、降血糖等现代药理作用。如大蒜、黄芪、绞股蓝、续断等均有较好的抗过氧化损伤作用；具有抑制血管平滑肌增殖作用的中药成分有：丹皮酚、葛根素、黄芩茎叶总黄酮、雷公藤多苷、阿魏酸钠等；抗血小板聚集作用优于或相当于阿司匹林者有：赤芍、大黄、黄连、银杏叶；徐长卿、茶叶、葛根、灵芝、陈皮、银杏叶等10余种中药还能降低红细胞聚集，且均具有降脂作用；抗凝及抗血栓形成作用比肝素更强的凝血酶特异性抑制剂有水蛭素；具有降脂作用的中药有：泽泻、山楂、茯苓、生蒲黄、女贞子、苍术、白术等；扩张冠状动脉者有：丹参、葛根、麻黄、桂枝、细辛、白芷、前胡、桑叶、葛根、菊花；抗凝、溶栓药物有：水蛭、全蝎、赤芍、川芎、丹参、地龙、蜈蚣、乌梢蛇；抗炎、抑菌药物包括：黄芩、黄连、黄柏、贯众；降压者有：夏枯草、白芍、代赭石、女贞子、龙骨、牡蛎。当充分发挥中药现代药理作用，针对不稳定斑块形成的病理过程，有效地运用中药现代药理作用，稳定冠状动脉粥样硬化斑块，防治冠心病，避免严重的心血管事件发生。

中医药在防治冠心病方面独具特色，血脂康、通心络胶囊、丹参片、丹参注射液、速效救心丸、麝香保心丸、地奥心血康胶囊及具有"扩冠"效应的单味中药丹参、三七、葛根、山楂、决明子、毛冬青等经临床证实对于冠脉斑块具有很好的预防、消退和稳定的作用。此外，传统的针灸治疗冠心病既简便又行之有效，常用穴位有内关、膻中、心俞、间使、足三里等，不仅能缓解心绞痛，还能调节机体功能。针灸疗法可适用于冠心病的全过程。

（一）中成药

目前用于防治冠心病的中成药有10多种，但常用的主要有以下几种：

1. 速效救心丸　该药属于活血理气药，可以缓解冠心病的心绞痛，用于治疗胸闷、憋气，心前区疼痛，每日三次含服，每服3~6粒，急性发作可服10~15粒。一般在5分钟内心绞痛得到缓解。

2. 苏合香丸　功能芳香开窍，理气止痛。每次1丸，温开水送服。

3. 冠心苏合丸　由苏合香、乳香、檀香、青木香、冰片、朱砂、白蜜组成，制成小蜜丸。用于心绞痛，胸闷，憋气，心前区疼痛等。1次1丸，日服3次，口含或嚼服。

4. 苏冰滴丸　由苏合香脂，冰片组成，口含或吞服，每次2~4粒，可以较快地缓解心绞痛，治疗胸闷气短等。

5. 冠心二号片　由丹参、赤芍、川芎、红花、降香组成，功用理气活血止痛，有强心和扩张血管的作用。每次服5片，1日2次，该药可较长时间服用，一般没有副作用，不属于速效药物。

（二）食疗

中医药防治冠心病，当存在血液高凝状态或高脂血症时，可用适当运用药物治疗，以防治血小板聚集，改善血液高凝状态，降低血脂等。然而，饮食治疗同样重要。宜多吃新鲜蔬菜、水果，适当进食肉、鱼、蛋、乳，禁服烈酒及咖啡、浓茶，不宜进食糖类食品及辛辣厚味之品。冠心病患者在选择食物时，应注意选择一些脂肪和胆固醇含量较低，而维生素、

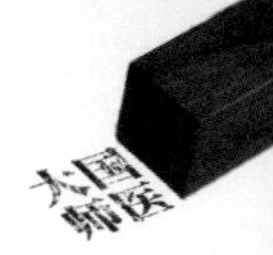

食物纤维、有益的无机盐和微量元素含量较多的，并有降血脂、抗凝血作用的食物。具体可根据以下分类来合理选择。

1. 可以随意进食的食物　①各种谷类，尤其是粗粮。②豆类制品。③蔬菜，如洋葱、大蒜、金花菜、绿豆芽、扁豆等。④菌藻类，如香菇、木耳、海带、紫菜等。⑤各种瓜类、水果及茶叶。

2. 适当进食的食物　①瘦肉，包括瘦的猪肉、牛肉和家禽肉(去皮)。②鱼类，包括多数河鱼和海鱼。③植物油，包括豆油、玉米油、香油、花生油、鱼油、橄榄油。④奶类，包括去脂乳及其制品。⑤鸡蛋，包括蛋清、全蛋(每周2~3个)。

3. 少食或忌食食物　①动物脂肪，如猪油、黄油、羊油、鸡油等。②肥肉，包括猪、牛、羊等肥肉。③脑、骨髓、内脏、蛋黄、鱼子。④软体动物及贝壳类动物。⑤糖、酒、烟、巧克力等。

冠心病的饮食治疗原则是扶正祛邪，标本兼治，涤痰逐瘀，活血通络，补益气血。具体的食疗方案有:

1. 大蒜粥　原料:紫皮蒜30g，制法:将紫皮蒜置沸水中煮1分钟后捞出蒜瓣，再将粳米100g煮粥，待粥煮好后，将蒜再放入粥中略煮。可早晚食用。

2. 芹菜红枣汤　原料:芹菜根5个，红枣10个，制法:将芹菜根、红枣水煎服，食枣饮汤。每日2次。

3. 木耳烧豆腐　原料:黑木耳15g，豆腐60g，葱、蒜各15g，花椒1g，辣椒3g，菜油适量。制法:将锅烧热，下菜油，烧至六成热时，下豆腐，煮大约10分钟，再下木耳翻炒，最后下辣椒、花椒、葱、蒜等调料，炒匀即成。

4. 三仁粥　原料:桃仁、枣仁、柏子仁各10g，粳米60g，白糖15g。制法:将桃仁、枣仁、柏子仁打碎，加水适量，置武火煮沸30~40分钟，滤渣取汁，将粳米淘净入锅，倒入药汁，武火烧沸，文火熬成粥。服法:迟早皆可，佐餐服用。功效:活血化瘀，养心安神，润肠通便。适用于瘀血内阻之胸部憋闷，时或绞痛；心失所养之心悸气短、失眠；阴津亏损之大便干燥，舌质红或瘀点、瘀斑。

5. 丹参饮　原料：丹参30g，檀香6g，白糖15g。制法：将丹参、檀香洗净入锅，加水适量，武火烧沸，文火煮45~60分钟，滤汁去渣即成。服法：日服1剂，分3次服用。功效：行气活血，养血安神，调经止痛，清营热除烦满。适用于血脂增高，心电图异常，长期心前区闷，时或绞痛，舌质有瘀点等症。还可用于心血不足、心血瘀阻之心悸失眠，心烦不安，妇女月经不调，经期情志不舒等。

6. 薤白炖猪心　原料：猪心1个，薤白150g，胡椒粉适量。制法：猪心洗净入锅，加水适量，武火烧沸煮熟，倒入薤白，文火煮炖至猪心软透，加入佐料即成。服法：佐餐服用。功效：通阳散结，健脾益心，理气消食。适用于胸痹，胸闷疼痛，气短，心悸，失眠，脘腹胀满疼痛，饮食不振，大便溏泻，舌淡苔薄，脉沉细。

7. 苏丹药酒　原料：苏木10g，丹参15g，三七10g，红花10g，高粱白酒1 000g。制法：诸药洗净晾干，放入酒瓶内加盖密封15~20天即可。服法：日服1~2次，每次10~15ml。功效：养血活血，化瘀止痛。适用于各种瘀血阻滞所致的心胸憋闷，脘腹冷痛，跌仆损伤，瘀肿，痛经等症。

（三）茶疗

菊花山楂饮：菊花、生山楂各15~20g，水煎服或开水冲浸，每日1剂，代茶饮用。

（四）穴位按摩

1. 捏腋前将一手拇指放在对侧腋前，其余4指放在腋窝下，对合用力捏拿腋前肌肉0.5~1分钟。双侧交替进行。功效：活血通络，疏经止痛。

2. 摩揉膻中穴　将右手掌掌根紧贴膻中穴（位于两乳头连线正中），适当用力顺时针、逆时针摩揉0.5~1分钟。以局部发热为佳。功效：

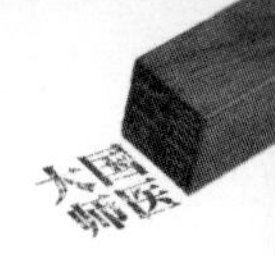

宽胸理气，清心除烦。

3. 团摩上腹　将左手掌心叠放在右手背上，右手掌心放在上腹部，适当用力做顺时针环形摩动 0.5~1 分钟。以上腹部发热为佳。功效：宽胸理气，健脾和胃。

4. 分推肋下　将双手四指并拢，分别放在同侧剑突（胸部正中骨头的下端）旁，沿季肋（胸腔下缘）分推 0.5~1 分钟。功效：调中和胃，理气止痛。

5. 合按内关穴、外关穴　将一手的中指和拇指放在另一手的内关穴（位于手掌侧腕横纹正中直上 2 横指，两筋之间）和外关穴（位于手背侧腕横纹正中直上 2 横指，与内关穴相对）上，两指对合用力按压 0.5~1 分钟。双手交替进行。功效：安神镇静，和胃理气。

6. 掐按足三里穴　将双手拇指指尖放在同侧足三里穴（位于外膝眼下 4 横指，胫骨外侧约 1 横指筋间处）上，其余四指附在小腿后侧，适当用力掐按 0.5~1 分钟。双下肢交替进行。功效：补脾健胃，调和气血。

7. 揉按三阴交穴　将左（右）下肢平放在对侧膝上，右（左）手拇指指腹放在三阴交穴（位于内踝尖上 4 横指处）上，适当用力揉按 0.5~1 分钟。双穴交替进行。功效：交通心肾，宁心安神。

在坚持自我按摩的同时，患者要注意保持心情舒畅，注意劳逸结合，避免剧烈活动。

六、冠心病患者的注意事项

1. 气候变化可诱使冠心病患者发生急性心肌梗死。据报道，阿尔卑斯山地区在春秋季时心肌梗死的患者明显增多；我国山东地区在 3~5 月份心肌梗死的发病率最高；北京地区每年的 4 月和 11 月是冠心病心肌梗死的发病高峰期。秋末冬初和早春我国多数地区的大气压、风速、温差都处于极不平衡状态，而变化多端的气候可能导致心脏血管发生痉挛，直接影响心脏本身的血液供应；再则在寒冷的季节里，常易发生感冒和支气管炎，对冠心病患者造成影响。气候变化对冠心病患者十分不利，常是诱发心绞痛和心肌梗死的主要诱因。因此冠心病患者在冬春季节里应注意以下几个问题：①除坚持服用冠心病的常用药物外，还要备好保健盒、氧气等急救药品；②如频繁发生心绞痛，要及时卧床休息，并及时到医院检查、治疗；③坚持参加力所能及的体育锻炼，如户外散步、太极拳、气功等，但遇有骤冷、暴雪、大风等天气变化时，要留在室内活动，根据气温变化，及时更换衣服被褥，注意保暖；④避免疲劳紧张，情绪激动，尽量少参加社交活动和长途旅行，适当节制性生活；⑤提倡用温水擦澡，以提高皮肤的抗寒能力，同时要积极防治感冒，气管炎等上呼吸道感染性疾病。

2. 运动固然对冠心病患者有好处，但运动不当，给冠心病患者带来的危害也屡见不鲜。因此，冠心病患者在参加体育运动时，必须注意以下问题：①运动前后避免情绪激动。精神紧张、情绪激动均可使血中儿茶酚胺增加，降低心室颤动率。加上运动可有诱发室颤的危险，因此，对于心绞痛发作 3 天之内，心肌梗死后半年之内的患者，不宜做比较剧烈的运动。②运动前不宜饱餐。因为进食后人体内血液供应需重新分配，流至胃肠帮助消化的血量增加，而心脏供血相对减少，易引起冠状动脉相对供血不足，从而发生心绞痛。③运动要循序渐进，持之以恒，平时不运动者，不要突然从事剧烈的运动。④运动时应避免穿得太厚，影响散热，增加心率。心率增快会使心肌耗氧量增加。⑤运动后避免马上洗热水澡。因为全身浸在热水中，必然造成广泛的血管扩张，使心脏供血相对减少。⑥运动后避免吸烟。有些人常把吸烟作为运动后的一种休息，这是十分有害的。因为运动后心脏有一个运动后易损期，吸烟易使血中游离脂肪酸上升和释放儿茶酚胺，加上尼古丁的作用而易诱发心脏意外。

3. 日常生活中做到不吸烟，低盐低脂饮食，减少糖分摄入；将习惯食用的肉类量减少，吃烧煮的肉，而不是油煎的肉；每周最多只吃三个鸡蛋；吃大量水果及蔬菜，但饮食要维持平衡均匀；减少盐的摄入量，摄食盐量低可以降低血压并且减少发展冠状动脉病的危险。经常运动，每周

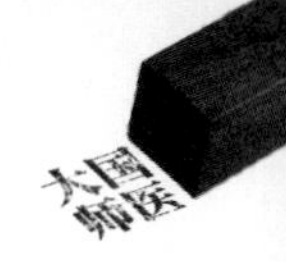

做两三次适宜强度的运动，可减少得心脏疾病的危险，但应注意突然做剧烈运动很危险，必须以渐进的方式来开始实行你的运动计划；释放精神压力，寻求各种途径来调节生活上的压力，可以通过培养爱好或通过运动来调节日常生活中的紧张情绪。控制血压、血脂和血糖，定时检查身体并遵照医嘱。

4. 老年人要听从医生的嘱咐，适当活动。运动量宜从轻量级开始，如轮替活动肢体、屈膝、摆动双臂、活动颈肩关节、起坐后下床、躺在椅上，以及自己进餐、洗漱、如厕等，逐渐增加活动量以达到或接近梗死前的活动度为准。在日常生活中，步行是最方便的运动方式。可以多访友，作消遣活动，但应尽量避免奔跑、纵跃。因为有时会因此引起体位性低血压等不良反应。此外，太极拳也是冠心病患者的良好锻炼方式。应注意高龄患者出汗反应差，因此散热也慢，故不耐热，所以在气温高或湿度高的情况下，应暂停运动锻炼。

七、冠心病急性发作时的应对措施

1. 心绞痛　应立即停止体力活动，就地休息，设法消除寒冷，情绪激动等诱因；立即舌下含化硝酸甘油片或硝酸异山梨醇酯片 1 片，如未缓解，隔 5～10 分钟再含化一次，连续 3 次含化无效，胸痛持续 15 分钟以上者有发生心肌梗死的可能，应立即送医院等急救场所；可口服安定 3mg，有条件者应吸氧 10 到 30 分钟，冠心病患者应随身携带硝酸甘油片等药物，一旦出现胸痛立即含服，并注意不要使用失效的药物稳定型心绞痛在休息和含化硝酸甘油片后心绞痛会缓解，不稳定型心绞痛是一个严重且存在潜在危险的疾病，应立即送医院治疗和严密观察。

2. 心肌梗死　急性心肌梗死死亡率高，大多数死亡发生在发病后 1 小时内，其中半数以上患者入院前即已死亡，一般由心室纤颤引起，因此就地采取急救措施和迅速转送医院至关重要。在高危患者（患有高血压、糖尿病，既往有心绞痛发作者）中一旦发生以下情况，如胸部不适、极度疲劳、呼吸困难，尤其伴有大汗、头昏、心悸濒死感时，要高度怀疑发生了心肌梗死，患者及家属应保持镇静，避免引起惊慌和恐惧，人群密集处应保证通风，就地急救包括拨打急救电话，同时嘱患者含服硝酸甘油片或者服用速效救心丸、冠心舒合丸等，就医条件允许可立即送其前往最近的医疗机构，根据情况选择完善心电图、心电监护、直流电除颤、静脉溶栓等，排除禁忌证可立即口服阿司匹林 300mg，有条件可肌内注射盐酸罂粟碱、杜冷丁、安定。一旦发生心脏骤停，应立即做人工呼吸和胸外心脏按压进行心肺复苏。

3. 急性心衰和心源性休克　急性心肌梗死和缺血型心肌病都可能发生急性心衰，由于大面积心肌坏死所致多为急性左心衰。患者出现严重呼吸困难，伴烦躁不安，窒息感，面色青灰，口唇紫绀，大汗淋漓，咳嗽，咯大量白色或粉红色泡沫痰，这种情况必须立即送医院抢救。

中医认为人是一个统一的整体，五脏六腑的生理活动及其病理变化也是互相联系和互相影响的。冠心病是发于心而涉及五脏的一种身心疾病。因此，中医认为必须用整体辨证思维的方法去认知。《素问·灵兰秘典论》谓“心者，五脏六腑之大主也”，强调心脏在五脏六腑中的重要地位，但五脏之间又有着互相制约的关系，如《素问·玉机真脏论》云“五脏受气于所生，传之于其所胜，气舍于其所生，死于其所不胜”“五脏相通，移皆有次”。在病理状态下，其他脏腑的疾病也很容易影响到心脏。因此，从整体出发，全面把握冠心病的预防及治疗，对患者大有裨益。

（赵　丹　张　念　整理）

心律失常的虚实论治

人体正常心律起源于窦房结，正常频率为 60～100 次 /min。而心律失常在西医的定义是指心脏冲动的频率、节律、起源部位、传导速度或激动次序的异常。其病因主要是出现器质性心脏病，如冠心病、心肌炎、心肌病、风心病等，尤其以心力衰竭和心肌梗死最为显著；或是一些

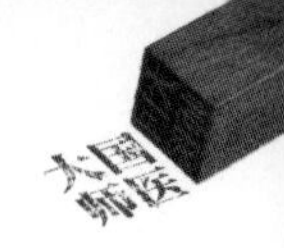

非心源性疾病，如慢阻肺、急性胰腺炎、急性脑血管病、妊娠高血压等均可引发；或是电解质紊乱和平衡失调，如低钾血症、高钾血症等；或是其他物理和化学因素，如有机磷中毒、中暑、电击伤等或是药物毒性，如乌头，均可引起心律失常，甚可致死亡。按其发生原理，可分为冲动形成异常和冲动传导异常两大类；按心律失常发生时心率的快慢可分为快速性与缓慢性心律失常两类。按起源部位可分为窦性、心房性、房室结性、房室交界处、心室性等，总称室上性和室性心律失常。诊断心律失常临床主要通过患者的症状体征，加上心电图、心脏听诊等来协助判断。西医学主要运用经导管射频消融来进行心律失常的治疗，包括预激综合征、房室结折返性心动过速、室性心动过速和心房扑动的治疗。其不足在于对于房颤以及器质性心脏病合并持续性室性心动过速的成功率不高，且易复发。

我国传统医学中将心律失常按其发作不同特点可归为“心悸、怔忡、虚劳、迟脉证、胸痹”等病症范畴，其主要表现为自觉惊慌不安，心中动悸不宁，不能自主，心中跳动，呈阵发性或持续不止，每因情志波动或劳累过度而诱发，伴胸闷、气短、失眠、健忘、眩晕等症。《黄帝内经》中虽无心悸、怔忡之名，但已有相关症状的记录并且认识到心悸的病因与宗气外泄、心脉不通、突受惊恐、复感外邪等有关。《素问·三部九候论》云：“参伍不调者，病。”最早记载脉律不齐是疾病的表现。《素问·平人气象论》曰：“左乳下，其动应衣，脉宗气也。盛喘数绝者，则病在中；结则横，有积矣；绝不至，曰死。乳之下，其动应衣，宗气泄也。”提出心悸的病因与宗气外泄有关。《素问·举痛论》云：“惊则心无所倚，神无所归，虑无所定，故气乱矣。”《素问·痹论》云：“脉痹不已，复感于邪，内舍于心……心痹者，脉不通，烦则心下鼓。”《丹溪心法·惊悸怔忡》云：“惊悸者血虚，惊悸有时，以朱砂安神丸。”《证治准绳·杂病》曰：“心悸之由，不越二种，一者虚也，二者饮也。气虚者，由阳气内虚，心下空虚，火气内动而为悸也。血虚者亦然。其停饮者，由水停心下，心为火而恶水，水既内停，心自不安，故为悸也。”《景岳全书·杂证谟·怔忡惊恐》云：“虚微动亦微，虚甚动亦甚。”由此看出，我国古代对本病已有较深刻的认识。

一、古代文献对脉象论述

古人在诊断心律失常时通过四诊合参来辨证论治，其中最主要的是通过切脉，心率在正常情况下与脉率一致，故古人常通过诊脉的不同表现来对心律失常进行分类。平人脉象一息四至，相当于60～100次/min，若患者出现数脉（一息六至）、疾脉（一息七至）、极脉（一息八至）等脉象，则相当于西医学的快速性心律失常。《脉经》曰：“数脉来去促急。”数脉多指主热证但也见于里寒证、表寒证。因邪热鼓动，血行加速，脉数而有力为实热内盛；若久病阴虚，虚热内生，血行加速，脉数而无力，为虚热证。如果阴盛阳虚，逼阳外越，或精血亏甚，无以敛阳，阳气上浮，也见数而无力脉。外感寒邪，正气搏击外邪，也见数脉。《脉诀汇辨》云：“六至以上，脉有两称，或名曰疾，或名曰极，总是急速之脉，数之甚者也。”主阳极阴竭，元气将脱。多见于急性热病。如虚损劳伤者见疾脉，多是危重证候。

二、心律失常常见的脉象

（一）迟脉类

若患者出现缓脉（一息四至）、迟脉（一息三至）、损脉（一息二至）、败脉（一息一至）、夺精脉（两息一至）等脉象，则相当于西医学的缓慢性心律失常。《脉诀汇辨》曰：“缓为胃气，不主于病，取其兼见，方可断证。浮缓伤风，沉缓寒湿，缓大风虚，缓细湿痹，缓涩脾薄，缓弱气虚。”迟脉多见于寒证，有力为冷积，无力为阳虚，常见于窦性心动过缓、房室传导阻滞、神经官能症、黄疸、呕吐等疾病。张仲景《伤寒论·平脉法》说：“若见损脉来至，为难治。”《医宗金鉴·订正仲景全书伤寒论注》注曰：“若一息二至，名曰损脉，是气衰无胃，故为难治也。”说明出现损脉即已到危重阶段，故难以治疗。

（二）数脉类

不整性心律失常则表现为促脉（脉来急数，时而一止，止无定数）、

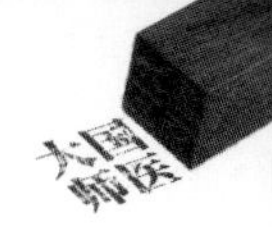

结脉(脉来缓慢,时而一止,止无定数)、代脉(几至一止,止有定数)。促脉多见于阳热亢盛而兼有气滞、血瘀、痰停、食积以及风湿性心脏病、冠心病等。晋代王叔和《脉经·脉形状指下秘诀》:“促脉来去数,时一止,复来。”结脉主阴盛气结、寒痰血瘀、气郁不调、癥瘕积聚,《脉经》曰:“结脉往来缓,时一止,复来。”代脉可见于病态窦房结综合征以及早搏形成的二联律、三联律等。

三、脉象主病

根据脉象的不同表现不仅可以进行分类,还可以进行辨证论治和判断疾病的深浅。阳盛则促,数为阳热,但数促而沉细、微细,伴面浮肢僵,动则气短,形寒肢冷,舌淡者为虚寒之象。阴虚则结,迟而无力为虚寒,结脉为气虚凝滞,代脉为元气虚衰,脏气衰微,但脉虽迟,伴有口干、心烦、舌红,亦可为阴虚内热之象。在疾病危重期则可出现真脏脉,主要特点为无胃、无根、无神。无胃之脉,以无冲和之意、应指坚搏为主要特征临床提示邪盛正衰、胃气不能相从,心、肝、肾脏气独现,是病情危重的征兆之一。无根之脉以虚大无根或微弱不应指为主要特征,此为热极阴枯或寒极亡阳。无神之脉以脉形散乱,脉率无序为主要特征,主要由脾肾阳气衰败所致。《医学入门·死脉总决》曰:“雀啄连来三五啄,屋漏半日一滴落。弹石硬来寻即散,搭指散乱真解索。鱼翔似有又似无,虾游静中跳一跃,更有釜沸涌如羹。”心律失常的病位主要在心,与肝、脾、肺、肾四脏相关,心气血不足,心失滋养则搏动紊乱;或心阳虚衰,血脉瘀滞,心神失养;或肾阴不足不能上制心火,水火失济,心肾不交;或肾阳亏虚,心阳失于温煦,阴寒凝滞心脉;或肝失疏泄,气滞血瘀,心血失畅;或脾胃虚弱,气血乏源,宗气不行,血脉凝留;或脾失健运,痰湿内生,扰动心神;或热毒犯肺,肺失宣肃,内舍于心,血运失常;或肺气亏虚,不能助心治节,心脉运行不畅,均可引发心悸。心悸的病理性质主要有虚实两方面。虚者为气、血、阴、阳亏损,使心失滋养而致心悸;实者多由痰火扰心,水饮凌心,或心血瘀阻,气血运行不畅所致。虚实之间可以相互夹杂或转化。实证日久，病邪伤正，可分别兼见气、血、阴、阳亏损，而虚证也可因虚致实，兼见实证。临床上阴虚者常兼火盛或痰热；阳虚者易兼有水饮、痰湿；气血不足者，易兼有气滞血瘀。心悸初起以心气虚多见，常兼阴虚或血虚，可表现为心气不足、心胆气虚、心血不足、心脾两虚、气阴两虚等证。病久阳虚者则表现为心阳不振、脾肾阳虚甚或水饮凌心之证；阴虚血亏者多表现为肝肾阴虚、心肾不交等证，若阴损及阳，或阳损及阴，可出现阴阳俱损之候。若病情恶化，心阳暴脱，可出现厥脱等危候。《丹溪心法·六郁》谓："气血冲和，万病不生，一有怫郁，诸病生焉。"因此出现心悸的患者，常自觉心中悸动不安，心搏异常，或快速，或缓慢，或跳动过重，或忽跳忽止，呈阵发性或持续不解，伴见胸闷、乏力、头昏、心烦、身汗、颤抖，甚至喘促、胸痛、晕厥、肢体冷汗，多由惊恐、紧张、劳倦、饮食等诱发。

四、辨证治疗

心律失常的治疗原则应分虚实论治，虚证予以补气、养血、滋阴、温阳，实证予以祛痰、化饮、清火、行瘀。同时配以安神宁心或镇心之法。本病以虚实夹杂为主，需标本兼治。

（一）心虚胆怯证

若患者出现心虚胆怯、善惊易恐、气短乏力、自汗懒言、食少纳呆、苔薄白、脉细数或细弦等症状，可选用四君子汤合安神定志丸，常使用人参、地黄、琥珀、朱砂、菖蒲、茯神、远志、酸枣仁等中药合用，既可补气养心，又可安神定志。酸枣仁、远志、茯神养心安神，心气虚损明显者，可重用人参，加黄芪以增加补气之功，生地黄、熟地黄或滋养心血，心阳不振者，可加用桂枝，鼓舞气血生长、温通心阳，琥珀镇惊安神；气虚夹湿，可加用泽泻，重用白术、茯苓。

（二）心阳不振证

若患者出现心阳不振、乏力气短、形寒肢冷、心悸不安、面色苍白、自汗，舌淡苔白，脉虚弱或沉细无力等症状，宜用桂甘龙牡汤合参附汤，

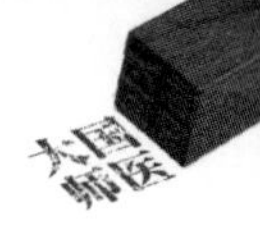

可滋补心阳、安神定悸。桂枝、附子振奋心阳，人参、黄芪益气助阳；麦冬、枸杞滋养心阴，取“阳得阴助而生化无穷”之意；炙甘草益气养心，龙骨、牡蛎重镇安神定悸，形寒肢冷者，重用附子、肉桂温阳散寒，大汗出者，重用人参、黄芪、煅龙骨、煅牡蛎、山萸肉益气敛汗，或用独参汤煎服，以急救心阳；若心阳不振以致心动过缓者，重用桂枝以温通心阳。

（三）心脾两虚证

若患者出现心悸气短乏力、头目眩晕、纳少、少寐多梦、健忘、舌淡红、脉细弱等症状，可用归脾汤，常用人参、大枣、桂枝、生姜、地黄、阿胶等，可益气养血、养心安神，本方具有益气补血、健脾养心作用，重在益气，意在生血，适用于心悸怔忡、健忘失眠、头晕目眩之症。黄芪、人参、白术、炙甘草益气健脾，以资气血生化之源；熟地黄、当归、龙眼肉补养心血，茯神、远志、酸枣仁宁心安神；木香理气醒脾，补而不滞，五心烦热，自汗盗汗，胸闷心烦，舌淡红少津，苔少或无，脉细数或结代，为阴阳两虚者，治以益气养血、滋阴安神，可用炙甘草汤，《伤寒论·辨太阳病脉证并治》云："脉结代，心动悸，炙甘草汤主之"。

（四）心阴亏虚证

若患者出现阴虚火旺、心烦易惊、五心烦热、口干盗汗、头目眩晕、耳鸣、腰酸、急躁易怒、舌红少津、苔少或无、脉细数等症状，治宜滋阴清热、养心安神。可选用黄连阿胶汤，常用中药为黄连、阿胶、芍药、鸡子黄等，阴虚火不旺者可用天王补心丹，常用药物为：天冬、玄参、生地黄、当归、丹参、五味子、酸枣仁、朱砂、远志等；阴虚火旺较甚者，宜用朱砂安神丸，常用药物：黄连、生地黄、当归、朱砂等，生地黄、玄参、麦冬、天冬滋阴清热，当归、丹参补血养心；人参、炙甘草补益心气，黄连清热泻火；朱砂、茯苓、远志、酸枣仁、柏子仁养心安神，五味子收敛耗散之心气；桔梗引药上行，以通心气。肾阴亏虚，虚火妄动，遗精腰酸者，加龟板、熟地黄、知母、黄柏，或加服知柏地黄丸，若阴虚而火热不明显者，可单用天王补心丹，若阴虚兼有瘀热者加赤芍、丹皮、桃仁、红花、郁金等清热凉血，活血化瘀。

（五）痰火扰心证

若患者出现痰火扰心、胸闷烦躁、失眠多梦、时发时止、因惊而作、口干苦、大便秘、舌红苔黄腻，脉弦滑，宜用黄连温胆汤，常用药物为：黄连、陈皮、生姜、竹茹、枳实等，用以清热化痰、宁心安神，本方清心降火、化痰安中，用于痰热扰心而见心悸时作，胸闷烦躁，尿赤便结，失眠多梦等症状者。黄连、栀子苦寒泻火，清心除烦，竹茹、半夏、胆南星、全瓜蒌、陈皮清化痰热、和胃降逆，生姜、枳实下气行痰，远志、菖蒲、酸枣仁、生龙骨、生牡蛎宁心安神；若患者出现肝胆湿热、胸闷太息、心烦易惊、口干苦、食少纳呆、便秘尿黄等症，宜用龙胆泻肝汤，治以清肝利胆、清心定悸，方中龙胆草大苦大寒，既能清利肝胆实火，又能清利肝经湿热，黄芩、栀子苦寒泻火，燥湿清热，泽泻、木通、车前子渗湿泄热，导热下行，当归、生地黄养血滋阴，邪去而不伤阴血，柴胡疏肝经之气，引诸药归肝经，甘草调和诸药。

（六）水饮凌心证

若患者出现水饮凌心、形寒肢冷、尿少浮肿，渴不欲饮、眩晕、呕恶、舌淡胖、苔白滑，脉弦滑或沉细而滑等症状，治宜振奋阳气、化气利水，予以苓桂术甘汤，本方通阳利水，适用于痰饮为患，胸胁支满，心悸目眩等症。泽泻、猪苓、车前子、茯苓淡渗利水、桂枝、炙甘草通阳化气；人参、白术、黄芪健脾益气助阳；远志、茯神、酸枣仁宁心安神。若心悸咳喘不能平卧宜用真武汤。

（七）心脉瘀阻证

若患者出现心血瘀阻、胸闷心痛、唇甲青紫、舌质紫黯或有瘀斑，治宜活血化瘀、理气通络，宜用桃仁红花煎或丹参饮、血府逐瘀汤治疗。可用丹参、川芎、桃仁、延胡索、香附、生地黄、当归等药物。

五、辨病治疗

在辨证的基础上进行辨病的治疗，能使辨证治疗具有较好的针对

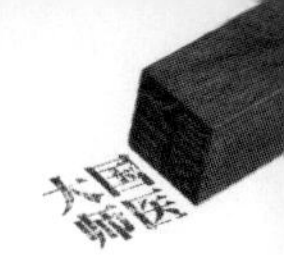

性。西医学根据不同的原因将心律失常分为冠心病、风心病、病毒性心肌炎、自主神经功能紊乱、病态窦房结综合征、快速性心律失常、缓慢性心律失常等。

（一）冠心病

冠心病心律失常，是冠心病的主要临床表现之一。冠心病是冠状动脉血管发生动脉粥样硬化病变而引起血管腔狭窄或阻塞，造成心肌缺血缺氧或坏死而导致的心脏病。主要分为5类：无症状心肌缺血、心绞痛、心肌梗死、缺血性心力衰竭和猝死。其主要表现为典型胸痛，但部分患者初起症状不明显，仅表现为心前区不适、心律失常或乏力。当患者症状发作时能够通过心电图发现心律失常并诊断为冠心病。中医辨证多为气虚血瘀或痰瘀交阻，治疗以益气活血为主，可选用具有理气活血作用的丹参饮或血府逐瘀汤，如党参、黄芪、麦冬、丹参、益母草等。现代研究显示丹参饮可以通过抑制肌酸激酶、乳酸脱氢酶活性从而抑制心肌纤维化，延缓心肌病的发病进程。血府逐瘀汤对心脏功能有影响并且可抑制心肌重构，具有显著的逆转左心肥厚的效果。党参可改善机体血液流变学和微循环，降低红细胞硬化指数，提高纤溶活性。黄芪中的黄芪总皂苷具有降压、强心作用，可以保护心肌细胞、脑血管，具有抗氧化作用。麦冬提取物具有抗心肌缺血作用，改善及避免心肌细胞脂质过氧化。丹参可以降低急性心梗所诱发的缺血性心律失常的死亡率与发生率，丹参酮IIA能在抗心肌肥厚的同时明显阻断肥厚心肌细胞出现异常增大的离子流，缩短肥厚的心肌细胞，降低膜电容。益母草有降血脂作用，降低血清中的MDA含量和LDH活性，并改善心肌缺血的病理损伤，有利于减缓冠状动脉粥样硬化的进程，延缓并阻止冠心病的发生发展。

（二）风心病

风湿性心脏病，简称风心病。心律失常，是受累于链球菌导致急性风湿热活动，因其反复发作而累及心脏瓣膜病变，表现为二尖瓣、三尖瓣、主动脉瓣中一个或几个瓣膜狭窄或关闭不全。风心病最常见的心律失常就是心房颤动，多因二尖瓣重度狭窄导致左房结构出现异常。病情严重者可出现心力衰竭，动脉栓塞及脑梗死。中医辨证多为心脉痹阻为主，心阳不足，心气无力推动血行，而致血瘀，阻滞脉络，久则脾肾阳虚、运化失调、气不化水、虚不纳气，最终导致肾阳虚衰，引起心射血功能的减弱，治疗以温阳以益气化阴为主，可用桂枝、黄芪、赤芍、桃仁、川芎、红花、丹参等药物。桂枝温阳化气；黄芪健脾益气；赤芍、红花、桃仁活血化瘀；丹参、川芎活血调经、祛瘀止痛、清心除烦、养血安神。《温热论》云："温邪上受，首先犯肺，逆传心包。"

（三）病毒性心肌炎

病毒性心肌炎是病毒侵犯心肌引起的细胞变性坏死和心肌非特异性间质炎症性改变为特征的一种疾病，其中以柯萨奇病毒和埃可病毒常见。临床主要表现为心律失常，以早搏多见，严重者可发生心力衰竭、心源性休克，甚至猝死。治疗无特异性治疗方法，主要针对病毒感染和心肌炎症治疗。中医辨证多为邪毒外侵、内舍于心，邪毒如湿热之邪、风热之邪、时疫热毒或其他六淫之邪入里化热侵入心脏，耗伤气血阴阳为主因。发病初期多以实证为主，中后期以虚实夹杂或以虚证为主。治疗以清热解毒、益气养阴为主，急性期可按太阳病变证治之，宜清热解毒，避免温热毒邪留恋，可用连翘、大青叶、蒲公英、紫花地丁、苦参等；恢复期宜重视活血化瘀、保护心肌、防止损失，可使用人参、麦冬、生地黄、黄芪、茶树根等药物。现代药理研究显示，麦冬益气养阴，可强心降低氧耗；生地黄清热凉血，能增强和调节免疫功能，中等浓度生地黄醇可收缩血管、抗心律失常。

（四）自主神经功能紊乱

自主神经功能紊乱心律失常，由自主神经功能紊乱引起。自主神经又称植物神经，不受人的意志支配，可直接或间接调节内脏器官的功能活动。当自主神经功能紊乱时，内脏功能失调，心血管系统受到影响，临

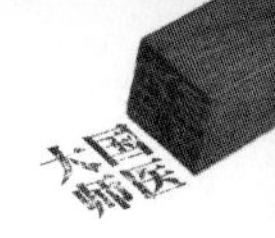

床可出现阵发性高血压、周期性低血压、窦性心动过速或过缓，以及类似心肌梗死的表现。中医辨证认为多由情志不舒、气机郁滞或思虑过度、耗伤心脾、导致机体气血阴阳失调、脏腑功能紊乱，故其症状多样、证型复杂。多以心虚胆怯、心神动摇为主要表现，治疗以补益为主，配以疏肝理气、镇心安神、平肝潜阳，标本兼治。气阴两虚者可用生脉散合甘麦大枣汤，心阳不振者可用桂甘龙牡汤合参附汤。

（五）病态窦房结综合征

病态窦房结综合征是由窦房结及其邻近组织病变引起窦房结起搏功能和（或）窦房传导功能障碍，从而产生多种心律失常和临床症状的一组综合征。近年来认为老年窦房结及其周围组织退行性变是本病发病的主要原因，其次为冠心病。当疾病发作时，除窦房结病理改变外，还可合并心房、房室交界处及心脏传导系统的病理改变。临床表现呈间歇发作，以心率缓慢引起的脑、心、肾等脏器供血不足引起的症状为多见，轻者出现乏力、头昏、眼花、失眠等，严重者可引起短暂黑矇、先兆晕厥，部分患者合并短阵室上性快速性心律失常发作，心率可突然增加到100次/min以上，持续时间长短不一，心动过速突然中止后可有心脏暂停伴或不伴晕厥发作。中医辨证多为心脾肾阳虚所致，兼有气滞、血瘀、痰浊。心脾肾阳虚，阴寒痰浊之邪凝聚不解，使阳气失于敷布，气血运行受阻所致，心气不足，脾失运化，肾阳亏虚均可发为本病。三脏阳气虚衰，推动无力，运化失司，故引起气机阻滞、血液停滞形成瘀血、水液失于运化而聚湿生痰。《灵枢·本神》曰："肾气虚则厥。"《濒湖脉学》云："迟而无力定虚寒，代脉都因元气虚，结脉皆因气血凝。"治以温补为主，生脉散合麻黄附子细辛汤主之。方中麻黄取其调血脉、强心率作用，麻黄碱中有拟肾上腺素能作用可加快心率；附子辛温大热，温肾阳、助心阳通络，研究显示，附子有效成分之一的去甲乌药碱具有β受体激动作用，能加快心率，提高窦房结的自律性，使病态窦房结综合征患者的窦房结恢复时缩短，改善和加快窦房及房室传导，并改善窦房结的血液供应，增加心排血量；桂枝可振奋心阳；细辛辛温入肾，与附子同用增强升阳温肾之功。生脉散具有益气养阴之功，二者合用，既振奋心阳，又益气养阴，鼓动血脉，可起到良好的增加心率的作用。

（六）快速性心律失常

快速性心律失常，指心室率高于100次/min的心律失常，包括期前收缩、心房纤颤、缺血性心律失常等。临床常见症状为心悸、气短、乏力、胸闷、胸痛等症状，严重者可出现汗出烦躁、头晕目眩、夜寐不安。多数学者认为其病机为心气不能主血脉，血脉运行失畅，导致气滞血瘀、瘀血阻滞、痰热瘀阻等病理改变所致。二者相互影响，使其具有虚实夹杂、寒热错杂、病程较长的特点。可选用苦参、甘松、延胡索、石菖蒲、当归、淫羊藿、地龙、葛根、万年青等。现代药理研究显示苦参碱对钠离子、钙离子、钾离子通道电流均有影响，而心肌细胞在各种离子通道正常的情况下维持平衡状态，若打破平衡状态，则可引起心律失常，苦参碱可以维持动作电位和离子通道平衡状态，因此具有良好的抗心律失常的作用。另有甘松新酮可通过影响cAMP-PKA传导通路来治疗快速性心律失常。延胡索提取物可以通过作用于钾离子通道，延长动作电位时限和有效不应期，降低自律性而起到抗心律失常的作用。万年青具有强心作用。葛根素具有改善室性早搏患者的心肌缺血症状。

（七）缓慢性心律失常

缓慢性心律失常，指窦性缓慢性心律失常、房室交界性心律、心室自主心律、传导阻滞（包括窦房传导阻滞、心房内传导阻滞、房室传导阻滞）等以心率减慢为特征的疾病。根据冲动产生及传导机制，可分为起搏点功能障碍及冲动传导异常，常见有窦性心动过缓、病态窦房结综合征、房室传导阻滞等，以心律缓慢为主要表现，可伴有血流动力学的改变，严重者可出现阿斯综合征、猝死等。西医对此无特效治疗，中医认为其病机主要是心脾肾阳气虚弱，阴寒内盛，或夹有气滞痰饮瘀血等，且以寒虚证居多。心气虚弱，心血聚积无法输送全身，形成瘀血，阻塞心脉，

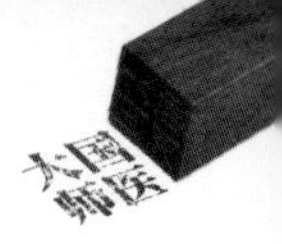

而致心脉失养，而形成心律失常。因此需补益心气、温阳活血通脉。常选用麻黄、附子、细辛、吴茱萸、丁香等中药进行组方。研究显示，上述药物均为缓慢性心律失常治疗单味药用药频率前10位的药物。现代研究显示，麻黄具有拟肾上腺素能神经作用，麻黄碱可明显增加心输出量、心收缩率，使冠状动脉扩张，外周阻力增加，血压升高。细辛为温经散寒、宣通气血、宣痹通滞的要药，具有出里走表、达卫散寒、生发阳气之功，与附子相配，可增加输布阳气，附子的有效成分具有激动β受体的作用，能加快心率，提高窦房结自律性。吴茱萸具有降血压和松弛血管作用，并对心肌缺血的再灌注损伤有一定保护作用，吴茱萸次碱还可以抗血小板及抗血栓。

六、总结

结合上述治疗经验，总结如下中医药治疗心律失常的经验：实证易治，虚证难却；痰火易去，瘀饮难除；阳气易伤，阴血难补；多种途径，标本兼治；作用缓和，安全有效。若是危急重症的患者，可加用针刺治疗。

（赵　丹　何　蕾　整理）

历代医家痹证浅谈

痛风是一种常见的发作时以关节剧痛、无法行走为主要症状的疾病。过去痛风常被人们认为是“富贵病”“帝王病”，现代研究认为痛风的发生与尿酸盐密切相关，其一系列症状主要是由关节腔内尿酸盐结晶沉积所导致的一种非细菌性炎症引起的。痛风因其所表现的关节疼痛，可归属于中医痹证范畴。痹证的发生是由内外因素相互作用而产生的，多因饮食不节，劳作太过，机体正气不足，卫外不固，复感风、寒、湿、热之邪，气血壅滞经络，不通则痛而；在痹证的后期，又往往出现肝肾亏虚、气血不足所致的疼痛，即不荣则痛。我们应强调以未病先防，既病防变的理念治疗痹证。在疾病发生阶段又应充分贴切患者证型施治，力求个体化治疗。

一、关于痹证的中医认识

痹证，以肢体疼痛肿胀、酸楚麻木、重着变形、僵直及活动受限为主要临床表现，严重时可累及脏腑。早在《黄帝内经》中就对痹证进行了系统的论述。其病因虽有内外之分，但多为内外因素相互作用所致。《素问》认为痹证发生的内因主要是体质因素，也多因情志失调，或饮食失宜，或劳作太过而发病。《素问·痹论》曰："阴气者，静则神藏，躁则消亡。"另外起居不慎也可引起痹证，如《素问·五脏生成》中关于痹厥有"卧出而风吹之，血凝于肤者为痹"的记载。此外，营卫气虚之人容易发病，《素问·痹论》曰："逆其气则病，从其气则愈。"引起痹证的外因主要是风寒湿邪，其闭阻经络，引起关节疼痛，正如《素问·痹论》所说："风寒湿三气杂至，合而为痹也。"此外，"六气"不顺应时节，太过或者不及，也会导致痹证的发生。《素问·本病论》曰："天埃黄气，地布湿蒸，民病四肢不举，昏眩肢节痛，腹满填臆。"《黄帝内经》中关于痹证发病的描述皆体现了中医顺应自然的理念和整体观念，彰显了中医学天人合一的理论。

二、历代医家论述

汉代张仲景提出"历节病"，并在《伤寒杂病论》中论述了湿邪为痹，对外湿和内湿进行了划分。《金匮要略·痉湿暍病脉证治》曰"太阳病，关节疼痛而烦，脉沉而细者，此名湿痹"，阐述了太阳之经位于人体最外处，最先受邪，湿邪有重浊黏滞之性，易阻滞气机，湿性趋下，易阻滞关节气血运行，不通则痛，而病至后期，肝肾亏虚，气血不足，则机体失养，出现疼痛。此外，脾胃位居中州，斡旋上下，转五味而生万物，治中央且营四末，后天之本。若脾阳亏损，运化不能，水湿不化，则湿邪内困，也易生痹证。

直到金元时期，朱丹溪提出："痛风，四肢百节走痛是也，他方谓之白虎历节风证。"朱丹溪结合既往医家对痹证的论述，将痛风从痹证中提炼出来，首创痛风之名。其以《黄帝内经》为宗旨，认为风、寒、湿邪为痹证之诱因，血虚内热才是痹证之内因。《格致余论》云："痛风者，大率因血受热已自沸腾，其后或涉冷水，或立湿地，或扇取凉，或卧当风，寒凉外抟，热血得寒，污浊凝涩，所以作痛。”李东垣重视脾为后天之本，认为“内伤脾胃，百病乃生”，脾胃为气血生化之源，脾胃一虚则阳气不能上行充实皮毛，滋养筋骨，风寒湿邪乘虚而入，经气郁而不行，不通则痛。《脾胃论》云：“内伤脾胃，乃伤其气，外感风寒，乃伤其形。”

明清时期，诸多医家也将痹证的研究延续下来，如缪希雍之论在其《疡科选粹》中将以膝关节肿大疼痛为特征的痹证称之为“鹤膝风”，虞抟在《医学正传》中列湿证、痛风和麻木三病，论痛风秉承了丹溪学说，云“夫古之所谓痛痹者，即今之痛风也。诸方书又谓之白虎历节风，以其走痛于四肢骨节，如虎咬之状，而以其名名之耳。”李士材《医宗必读》中提出了痹证应以祛风、散寒、祛湿治疗外邪，并通过补气血、养肝肾治疗正虚为治疗原则，至今为世人所推崇。

三、现代中医见解

中医认为，痹证的病因主要有内因及外因之分。导致痹证发生的外邪主要为风、寒、湿、热之邪，闭阻经络，导致气血运行不畅而发生痹证。《黄帝内经》中对痹证的阐述，认为因机体感受的邪气有所偏倚，其证候也各有特点。其风气胜者为风痹、行痹，寒气胜者为痛痹，湿气胜者为湿痹、着痹，热盛者为热痹等。风邪在痹证的形成中发挥主导作用，盖因风邪为“百病之长”“六淫之首”，风邪即是外感病因的先导，此外风邪易相兼为病，最易夹寒邪或湿邪，形成痹证。又如清代费伯雄在《校注医醇賸义》中提出：“风痹者，血不营筋，风入节络。”其认为是风邪入侵经络，导致气血运行不畅，最终形成风痹。痛痹主要是由寒邪偏胜所致，平素体质阳虚阴盛者，更易受寒邪侵犯，或感受邪气后也易从阴化寒，故而更易得此病，不通则痛，本病因寒性收引凝滞，经络拘紧，气血流动迟缓，闭塞不通畅，所以肢体关节疼痛而发为痹。而湿痹的产生多因涉水淋雨，久居潮湿阴暗之地等均易发为着痹。《校注医醇賸义》曾云：“论曰：《内经》谓湿气胜者为着痹。地之湿气感则害人皮肉筋脉。盖湿土也，土性缓，营卫之气，与湿俱留，所以湿胜则着而不移也。”指出了湿为着痹的病因，由此分析因天为阳，地属阴，阴寒潮湿之气易聚集在地表，自然界地面沉积的寒湿之气侵袭皮肤肌肉筋骨血脉，与人体营卫之气缠绵不休，留于皮肉经脉，因此湿邪偏胜会导致肢体重滞不移，可引起湿痹。然而导致痹证发生的外邪并不是单一的，常是以风邪为主，夹杂他邪伤人，如风寒、风湿、风热、风寒湿、风湿热等。除了风、寒、湿等外因是重要的致病因素以外，从内因分析痹证的发生也有很重要的意义。痹证可因饮食失宜，劳倦过度，耗伤正气，机体防御功能低下所致，正所谓“正气存内，邪不可干”。若人体劳倦过度，正气耗伤，卫外不固，风、寒、湿等邪气侵入机体，阻滞气机，进而发病，且从西医学角度出发，痛风的发生与嘌呤代谢有关，当机体过食高嘌呤食物或机体衰弱时，嘌呤代谢紊乱，则发生痛风。此外，五脏与痹证的发生密切相关。人体是以五脏为中心，与六腑相表里，通过经络及气血津液相联系。内伤脾胃，百病犹生。痹证的发生会引起脏腑的损害；反之，脏腑的损害也会进一步促进痹证的发生。我们要重视通过脏腑辨证治疗痹证，充分发挥中医治病求本的理念。

四、历代医家治疗

从古至今，我国诸多医家对痹证的研究日趋完善，也提出了很多治疗方法。《黄帝内经》最早论述了痹证，书中关于痹证的治疗主要以针刺为主，提出了两条原则：一是辨证论治，“五脏有俞，六腑有合，循脉之分”。这一原则在指导后世采用针刺疗法及药物治疗痹证方面有重要意义。二是痛处局部取穴，“各随其过”即是言此。如《素问·长刺节论》说：“病在筋，筋挛节痛，不可以行，名曰筋痹，刺筋上为故。”后至汉代张仲景《伤寒杂病论》将痹证进行了诸多划分及相应的辨证论治。针对湿痹证，提出了发汗和利小便的治疗原则。若头中寒湿，主用瓜蒂散；应用麻黄加术汤治疗寒湿在表证；应用麻黄杏仁薏苡甘草汤治疗风湿在表证；应用防己黄芪汤治疗风湿表虚证……唐代孙思邈对痹证的病因病机、分类等方面作了详细的论述。对于热毒流注四肢、历节肿痛者，其主张用

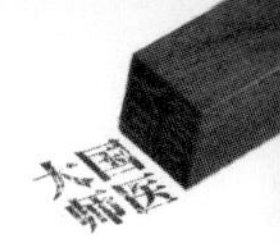

犀角汤。其创制的独活寄生汤方对后世治疗肝肾气血亏虚、外感风寒湿邪之痹证影响甚大，疗效卓著。《备急千金要方·诸风》云："治腰背痛独活寄生汤，夫腰背痛者，皆由肾气虚弱，卧冷湿地当风所得也……"金元时期，朱丹溪认为痛风即白虎历节风，其"痛风主血热夹痰"，创制了"上中下通用痛风方"，对后世应用除痰化浊，活血祛瘀法治疗痹证提供了思路；明清时期，张景岳根据痹证的性质提出了治疗痹证应首抓寒热；李士材根据痹证的内因外因之分，提出了外邪应祛邪为主，内因则该补气血，益肝肾。叶天士倡导用全蝎、地龙、穿山甲等活血化瘀药治疗痹证。这些前辈的观点为现代痹证的治疗提供了重要的思路。

五、论治痹证心得

关于痹证的治疗我们首先强调未病先防，正如《素问·四气调神大论》所说："圣人不治已病治未病，不治已乱治未乱。"《备急千金要方·诊候》指出："上医医未病之病，中医医欲病之病，下医医已病之病。"治未病一直是传统医学重要的思想理念，也是被现代诸多养生学家所提倡的。从西医学角度来看，痛风主要与饮食中高嘌呤的代谢紊乱相关，我们临床医生需要告诫患者控制饮食，不进食高嘌呤食物如动物内脏、海鲜等，少进食中等嘌呤食物如肉类等。可多食用蔬菜水果。要限制饮酒，因为饮酒易使尿酸的排泄减少。注意多饮水，碱化尿液：多饮水可稀释尿液，促进尿酸的排泄。还应适当锻炼身体，增强抗病能力，避免劳累，切记不要剧烈运动。此外，急性期患者应卧床休息，抬高患肢，局部固定冷敷，注意避寒保暖；要真正地做到"三多一少"。从传统医学角度来看，痹证的发生一方面是因为人体正气不足，给予了风、寒、湿邪气入侵人体的机会；另一方面，痹证虽病在关节，但因痛风患者多嗜食肥甘厚味，湿热为患，故病本在脾胃。"内伤脾胃，百病由生"，所以个人建议痹证患者需要注意以下几点：①保持情志舒畅。《素问·阴阳应象大论》中提到："是以圣人为无为之事，乐恬惔之能，从欲快志于虚无之守，故寿命无穷，与天地终。"情志舒畅，气机畅通，气机循环不止，邪气不得入

内，则机体不易生病，且痹证自解。②慎起居，顺应自然。人以天地之气生，四时之法成，整体观念是中医学的基本特点之一，而顺应自然体现了人与自然相统一的理念。《灵枢·本神》曰："智者之养生也，必顺四时而适寒暑，和喜怒而安居处，节阴阳而调刚柔，如是则僻邪不至，长生久视。"顺应自然，人顺四时，避寒湿，则痹证不易发病，如天阴欲雨时，痹证病情往往增剧，此时我们嘱患者勿外出活动，并注意保暖，其膝关节处给加护膝。③饮食宜忌：患者应以热食为主，忌生冷；痹证多痰湿为患，故禁食油腻食物；湿邪较重者应忌酒；辛香开胃之品如生姜、辣椒、五香、桂皮之类有利于发汗、通络，宜于痹证患者选用。我们的建议不仅对于亚健康的群体有重要意义，对于已病患者的诊疗和预后也有深刻的作用。每一名合格的中医师都应深知将疾病扼杀于摇篮中的重要性，现代诸多疾患往往始于细微的不良生活习惯，渐渐发展成疾病，最后变成不可逆转的损害。我们对患者应该体贴关怀，纠正不良因素，致力于调整亚健康群体的整治。

对于已病之人，需注重个体化治疗，病证结合，紧贴证型用药。强调治病求本，重视五脏在痹证发生发展中的作用，甚至以五脏为中心进行辨证论治。五脏痹的提出最早见于《黄帝内经》，如《素问·痹论》提到："凡痹之客五脏者，肺痹者，烦满喘而呕。心痹者，脉不通，烦则心下鼓，暴上气而喘，嗌干善噫，厥气上则恐。肝痹者，夜卧则惊，多饮数小便，上为引如怀。肾痹者，善胀，尻以代踵，脊以代头。脾痹者，四肢解墯，发咳呕汁，上为大塞。"由此可得，五脏痹可由五体痹传至五脏，如《素问·痹论》曰："骨痹不已，复感于邪，内舍于肾；筋痹不已，复感于邪，内舍于肝；脉痹不已，复感于邪，内舍于心；肌痹不已，复感于邪，内舍于脾；皮痹不已，复感于邪，内舍于肺。"表明皮、肌、脉、筋、骨痹，病久不愈，可损害相对应的肺、脾、心、肝、肾五脏。治病求本，从五脏出发进行辨证施治，虽与《黄帝内经》中五脏痹的观念有所出入，但有异曲同工之妙。

（一）从肺论治

首先，邪气主要通过鼻窍、皮毛入侵机体，然肺外合皮，其华在毛，

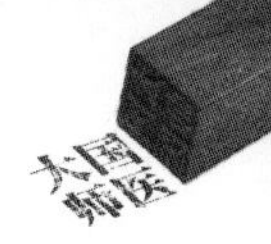

肺开窍于鼻，最易受到邪气的入侵，且肺位于脏腑最高位，覆盖其他脏腑，素有“华盖之称”。肺脏有娇嫩的特点，不耐寒热，外感诸邪常易先犯肺卫为患。痹证由风、寒、湿、热诸邪侵袭肌膝关节而致，常因肺脏亏虚在先，而后贼邪乘虚侵入。因此，肺脏亏虚在痹证发病中占据着主导地位。《类证治裁·痹证》说：“诸痹……良由营卫先虚，腠理不密，风寒湿乘虚内袭。”其次，痹证有关节肿胀的特点，肿则气血不通，不通则痛，故肿胀愈甚则疼痛愈重。肿胀乃由津液输布失常，停积于关节局部所致，属水湿、痰饮一类为病。肺主宣肃，通调水道，为水之上源，肺病则水液不走常道下注膀胱而停积为痰饮，痰饮既成则为肿为痛。最后，血液运行，赖气之推动，随气升降而运行周身。肺主气，朝百脉，血液的运行有赖于肺气的敷布和调节，肺气足则血畅，肺气衰则血涩，则更易发生痹证。所以治疗从肺卫入手，采用发汗散表、调和营卫、温经散寒等治法去除病邪。深度剖析《金匮要略》麻黄杏仁薏苡甘草汤，方义：麻黄疏风散邪，除湿温经；杏仁宣降肺气，通调水道，使水湿得以下输；薏苡仁除湿祛风，兼能运脾化湿，使湿从前阴而去；甘草和诸药、建中州。四药合用有除风、祛湿、解表、通阳的作用。临床应用以一身尽疼、午后发热加重、脉浮带数为辨证要点。通常临床上症状常不典型，有所偏倚。若湿邪偏盛且从热化，加防己、桑枝、忍冬藤；若风邪偏盛，加羌活、独活、防风、僵蚕、蝉蜕等。该方是从肺系论治痹证的经典方剂。

（二）从心论治

心主血脉，血脉不通与痹证之间互相影响。一方面血脉不通，壅滞经络，则为痹证；另一方面痹证日久，易导致血行不畅，又进一步加重痹证。临床以此为病机的患者以刺痛不移，拒按，肿块，唇舌爪甲紫黯，脉涩等为辨证要点。瘀血停积，脉络不通，气机阻滞，不通则痛，故疼痛剧烈，如针刺刀割，部位固定不移；夜间阴气盛，阴血凝滞而更加疼痛，瘀血凝聚局部，日久不散，便成肿块，肿块在肌肤组织间，色呈青紫色；于此，个人首推清代王清任所创血府逐淤汤。此方由桃红四物汤和四逆散共同加味组成，意在活血祛瘀，行气通闭，针对血瘀痹痛有立竿见影之效。

（三）从脾论治

《济生方》云："皆因体虚，腠理空虚，受风湿气而成痹也。"而正虚亦贯穿于痹证的整个发生、发展过程中，是痹证发生的基本条件，也是痹证转归的关键因素。脾脏为后天之本，具有化生气血、营养全身的功效，是为机体抵抗外邪提供重要保障的脏器。而痹证极易夹湿，湿为阴邪，易耗伤阳气，脾阳最易受扰，湿困于脾，且脾胃为气机升降之枢，湿邪易阻遏气机，使脏腑气机升降失常，经络阻滞不畅。从湿邪的生成与致病特点可以看出，湿与脾密切相关，所以《证治汇补·湿症》谓"治湿不知理脾，非其治也"。湿邪为痹证发生的重要原因之一；若机体素来亏虚，脾气不足，也容易化生内湿，进一步诱发痹证。针对痰多脾气亏虚者，予补中益气汤，以健脾益气、固本以扶正，脾运湿自除；若脾阳不振或脾肾阳虚者，予苓桂术甘汤、实脾饮，以温阳健脾、行气利水；痹证湿邪偏盛者，予薏苡仁汤，以除湿通络、祛风散寒。

（四）从肝论治

肝在体合筋，《灵枢·邪气脏腑病形》谓"以春遇此者为筋痹……筋痹不已，复感于邪，内舍于肝"，故可从筋痹角度论述痹证，较单纯从肝论治有着更重要的意义。从解剖学上看，附于骨节者为筋；筋作为维持骨关节稳定重要层面，承受着骨关节运动所带来的负荷，如因用力不当，或外力所伤，皮、肉、脉、筋递次受损，使筋司运动的功能失常，则可见筋膜挛急或弛缓不收，肢体俯仰屈伸不利，发为筋痹。此外，少阳肝胆之病也易导致筋痹的发生，《中藏经·论筋痹》也提出："筋痹者，由怒叫无时，行步奔急，淫邪伤肝，肝失其气，因而寒热所客，久而不去，流入筋会，则使人筋急而不能行，步舒缓也，故曰筋痹。"若肝阴亏虚，筋脉失养，也容易导致筋痹。治疗筋痹时，为防其入里，可在方中加入调整肝脏之药，多用疏肝、调肝、养肝之药如柴胡、升麻、郁金、片姜黄、香附、佛手、香橼等。

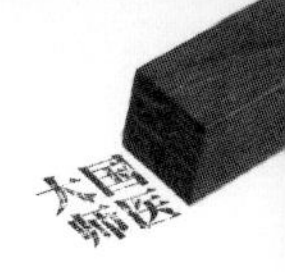

并认为“筋痹从肝论治，亦应辨证论治”，肝血不足，肝阳过亢，肝郁脾虚，均应条分缕析。基于此，一方面主张督促患者在疾病发展阶段减少活动，给筋骨的愈合予一定恢复时间，另一方面主张补益肝阴，以濡养筋脉，主滋水清肝饮加减；若肝血不足，可应用四物汤加减；肝阳过亢者，予天麻钩藤饮加减；肝郁脾虚者，予逍遥散加减。

（五）从肾论治

肾为先天之本，《素问·阴阳应象大论》说“肾生骨髓”。《血证论》云：“骨内生髓，骨者髓所生，周身之骨……肾藏精，精生髓，髓生骨，骨之合也。”阐明了肾与骨之间的关系密切。痹证的后期会出现骨骼的不同程度损害，包括关节面侵蚀，骨质的增生、融合、变形等，这从另一方面说明了肾主骨，肾精充足，骨髓生化有源；反之，肾精亏虚，骨髓生化乏源，筋骨失养，易生痹证。此外，西医学认为骨髓是造血的重要器官，而中医学认为肾主骨，王清任《医林改错》言：“元气既虚，必不能达于血管，血管无气，必停留而瘀。”所以肾气亏虚，也会导致血瘀的发生，痹证发生于血瘀有不可分离的因素，两者相互为病，互相促进症状的加重。肾虚为痹证的基本病理特征，血瘀为痹证发生发展的必然阶段。无论从中医学角度还是西医学角度，肾虚血瘀更能准确全面地反映痹证的本质，活血化瘀治法在痹证的治疗中有着重要的地位和不可替代的作用。补肾活血是痹证的重要治法。另外，肾主水，主膀胱气化，若肾脏功能失调，水湿排泄失常，停滞机体，水湿趋于下体，壅于筋骨，发为肿胀，则会进一步加重痹证的症状。所以应当十分重视肾脏在痹证发生发展过程中的作用，经常应用滋补肾阴肾阳之品，深谙治病固本之意。

六、总结

痹证的发生虽多为风寒湿三气杂至，合而为痹，但病本在于机体正气不足，邪气入侵机体而发病，且痹证日久，正邪交争，也会进一步损伤机体。唐代孙思邈所创制的独活寄生汤治疗痹证疗效较佳。《备急千金要方·诸风》记载：“治腰背痛独活寄生汤。夫腰背痛者，皆由肾气虚弱，卧冷湿地当风所得也，不时速治，喜流入脚膝，为偏枯冷痹，缓弱疼重，或腰痛挛，脚重痹，宜急服此方。独活三两，寄生、杜仲、牛膝、细辛、秦艽、茯苓、桂心、防风、川芎、人参、甘草、当归、芍药、干地黄各二两。上十五味，㕮咀，以水一斗，煮取三升，分三服。”独活寄生汤适用于感受风寒湿邪而患痹证，日久不愈，累及肝肾，耗伤气血所致。风寒湿邪客于肢体关节，气血运行不畅，故见腰膝疼痛，久则肢节屈伸不利，或麻木不仁，正如《素问·痹论》所言：“痹在于骨则重，在于脉则血凝而不流，在于筋则屈不伸，在于肉则不仁，在于皮则寒。”肾主骨，肝主筋，邪客筋骨，日久必致损伤肝肾，耗伤气血。又腰为肾之府，膝为筋之府，肝肾不足，则见腰膝痿软；气血耗伤，故心悸气短。《素问·逆调论》云：“营气虚则不仁，卫气虚则不用，营卫俱虚则不仁且不用。”其证属正虚邪实，治宜扶正与祛邪兼顾，既应祛散风寒湿邪，又当补益肝肾气血。这也在诸多临床患者中得到证实，并在痹证后期以肝肾亏损为主证的患者中应用较多，也得到了很好的疗效见证。

中医认为人是一个统一的整体，五脏六腑的生理活动及其病理变化也是互相联系和互相影响的。痹证从外因及症状上分类可归于表证，但无论是从西医学上考虑痛风对肾脏的损害，还是根据中医的整体观念，痹证都与脏腑有不可分离的关系。因此，中医认为必须用整体辨证思维的方法去认知该病。因此，从整体出发，全面把握痹证的防治及治疗，对患者大有裨益。

（刘千琢　夏泽华　整理）

温肺化饮治哮喘

支气管哮喘是由多种细胞（如嗜酸性粒细胞、肥大细胞、T 淋巴细胞、中性粒细胞、气道上皮细胞等）和细胞组分参与的气道慢性炎症性疾病。这种慢性炎症与气道高反应性相关，通常出现广泛多变的可逆性气流受限，并引起反复发作性的喘息、气急、胸闷或咳嗽等症状，常在夜间

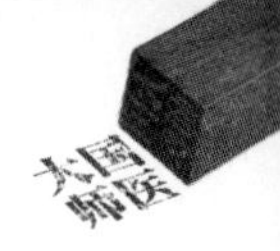

和/或清晨发作、加剧，多数患者可自行缓解或经治疗缓解。支气管哮喘如诊治不及时，随病程的延长可产生气道不可逆性缩窄和气道重塑。多病程较长，易反复发作，迁延难愈，是世界上最常见的慢性疾病之一，患者的经济负担沉重。

中医据其临床表现多将其归属于“哮病”的范畴，为一种发作性的痰鸣气喘疾患，发时喉中有哮鸣声，呼吸气促困难，甚则喘息不能平卧。历代医家从病因病机、临床表现及辨证施治方面对其进行了详细的阐述。《素问·太阴阳明论》云：“犯贼风虚邪者……阳受之则入六腑，阴受之则入五脏。入六腑则身热，不时卧，上为喘呼。”《灵枢·本神》云：“肺气虚则鼻塞不利，少气。实则喘喝，胸盈仰息。”《素问·阴阳别论》云：“阴争于内，阳扰于外，魄汗未藏，四逆而起，起则熏肺，使人喘鸣。”汉代张仲景《金匮要略·肺痿肺痈咳嗽上气病脉证治》曰：“咳而上气，喉中水鸡声，射干麻黄汤主之。”将其归属于痰饮病中的“伏饮”证。在《金匮要略·痰饮咳嗽病脉证并治》中指出：“膈上病痰，满喘咳吐，发则寒热，背痛腰疼，目泣自出，其人振振身瞤剧，必有伏饮。”《伤寒论·辨太阳病脉证并治》载：“喘家作，桂枝汤加厚朴杏子佳。”隋代巢元方《诸病源候论·咳逆短气候》载：“肺病令人上气，兼胸膈痰满，气行壅滞，喘息不调，致咽喉有声如水鸡之鸣也。”“其胸膈痰饮多者，嗽则气动于痰，上搏喉咽之间，痰气相击，随嗽动息，呼呷有声，谓之呷嗽。”描述了发病的典型临床表现及病机特点。《丹溪心法》云“哮喘必用薄滋味，专主于痰”，提出“未发以扶正气为主，既发以攻邪气为急”的治疗原则。治疗多分期论治。《医学入门》载：“呼吸急促者，谓之喘；喉中有响声者，谓之哮。”《证治准绳》详述哮与喘之不同：“喘者，促促气急，喝喝息数，张口抬肩，摇身撷肚。”“哮与喘相类，但不似喘开口出气之多……以胸中多痰，结于喉间，与气相系，随其呼吸，呀呷于喉中作声。呷者口开，呀者口闭，乃开口闭口尽有其声。”诸多医家认为“痰”在哮病的发病中占有重要位置。

哮喘与痰饮密切相关，基于肺喜温而恶寒的理论，结合自身多年临床经验，且宗“病痰饮者当以温药和之”之法，运用温法辨治哮喘，疗效颇佳。

一、对哮病病因病机的认识

哮喘患者常见发作性气喘胸闷，伴咳痰，痰多质清稀量多，易反复发作，且迁延难愈，呈慢性病程，其病机关键为阳虚阴盛，津液不归正化，痰饮内伏为患。初起责之于肺气亏虚，气不布津，则津聚成痰；渐延及脾肾，耗气伤阳，脾气、脾阳不足，则运化失司；肾气、肾阳亏虚，则蒸化失职，痰饮内生。内成的痰饮不仅成为主要的病理产物，而且又是重要的致病因素。肺居上焦，为水之上源，乃五脏之华盖，清虚且娇嫩，若阳气亏虚，津液不归正化，痰饮内生，伏藏于内，阻滞气机，肺之宣降失常，卫外不固，外邪易侵，且肺喜温而恶寒，同气相求，感寒居多，成为哮喘反复发作的重要诱因。外因和内因常相互影响，外邪每借内伏之痰饮为依附，胶着难去，内外相引，故疾病缠绵难愈。临床上有时出现哮喘患者虽舌唇红而无痰或痰少，看似热证实为阳虚寒凝，津液不布所致，经用温法治疗后阳气来复，津液上承，则唇色又复润泽，咳喘亦轻。综上述，哮喘多为本虚标实之候，肺脾肾阳气亏虚，痰饮内伏为其本，外邪袭肺为其标，《景岳全书·杂证谟·喘促》曰“喘有夙根，遇寒即发”，多外感风寒而发。

二、临证辨证要点

哮喘之证病情复杂，常常阴阳难分，虚实兼夹，表里夹杂，寒热错杂，甚则表现为真寒假热、真热假寒。辨证乃论治之基础，辨证不明则难以治疗；且治疗难还因肺为清虚之脏，好比太虚之境，空阔无尘，一物不容，毫毛必咳，受不得一点尘埃；肺为娇脏，用药太寒则邪气凝而不散，太热则火灼肺金而动血，太润则易生痰饮，太燥则耗伤津液，太泄则汗出而阳虚，太涩则气闭而邪结。哮喘患者临证辨治要紧扣寒热、虚实，结合病位，注意咳喘兼症。

（一）辨寒热

辨哮喘之寒热依据，除了全身症状及舌苔脉象外，最主要的依据是

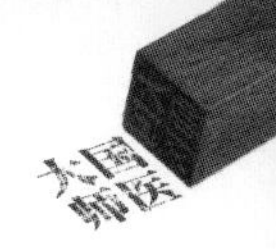

辨痰的寒热。寒痰一般色白清稀，咳之易出，无腥臭味；痰饮咳喘，白天痰白量多，状如泡沫，随咳随出，夜间咳缓，晨起首咳黄痰，为宿痰久蓄所致，而非热痰；感冒将愈，火衰气平，咳嗽逐渐减轻，痰少日一两口，虽色黄质稠，也非热痰。热痰一般表现为痰黄黏稠，咳之难出，有腥臭味；但发热咳喘初期，内热熏灼，肺气不宣，气逆作咳，咳嗽剧烈而频繁，白痰黏痰随咳而出，虽无腥臭味，也为热痰，因为痰留未久所致，常伴有身热、口渴、脉浮数等。临床可见寒热兼夹，真寒假热。

（二）辨虚实

哮喘实证多为发病急，病程短，动静皆有咳喘，胸满胀闷，或有恶寒发热，苔白滑或腻；虚证者起病缓慢，病程较长，活动后咳喘即发或加重，气短喘促，声低息微，自汗恶风，畏寒肢冷等。临床常表现肺虚，或肺肾两虚，肺脾两虚，肺脾肾虚，多有虚实夹杂，痰瘀互结。

（三）辨病位

哮喘兼有恶风自汗，胸闷气短，容易感冒，则病位在肺；咳喘兼夹脘闷纳呆，痰多便溏，舌淡苔腻，病在脾肺；咳喘兼夹胸闷胁痛，咽如物梗，心烦易怒，病为肝气乘肺；咳喘兼夹喘促气短，动辄加重，畏寒肢冷，夜尿频多，或腰酸耳鸣，潮热盗汗，病在肺肾。

（四）辨咳喘兼症

咳喘而喉中水鸡声，为寒饮蕴肺，或肺中痰热；咳喘而慌张，头汗足冷，为肾不纳气；咳喘而不得卧，为痰饮蕴肺；咳喘而平卧得减，为气阴两虚；咳喘而心悸，为心肺两虚；咳喘而烦为痰热郁于肝胆。

三、从温治肺六法

哮病位虽涉及五脏，但主要病位在肺。《灵枢·五阅五使》载："肺病者，喘息鼻张。"《灵枢·本脏》说："肺高则上气肩息咳。"《景岳全书·杂证谟·咳嗽》曰："咳证虽多，无非肺病。"肺主宣发肃降，主气司呼吸，若肺的升降功能失常，肺气上逆则见咳喘诸症，临证时根据肺的生理功能结合病机特点，我们提出哮喘的治肺六法，多从温论治。

（一）宣肺

久病肺虚，卫外不固，常常感邪而发，尤以感寒居多，外邪袭肺，本肺主宣散，现肺气不宣，升降失司，表现为气喘，痰多胸闷，治宜宣肺。宣通肺中痰滞，发散外邪，即有宣发、宣通、宣散之意，肺气得以宣通则肺气肃降功能亦得以恢复。常用药物有杏仁、桔梗、射干、黄荆子、甘草、荆芥、防风、苏叶、麻黄、桂枝、蝉衣、生姜、葱白等。

（二）肃肺

肺气以肃降为和，肺气不降，气逆于上而见气喘、咳逆。然“五脏六腑皆令人咳，非独肺也”。他脏功能失调，亦可累及于肺，如脾失健运，痰浊内生，上干于肺，亦可致咳喘。肃肺之法常用于表证已解而咳喘未止，但临证若滥用肃肺，则易使外邪恋肺，常需宣肃并用，常用苏子、白前、前胡、杏仁、旋覆花、半夏、葶苈子、紫菀、款冬花等药物理气降逆。

（三）温肺

肺为娇脏，喜温而恶寒，哮病发作，感寒者十之八九，温肺可以散寒，温肺可以祛痰，温肺可以化饮。若见风寒咳喘，与宣肺并用；若遇寒即咳或咳喘加重，痰清稀者，药用紫菀、款冬花、白芥子、金沸草温肺止咳化痰平喘；咳嗽气急用麻黄、桂枝温肺平喘；痰多泡沫，苔白腻，用细辛、干姜温肺化饮。

（四）润肺

肺居上焦，上焦如羽，喜润而恶燥，故润肺之法乃慢性咳喘临证常用之。药用百部、紫菀、款冬花、苏子、沙参、麦冬、玉竹、瓜蒌、生地黄、玄参、蜂蜜、阿胶等。外燥用桑杏汤，内燥用沙参麦冬汤，凉燥加荆芥、防风、紫菀、款冬花，但若风寒去即停荆芥、防风。痰黏稠难咯加天冬、天竺黄、竹沥、瓜蒌、黛蛤散等润滑涤痰。若见寒包火即使伤津也不可早用润肺，以免寒邪被遏，不易外达。

（五）敛肺

哮喘多病程较长，久病咳喘易耗伤肺气，咳嗽无力，短气不足以息，

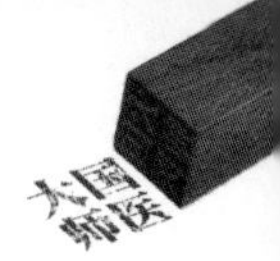

劳则加剧，或二便失禁。恐久病肺气虚耗，故临证酌加敛肺之品，收敛肺气，防耗散太过。“肺欲收，急食酸以收之。”常用五味子、五倍子、诃子、乌梅、白果等，若汗出如油，加龙骨、牡蛎，潜纳固敛；虚极而脱，可用独参汤。

（六）补肺

哮喘多反复发作，迁延难愈。因肺主气，司呼吸，哮喘病久多现肺气亏虚之证，故补肺之法对其治疗尤为重要。对于肺气虚我们首倡临床分度：分为轻、中、重度。轻度乃肺的卫外功能或部分主气功能减退。中度为肺的卫外功能及主气功能障碍，其临床特征为轻度肺气虚一系列表现的发生频率、持续时间及程度均加重，并必表现出气短喘促，动则尤甚。重度为肺的卫外、主气及治节功能全面减退或紊乱，以致在中度肺气虚的基础上出现上不能助心行血、下不能通调水道，气机逆乱，升降失常。故补肺可以卫外，补肺可以纳气，补肺可以行血，补肺可以利水。常用黄芪、黄精、补骨脂、党参、白术、山药、蛤蚧、冬虫夏草、钟乳石等。肺脾两虚加异功散，肺肾两虚加补肺汤。

四、对哮病临证治疗特色

（一）感寒饮冷，温散为先

哮病的发生乃肺气虚，津液失于布散，痰饮内生，复感邪而发，然外寒内侵常居十之八九。外寒引动内饮，肺气壅滞而见咳逆喘满不得卧，气急，咳痰质稀多泡沫，恶寒，舌黯苔白，脉浮紧之征。临证治疗以温散为先，温肺散寒化饮。通过温肺之法一则散寒驱邪外出，另则肺气得养，布津功能得复，痰饮归于正化，咳喘自愈。自拟温肺汤，由麻黄、黄荆子、射干、荆芥、半夏等温肺散寒之品组成，外散风寒，内蠲痰饮。临床喜用麻黄和黄荆子，其中麻黄，味辛，微苦，性温，长于发散风寒表邪，善于开宣肺气，散风寒而平喘，《本草纲目·草部第十五卷》云：“麻黄乃肺经专药，故治肺病多用之。”黄荆子，味辛，苦，性温，有祛风解表，止咳平喘之功。《唐本草》载：“黄荆子，也称牡荆子、小荆，性温，主祛风，祛痰，镇咳。”

（二）痰饮内阻，温降为要

哮病为一反复发作导致肺气胀满，不能敛降的病证。哮病反复发作的夙根源于痰饮内伏。痰饮内阻，肺气壅塞，肺失宣降，气逆于上故见胸满，咳嗽痰多，色白黏腻，短气喘息，舌淡苔浊腻，脉滑等症。执仲景“病痰饮者，当以温药和之”，痰饮内阻以温降为要，温肺降逆，化痰平喘，调畅气机，恢复肺的宣发肃降功能，则咳喘自平。化痰降气胶囊（白芥子、紫苏子、金沸草等）为特色院内制剂，是我们立足于哮病证候学调查，从痰壅气逆病机出发，针对寒痰伏肺证候，寓意于温的经验方。《药品化义》载：“苏子主降，味辛气香主散，故专利郁痰。咳逆则气升，喘急则肺胀，以此下气定喘。”《本草经疏》载：“白芥子味极辛，气温。能搜剔内外痰结，及胸膈寒痰，冷涎壅塞者殊效。”白芥子、紫苏子，温肺利气，降气化痰、止咳平喘；金沸草，始载于《神农本草经》，又名旋覆梗，为旋覆花的地上部分，性温，味咸，微苦辛。“诸花皆升，旋覆独降”，其肃肺降气、豁痰蠲饮之功颇宏。诸药合用，则可使痰化、气畅，共奏温肺降逆，化痰平喘之功。

（三）痰饮咳喘，温补为本

哮病乃本虚标实之患，感邪时偏于标实，平时偏于本虚。痰饮咳喘以脾肾虚寒为本，重在温补。脾为湿土，主运化，赖阳气以健运，与肺母子相依；肾为水脏，主纳气，与肺金水相滋，肾阳是一身阳气之本；久病肺虚痰浊内生，波及脾肾，耗气伤阳，失其健运转输蒸化之职，脾肾阳虚，生痰化饮，内伏于肺，成为哮病反复发作的夙根。临床可见咳嗽气喘，动则尤甚，痰多，食少，胸闷，怯寒肢冷，神疲，心悸，足胕浮肿，舌胖质淡，苔白润，脉沉细而滑等症。脾肾虚寒，以温补为本，温脾以培土生金，以杜生痰之源；温肾则元阳壮而阴翳散。温补多选用黄芪建中汤、金匮肾气丸、补肺汤化裁，尤其善用大辛大热的附片，附子药性刚燥，走而不守，能上助心阳以通脉，中温脾阳以健运，下补肾阳以益火，是温里扶

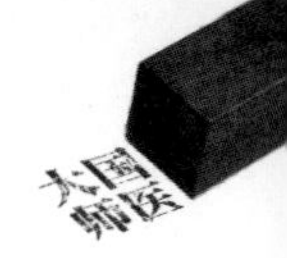

阳的要药。临证时多配伍应用，如附子配人参，温阳益气；配黄芪，温阳固表；配肉桂，补阳益火；配白术，温脾燥湿；配茯苓，温肾利水。扶助阳气，温补为本，痰饮自消，咳喘自平。

五、防止食复，辨证用膳

哮病发病的一个重要原因是饮食不当。过食生冷，寒饮内停，或嗜食酸咸甘肥，积痰蒸热，或进食海膻发物，以致脾失健运，痰浊内生，上于肺，壅塞气道，而致诱发。《医碥·哮喘》曰："哮者……得之食味酸咸太过，渗透气管，痰人结聚，一遇风寒，气郁痰壅即发。"故古又有称为"食哮""鱼腥哮""卤哮""糖哮""醋哮"者。《素问·热论》载："病热少愈，食肉则复"，可见食复是引起疾病复发的因素之一。有些患者哮病初愈，因饮食不慎而致哮病复发，甚至出现加重的情况，故防止食复尤为重要。哮病的夙根是"痰邪伏肺"，或遇寒即发，或遇劳即发，或七情之犯，或饮食之伤均可引发"伏痰"，使痰随气升，气因痰阻，搏击气道，而致喉中哮鸣有声。食复是常见的引发哮病发作的因素之一，肺脾亏虚，脾胃虚寒，不慎贪食生冷，引动肺内寒痰，肺失宣降，使哮病发作，患者胸闷喘息，喉中哮鸣有声；本乃阴虚阳盛之体，由于嗜食辛辣酒浆之物，肺内伏痰，从阳化热，或邪热炽盛，灼津为痰，痰热郁肺，肺失清肃，肺气上逆，故见喘息而气粗息涌，痰黄稠，痰鸣如吼；嗜食肥甘厚味之品，碍脾运化，助生痰湿，痰湿上渍于肺，脾为生痰之源，肺为贮痰之器，痰湿蕴肺，肺失宣降，故见喘息发作，喉中哮鸣；哮病初愈之时，贪食海膻发物，如虾、鱼、蟹等，食后不久，即发喘息、喉中哮鸣有声，此乃海膻发物引动肺内伏痰，化生风痰，闭阻气道，使肺气宣降失常，而致哮病发作。防止食复的措施有二：一则忌口，二则辨证用膳。哮病初愈时饮食必须慎之又慎，切不可麻痹大意。疾病的发生是一个阴阳失衡、脏腑功能失调的过程，哮病患者应根据证候及体质特点，辨证进食。若为痰湿体质者，多为肥胖之人，忌食肥甘厚味之品，如一切动物的油脂和油炸炙烤类食物等；若为虚寒体质者，多为脾胃虚寒，宜进温阳平和之品，应忌食生冷寒性之品，如冷食、冷饮、西瓜、鲜柿、田螺、蚌等；若为阳盛体质者，多为阴虚或阳盛者，宜进柔润养阴之品，忌食辛辣燥烈之品，如姜、韭菜、燕、羊肉、川椒、胡椒、辣椒、白酒等；若为特殊体质（过敏体质）者，忌食海膻等发性之物，如海鲜、鱼虾、螃蟹等，且此类食物多寒而腥，少食可，多食则损伤脾胃，诱发疾病。《素问·痹论》载："饮食自倍，肠胃乃伤。"合理的膳食配伍的原则应为："五谷为养，五果为助，五畜为益，五菜为充，气味合而服之，以补精益气。"《医学衷中参西录》指出，"病人服之，不但疗病，并可充饥；不但充饥，更可适口，用之对证，病自渐愈。"中医理论认为"药食同源"，故哮喘患者在饮食上合理搭配，对疾病的治疗起着甚为重要的作用，辨证用膳，防止食复。

六、冬病夏治，膏方进补

中医治疗疾病注重整体观，天人合一，强调人是自然界的人，同时亦注重未病先防，不治已病治未病。辨治哮喘需结合冬病夏治及膏方进补，培补阳气。冬病夏治是中医择时施治的特色方法之一，乃根据中医"春夏养阳"的理论，夏季气候炎热，人体腠理开泄，此时穴位所贴药物易由皮肤进入穴位，加之人体阳气得天阳相助，有助于辛香、逐痰、通经之药与经络共同作用而达到温阳利气、祛寒祛痰、调整机体免疫功能和内在平衡，从而发挥防病治病的作用，增强身体抗病能力，预防或减少疾病在冬季发作，达到扶正固本减少哮喘发作频次的目的，体现了中医治未病的思想。进入夏至，尤其是三伏天以后，进行穴位敷贴。选用药物为特色院内制剂夏治咳喘宁（白芥子、延胡索、甘遂、细辛等），每次五分之一药末，加生姜汁调成稠膏状，分摊于麝香镇痛膏或活血止痛膏上，贴于特定穴位（定喘、肺俞、脾俞、肾俞、云门、大椎、天突、膻中等），贴 4～6 小时。夏至开始，初伏、中伏、末伏，共 5 次；连贴 3～5 年，宜晴天中午前后贴。具有补益肺气，温阳散寒，扶正祛邪，增强机体的抗病能力。冬病夏治对哮喘有良好的预防发作的作用，并且疗效随贴药年限的延长而逐渐提高，为中医的特色疗法，对于哮喘患者辨证属阳虚者疗效甚佳。

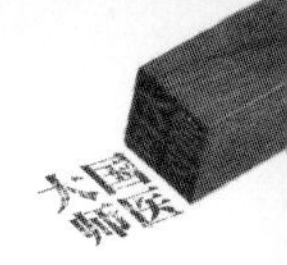

辨治哮病注意因时、因人制宜，缓解期多从补益肺脾肾入手，喜用膏方进补，且多用温药，扶助阳气，培元固本。春生、夏长、秋收、冬藏，根据中医理论，冬季是一年四季中进补的最好季节，而冬令进补，更以膏方为最佳。且哮病患者多痰饮为患，感寒易发，阳虚阴盛，尤需扶正固本。膏方则是一种具有高级营养滋补和治疗预防综合作用的成药，是在八纲辨证的基础上，结合患者体质特点制定的个体化方案，具有调整体质，防治疾病，改善症状的疗效，以期减少哮喘的发作。

七、辨治哮喘喜用温药分析

（一）麻黄

麻黄始载于《神农本草经》，辛、微苦，温，被列为中品，归肺、膀胱经。李时珍《本草纲目·草部第十五卷》曰："麻黄乃肺经专药，故治肺病多用之。"张山雷《本草正义》谓麻黄"轻清上浮，专疏肺郁，宣泄气机，是为治感第一要药。虽为解表，实为开肺；虽曰散寒，实为泄邪；凡寒邪郁肺，而鼻塞喑哑；热邪窒肺，而为浊涕鼻渊；水饮渍肺，而为面浮喘促；火期灼肺，而为气热息粗以及燥火内燔，新凉外束，干咳嗌燥等证，无不恃以为疏达肺金，保金清肃之要务"。麻黄具有宣肺平喘，发汗散寒，利水消肿的功效。现代药理研究发现麻黄具有抗炎、止咳、平喘等功效。咳喘之证，虽涉及五脏六腑，但皆与肺失宣发肃降密切相关。麻黄味辛能散，可外开皮毛之郁闭，宣畅肺气；味苦能降，内复肺金清肃下降之常，平息咳喘。风寒外袭，肺气壅塞而咳喘者，常配伍杏仁，一刚一柔，互制其偏；痰饮内阻，肺气上逆而咳喘者，麻黄长于止咳平喘，但蠲饮化痰之力甚微，故临证应与祛痰化饮之品同用，如寒痰冷饮伏肺证，常配细辛、干姜、半夏之属温肺化饮；而对肺肾气虚者，常与蛤蚧、紫河车、党参等合用培补摄纳。临床运用麻黄治疗肺系咳喘疾病亦需注意药物的不良反应，如麻黄辛温发汗之力较强，故年老体弱者、表虚自汗、阴虚盗汗者慎用；麻黄碱能升高血压，能引起心搏数增加，故高血压、心动过速者慎用；麻黄碱能兴奋中枢神经系统，过量可引起震颤，故失眠、烦躁、震颤者慎用；另外麻黄容易产生快速耐受性，临证用于治疗慢性咳喘者，应间歇性给药，以免降低疗效。

（二）陈皮

陈皮味辛、苦，性温，入肺、脾、胃经。《本草择要纲目·寒性药品》载："橘皮，苦能泻能燥，辛能散，温能和。其治百病，总是取其理气燥湿之功，同补药则补，同泻药则泻，同升药则升，同降药则降。脾乃元气之母，肺乃摄气之要，故橘皮为二经气分之要，但随所配而补泻升降也。"《本草汇言》："味辛善散，故能开气；胃苦开泄，故能行痰；其气温平，善于通达，故能止呕、止咳，健脾和胃者也。东垣曰：夫人以脾胃为主，而治病以调气为先，如欲调气健脾者，橘皮之功居其首焉。"陈皮长于调中，理气健脾，燥湿，化痰。现代药理研究发现陈皮的挥发油具有扩张支气管和刺激性祛痰的作用，从而发挥化痰止咳的功效。陈皮性温能导胸中寒邪，从肺而言，苦能泄肺气，温化寒气，辛能散肺气；从脾而言，辛能醒脾，苦能健脾，温能养脾，且脾主运化水湿，为生痰之源，肺乃贮痰之器，故行脾胃之气能健脾、祛湿、化痰，临证能治痰多咳喘，气壅食停之证。若与茯苓、半夏相伍可化痰燥湿；与人参、甘草同用可补肺气；与干姜相配则能温化寒痰。

（三）茯苓

茯苓出自《神农本草经》，味甘淡平，入肺、脾、心经。具有渗湿利水，宁心安神，健脾和胃之功效，可治痰饮咳逆，小便不利，水肿胀满，惊悸，健忘，泄泻，呕逆，恶阻等症。《世补斋医术》载："茯苓一味，为治痰主药，痰之本，水也，茯苓可以行水。痰之动，湿也，茯苓又可行湿润。"肺为水之上源，主通调水道，脾主运化，既运化水谷，又运化水湿，认为茯苓既能利水渗湿、蠲化痰饮，又能健运脾胃以杜生痰之源，治疗痰饮咳喘疗效甚佳。临证用于痰饮咳嗽，痰湿入络，尤用于脾虚不能运化水湿，停聚化生痰饮之症，可与半夏、枳壳、陈皮、桂枝、白术配伍使用。

（四）杏仁

杏仁苦，微温，有小毒，具有润肺、止咳、平喘的功效。《本草纲目》

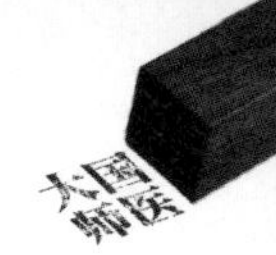

载杏仁有三大功效，即润肺，清积食，散滞。《神农本草经·杏核仁》载："主咳逆上气，雷鸣，喉痹下气，产乳，金疮，寒心，奔豚。"《本草拾遗》载："杏酪浓煎如膏，服之润五脏，去痰嗽。"《药性论》曰："治腹痹不通，发汗，主温病。治心下急满痛，除心腹烦闷，疗肺气咳嗽，上气喘促。"杏仁味苦能降，性温能祛寒，尤适用于痰饮咳喘。

（五）黄芪

黄芪别名黄耆，始载于《神农本草经》，被列为上品。甘，微温，归肺、脾、肝、肾经。《本草纲目》释其名曰："耆，长也。黄耆色黄，为补药之长，故名。"《药性论》载其"主虚喘、肾衰"。王好古《汤液本草》曰："治气虚盗汗并自汗，即皮表之药；又治肤痛，则表药可知，又治咯血，柔脾胃，是为中州之药也；又治伤寒尺脉不至，又补肾脏元气为里药，是上中下内外三焦之药。"张元素指出本品甘温纯阳，其用有五：补诸虚不足，一也；益元气，二也；壮脾胃，三也；去肌热，四也；排脓止痛，活血生血，内托阴疽，为疮家圣药，五也。痰饮咳喘多久病肺气亏虚，清肃失职，呼吸失司，故而喘咳短气，痰多稀白，声低乏力，而黄芪甘温入肺，益肺气以司呼吸，且能固表，常配人参、紫菀、五味子等品以补益肺气，如《永类钤方》的补肺汤。

（六）五味子

五味子始载于《神农本草经》，性温、味酸、甘，归肺、心、肾经，具有敛肺，滋肾，生津，收汗，涩精的功效。《神农本草经》谓五味子："主益气，咳逆上气，劳伤羸瘦，补不足，强阴"。临证常用于喘咳日久，肺气耗伤；肺气不足或肺肾两虚所致的喘咳；气虚津伤，短气心悸，体倦多汗等症。现代药理研究证实五味子具有兴奋呼吸、祛痰、镇咳的作用。五味子甘温能入肺，且味酸能收，肺欲收急食酸以收之，临证配伍可防肺气过于耗散，保持散收平衡。

综上述，哮病反复发作乃痰饮为患，基于肺喜温而恶寒的理论，从温辨治，紧扣虚实错杂的辨证要点，根据肺的生理功能结合哮病的病机特点，提出温肺六法。感寒饮冷，温散为先；痰饮内阻，温降为要；痰饮咳喘，温补为本。发时治标，平时固本。防止食复，辨证用膳；冬病夏治，膏方进补；综合治疗，扶助阳气，培元固本，温补为要，则痰饮自消，而咳喘自平，每多效验。

（王路瑶　江鹏宇　整理）

从肺肾论治肺胀

慢性阻塞性肺疾病（COPD）简称慢阻肺，是一种以持续气流受限为特征的可以预防和治疗的疾病，其气流受限多呈进行性发展，与气道和肺组织对烟草烟雾等有害气体或有害颗粒的慢性炎症反应增强有关。长期患病导致体质衰弱等原因，出现呼吸困难加重，甚至出现呼吸衰竭、肺源性心脏病等并发症。慢阻肺是一种严重危害人类健康的常见病。WHO 相关报道指出慢阻肺是全球第四大致死疾病，严重影响了患者及其家人的生活质量。在中国，随着人口老龄化压力的加剧，慢阻肺的发病率也在不断增加。慢阻肺发病机制复杂且未完全阐明，目前发病学说包括炎症反应、氧化应激、蛋白 - 抗蛋白酶和免疫失衡等。其发生发展多与有害气体、有害颗粒吸入引起的炎症反应有关，其中吸烟被认为是导致慢阻肺发病的独立的高危因素，除此之外还包括职业粉尘及化学物质，如烟雾，过敏原、工业废气，空气污染，感染因素及其他因素，导致支气管上皮细胞变性坏死，鳞状上皮化生、倒伏，各种炎症细胞浸润，支气管壁的损伤，呼吸道损伤及之后的组织修复反复交替，改变了呼吸道结构，最终支气管结构重塑，肺泡弹性纤维断裂，产生不可逆的气流受限。对于慢阻肺稳定期患者的治疗现多采用抗感染、止咳化痰、解痉平喘及改善肺功能，预防呼吸衰竭、心脏衰竭等综合治疗。虽能明显缓解症状，但存在毒副作用较大、细菌耐药等问题。

慢性阻塞性肺疾病主要表现为胸部膨满，憋闷如塞，喘息上气，咳

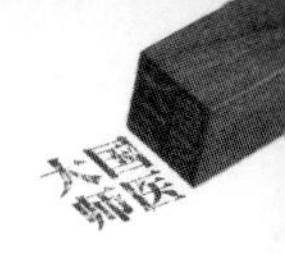

嗽痰多，烦躁，心悸，面色晦暗，或唇甲发绀，脘腹胀满，肢体浮肿等，根据临床表现其属于中医“肺胀”范畴。肺胀的概念更为广泛，还涉及慢性支气管炎合并肺气肿、肺源性心脏病等。《灵枢·胀论》曰：“肺胀者，虚满而喘咳。”《素问·大奇论》曰：“肺之雍，喘而两胠满。”可见古代医家对肺胀病的临床表现已经有所认识。历代医家从病因病机方面也提出不同的见解。《诸病源候论·咳嗽肺诸候·咳逆短气候》指出肺胀的发病机制是“肺虚为微寒所伤则咳嗽，嗽则气还于肺间则肺胀，肺胀则气逆，而肺本虚，气为不足，复为邪所乘，壅痞不能宣畅，故咳逆短乏气也”，提出肺胀的病因主要是久病肺虚。《苍生司命》言：“肺如华盖，其位高，其气清，其体浮，形寒饮冷先伤之，至于邪火克金，则伤之重矣。”肺胀病多因感受外邪，从而影响患者津液运行，气机运作，病根主在痰与气。故《丹溪心法·痰》提出：“善治痰者，不治痰而治气，气顺则一身之津液亦随气而行。”由上可知，肺胀病其因肺脏结构破坏，主气功能减退，常易感受外邪，外邪袭肺，进一步损伤肺脏，从而导致气虚进一步加重，痰浊滋生，故患者常常表现为咳嗽、咳痰、气喘症状经久不愈甚至逐渐加重。唐容川《血证论》记载：“盖人身气道，不可有塞滞，内有瘀血，则阻碍气道，不得升降，是以壅而为咳。”痰瘀阻络，影响肺之宣肃，气之升降，则咳喘难平。《丹溪心法·咳嗽》指出：“肺胀而嗽，或左或右，不得眠，此痰夹瘀血碍气而病。”提示本病的病理因素主要是痰瘀阻碍肺气所致。

一、对肺胀病因病机的认识

肺胀患者常见咳嗽、咳痰、喘息，且常反复发作，迁延难愈，呈慢性病程，肺胀病多为本虚标实之候。

肺为华盖，主气，开窍于鼻，外合皮毛，主表，故外邪侵袭，多由口鼻而入，侵入皮毛，首先犯肺，导致肺气宣降不利，气逆于上、升降失常而为咳喘。久则肺虚，主气功能失常，若肺病及脾，子盗母气，则脾失健运，肺脾两虚。久病及肾，气不生水，肾阳衰微，气不化水，上凌心肺。故肺胀病以肺虚为主，久则肺脾肾俱虚。肺胀病位在肺，如果喘咳日久不愈，出现不能平卧、身肿等表现时，则病变累及于肾。肺主气，肺气有余，则会喘咳上气，若又为风冷所加，令气聚于肺，则肺胀，即胸满气急也。气逆于上，必然导致津液输布失常，津液内聚成痰，痰饮留置于肺，进一步加重了喘息短气的症状。故有古语曰："肺主气，邪乘于肺则肺胀，胀则肺管不利，不利则气道涩，故气上喘逆，鸣息不通。"外邪袭肺是肺系疾病最常见的病因或诱因，肺胀病的主要病理因素为痰饮与瘀血。阳虚则气化失司，水津不布，停蕴为痰，留而为饮。因肺为娇脏，不耐寒与热，开窍于鼻，外合皮毛，故而外邪常先犯肺。素体阳虚复感外邪，痰饮阻于气道，肺气不降而见咳喘诸症；肺失宣降，津聚为痰，痰阻肺络，久而络滞生瘀。

在肺胀发病初期，外邪入侵，外合皮毛，内干于肺，肺气宣降不利，上逆为咳，升降失常则为喘。疾病中期，久病肺虚，肺失主气，肺病及脾，子耗母气，肺虚及肾，肺不主气，肾不纳气，致喘促日重。从脏腑病位来看，肺居上焦，能够通调水道，主治节；脾位于中焦，运化水谷精微；肾居下焦，蒸化水湿，主司分清泌浊。若肺通调水道失职，脾转输水谷精微无权，肾蒸化失职，则导致水液停积，痰湿内生。脾为生痰之源，肺为贮痰之器，肺脾肾功能失常，则会产生痰浊、水饮，气虚行血无力、痰湿内阻经络，瘀血则成。瘀血又会进一步导致痰浊内生，正如《血证论》所云："内有瘀血，则阻碍气道，不得升降，气壅则水停，水停即为痰饮。"疾病后期，肺与心脉相通，肺气辅佐心脉运行血脉，肺虚治节失职，病及于心，心气、心阳虚衰则无力推动血脉，致瘀血内停，血不利则为瘀，最终痰浊、水饮、瘀血错杂为患。纵观病情发展，肺、脾、肾三脏的亏虚是其关键，所谓其标在肺，其制在脾，其本在肾，但究其本质，与肺关系最为密切。气虚血瘀兼夹痰浊贯穿本病始终是本病主要病理基础。虚、瘀相互错杂则是本病缠绵难愈的主要环节。

二、肺胀临证治疗特色

因本病多属积渐而成，病程缠绵，经常反复发作，难以根治。尤其

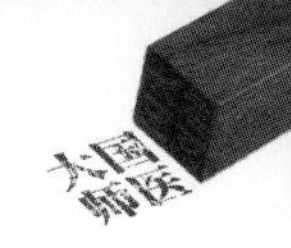

是老年患者，发病后若不及时控制，极易发生变端。肺为呼吸器官，通过肺呼浊吸清，吐故纳新，完成体内外气体交换，但肺的呼吸功能必须依赖肾主纳气才能得以正常发挥。肺为水之上源，肾为主水之脏，肺主呼吸，肾主纳气，故肺肾之间的关系主要表现为呼吸和水液代谢两方面。根据五行相生理论，肺为金，肾为水，故肺肾之间存在“金水相生”关系。故而肺胀患者的治疗应当遵循肺肾同治的原则。本人在长期的临床实践中，对肺胀的治疗不断完善，形成了一套自身特点和用药方法，并取得了良好的临床疗效。

（一）温法

1. 温肺散寒　肺为华盖，位居上焦，在外合于皮毛，风寒之邪由皮毛玄府入里，外寒内侵常居十之八九，气阳虚弱为其关键所在，且痰饮为阴邪，得温则行，遇寒则凝，故采用温肺散寒化饮之法，临证喜用射干麻黄汤、小青龙汤等古方。以干姜、细辛温肺化饮，半夏温利痰饮，麻黄温肺平喘。《素问·阴阳应象大论》云“壮火食气，少火生气”，壮火多指气味纯阳刚烈之品，少火则是指气味温和、能养人身正气的药物，故不能妄用大辛大热之品。并自拟温肺化饮方（炙麻黄、白芥子、紫苏子、白前、金沸草等），性味多为辛苦温之品，立温阳以治其本，化痰降气为治其标，以起温化宣散之功。

2. 温肾化饮　肾阳亏虚也是导致肺胀主要病因之一。肺为水之上源，主通调水道，病初多由于肺气郁滞，上焦水道不通；日久肺虚不能化津，脾虚不能转输，水津停而成饮，饮聚为痰，痰随气逆，则咳喘不已。然“肾者主水，受五脏六腑之精而藏之”，久病穷必及肾，肺失宣降，通调失职，必及于肾，气化关门失司，水泛为肿为喘，咳逆倚息不得平卧。肺胀病虽病初以肺气阳虚为本，日久终致肾阳虚，肾虚不能制水，则水不归源，为痰为饮。且肺为气之主，肾为气之根，久病肺肾两虚。症见咳逆喘息，呼多吸少，动则尤甚，痰清量多，畏寒肢冷，腰膝冷痛，夜尿频多，面足浮肿，舌淡黯而胖，苔白滑，脉多沉细弱等肾阳温煦不足之征。肾阳是一身阴阳的根本，为生命活动之根。肾主水，肾阳不衰，既能温煦脾土，又能化气行水，温肾阳以充全身之阳气，元阳壮而阴翳消，痰饮自消，咳喘自平。治疗上着重温肾化饮，纳气平喘。常用真武汤、金匮肾气丸化裁。温肾阳多用补骨脂、巴戟天、淫羊藿、鹿角霜之品，尤其重用补骨脂。

3. 温阳化瘀　肺胀病变首先在肺，继则影响脾肾，后期病及于心。病理因素初为痰浊，渐而痰瘀并见，总致痰浊、血瘀、水饮错杂为患。初病多痰，久病必瘀，痰瘀俱为阴邪，可进一步损伤气阳。气阳虚弱，痰瘀易生，痰瘀既生，更伤阳气，血得温则行，得寒则凝，气阳虚弱，不能温煦血脉，血脉不利，导致瘀血内阻，血瘀水停则咳喘难平。慢阻肺患者感寒发作时多见面色青晦，畏寒肢冷，口唇爪甲紫绀，甚者舌上可见瘀斑瘀点，舌下可见瘀筋，这是因为肺失治节，不能助心行血，血脉瘀阻之征。肺朝百脉而主治节，治理调节心血运行，现肺虚，“心主营运”过劳，心气、心阳衰惫，无力推动血脉，则血行瘀滞。如肺胀，治疗上善用温阳行瘀，化痰逐饮之法治疗，多用桃红四物汤、葶苈大枣泻肺汤、阳和汤等化裁。

（二）补法

扶正祛邪　《素问·刺法论》中有云：“正气存内，邪不可干”，当人体脏腑功能正常，正气旺盛，气血充盈流畅，卫外固密，外邪则难以入侵，内邪亦难于产生，就不会发生疾病。“邪之所凑，其气必虚”，这句经文，强调了正气在发病过程中的重要作用和主导地位。正气不足是内在因素，是发病的根本，而邪气的侵入是外部因素，是发病的条件。慢阻肺、肺源性心脏病之所以反复发作，重要原因之一就是机体衰弱，抵抗力低下，肺虚则不能主气、司呼吸，失于宣降而出现咳、痰、喘等证，肺虚表卫不固，易致外邪入侵，使肺失宣肃，引起慢阻肺反复急性发作；肾虚不能纳气，肺气上逆而喘咳；脾虚升降失常，影响肺主气、肾纳气之功能，使肺肾功能失调而发生喘咳。正如《类证治裁》云：“肺为气之主，肾为气之根。肺主出气，肾主纳气，阴阳相交，呼吸乃和。若出纳升降失常，斯喘

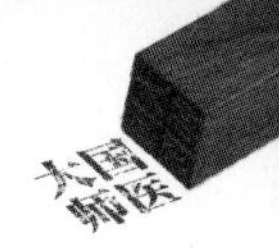

作焉。”在临床上常用补肺汤加减。

三、从肺肾治疗肺胀依据分析

（一）从肺肾治疗肺胀的物质基础

中医学上的“肺肾相关”是有相应物质基础的，已有现代研究证实了二者之间的联系。如肾素-血管紧张素-醛固酮系统的活动受到心肺-肾反射的影响，肺通过借助通气压力实现这一过程，而肾脏的泌尿功能便受到此过程的调节。在通气过程中，肺组织细胞通过对活性物质（如抗利尿激素、血管紧张素Ⅱ）的代谢影响尿量。温肾法防治慢阻肺的机制可能是其作用于下丘脑-垂体及其靶腺，通过神经体液因素提高非特异性免疫功能而实现的。

（二）从肺肾治疗肺胀的生理基础

在呼吸功能方面：肺主气，主一身之气和呼吸之气，肾主纳气，肺肾配合，共同完成呼吸运动。同时，肺司呼吸，其气肃降，有利于肾之纳气；而肾气充足，摄纳有权，也有利于肺气肃降。陈修园《医学实在易》谓“气通于肺脏，凡脏腑经络之气，皆肺气之所宣”，可见一身之气的生成和运动皆直接或间接地与肺的呼吸功能相关。肾主纳气，肾有摄纳肺所吸入之清气的作用，只有肾的纳气功能正常，肺的呼吸功能才能正常，否则会出现呼吸表浅、呼多收少的病理现象。《类证治裁·喘症论治》说：“肺为气之主，肾为气之根，肺主出气，肾主纳气，阴阳相交，呼吸乃和。”可见呼吸功能的正常与否，和肺肾功能相互协调密切相关。肺在上，属阳；肾在下，属阴。“阴阳相交”才能呼吸正常。《素问·阴阳应象大论》有云“天气通于肺”，肺为自然界清气进入机体的门户，但自然界清气进入机体的运动不但与肺有关还与肾的摄纳功能相关，肺所吸入的清气，须下达于肾，由肾来摄纳以保持呼吸和调。因此，肺与肾共同维护呼吸功能，而在呼吸深度和节律方面，肾发挥着重要作用。

在水液代谢方面：早在《素问·经脉别论》中就载有“饮入于胃，游溢精气，上输于脾，脾气散精，上归于肺，通调水道，下输膀胱，水精四布，五经并行”，提出了肺有“通调水道”的功能。《医方集解》又指出“肺为水之上源”。可见，肺在水液代谢中具有重要的作用，这与肺的宣发肃降功能和肺主一身之气的功能相关。肺通过其宣发肃降功能，使体内水液通道顺畅，维持着正常的水液输布、运行和排泄。肾主水液，肾中精气的蒸腾气化作用，对维持机体正常的水液运行和排泄同样具有极其重要的作用，正如《素问·逆调论》所云：“肾者水脏，主津液。”机体水液代谢与肾的气化作用密切相关。肺在上，主宣发肃降，司腠理开合，并调节汗液排泄；肾在下，主水液，司膀胱气化，并控制尿液排泄。二者相互协调，共同维持水液代谢的平衡。

（三）从肺肾治疗肺胀的病理基础

在呼吸功能方面：肾气不足，摄纳无权，气浮于上，或肺气久虚，久病及肾，均可导致肾不纳气，出现呼吸表浅、气喘、胸闷、咳嗽、气短等病症。津液代谢：肺失宣降，通调水道失职，必累及于肾；肾气虚弱，肾阳不足，气化失司，津液内停，上泛于肺，使肺失宣降，都可导致津液输布、排泄障碍，出现咳嗽、气喘、尿少、水肿等肺肾同病的症状。

（四）呼吸功能与肺肾的关系

慢性阻塞性肺疾病的主要症状是慢性咳嗽、咳痰和呼吸困难，均是由于呼吸功能异常引起的。中医认为其隶属于肺胀的范畴。引起肺胀的病机有脏器虚损和邪气盛实两个方面，而脏器虚损以肺、脾、肾虚损为主。从肺、肾在呼吸方面的作用可知，肺肾两虚则摄纳失常，会导致严重的喘息气促。呼吸的力度主要与肺、脾相关，尤其与肺有关，因肺司宣降；而呼吸的深度和节律与主要与肾相关，因肾主纳气。因此，肺肾两虚是肺胀的主要临床证型，肺肾功能失调是肺胀发病的重要内因，肺肾功能在维持正常呼吸与影响肺胀病情发展和转归方面，具有举足轻重的作用。

（五）水液代谢与肺肾的关系

水液是人体生命活动的重要物质，异常的水液是痰饮产生的物质来

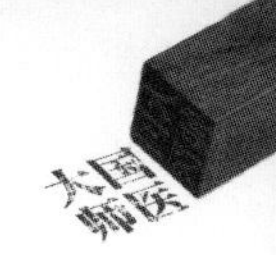

源，当脏器虚衰或功能异常时，水液代谢出现障碍，成为痰饮，痰饮作为病理产物，又反过来影响脏器功能，成为加重病情的重要病因。咳嗽、咳痰、胸闷膨满等痰饮壅肺或者饮停胸胁是慢阻肺患者重要的症状和病机，在某些情况下，是慢阻肺患者病情急速恶化的首要原因，决定着慢阻肺患者的预后和转归。肺肾两脏在水液代谢方面的重要作用，决定了肺肾两脏在慢阻肺患者痰饮方面扮演着不可或缺的角色。

水液代谢异常还是慢阻肺患者中后期水肿症状的重要病机，因此，肺肾功能的协调，对中后期慢阻肺患者病情发展更有重要作用。在慢阻肺患者痰饮和水肿的产生方面，虽然肺肾两脏均有作用，大部分情况下是肺肾两脏共同病变的结果，但是在体内的痰饮和水肿代谢方面，肺肾两脏的作用大小是有区别的，痰饮与肺的关系更大，这主要表现在痰饮的病位在肺和胸胁，痰的排出主要靠肺，而水肿和肾的病变关系更大，这主要表现为机体其他部位的病理性水饮上要通过肾的气化作用由尿液排出体外。但慢阻肺患者病程长，病机复杂，多为虚实夹杂的状况，因此在痰饮方面必须肺肾均予重视，才能达到最大效果。

（六）从肺肾治疗的有效经验

朱慧志等采用补肺通络方（黄芪、补骨脂、当归等）治疗慢性阻塞性肺疾病（肺肾气虚证）急性加重期患者，结果发现补肺通络方可有效减轻慢阻肺急性发作期肺肾气虚证患者的临床症状，改善肺功能，降低C反应蛋白，较单纯常规治疗有更好的临床疗效。我们的研究团队拟化痰降气胶囊温肺益气、化痰止咳，治疗稳定期慢阻肺患者，治疗后发现治疗组的第一秒用力呼气量 / 用力肺活量（FEV_1/FVC）、第一秒用力呼气量（FEV_1）等肺功能指标得到显著改善。

四、辨治肺胀从肺肾治疗用药

（一）干姜

干姜味辛、大热，首载于《神农本草经》，归脾、胃、肾、肺、心经。《神农本草经》谓干姜“主胸满，咳逆上气，温中止血，出汗，逐风湿痹，肠澼下痢”。《名医别录》认为干姜“大热，无毒。主治寒冷腹痛，中恶，霍乱，胀满，风邪诸毒，皮肤间结气，止唾血”。《本草求真》记载：“干姜，大热无毒，守而不走。凡胃中虚冷，元阳欲绝，合以附子同投，则回阳立效。”现代药理学研究证实干姜具有镇痛抗炎、抗肿瘤、抗病原体、保肝利胆、抗溃疡、改善心血管系统等药理作用。干姜具有温中散寒、回阳通脉，温肺化饮的功效，临床应用于脾胃虚寒证、亡阳证及寒饮咳喘。干姜性热，上能温肺散寒以化饮，中能温脾运水以绝痰，治寒饮伏肺之咳喘，常与细辛、五味子、麻黄等温肺化饮、止咳平喘药同用，代表方如小青龙汤。

（二）补骨脂

补骨脂味辛、苦、温，归肾、脾经，首载于《雷公炮炙论》。《本草纲目》曰：“补骨脂，有名破故纸，补骨脂言其功也。其性味辛，大温，主治五劳七伤，风虚冷，骨髓伤败，肾冷精流，及妇人血气堕胎。”《本草经疏》载：“补骨脂，能暖水脏，阴中生阳，壮火益土之要药也。”补骨脂具有补肾壮阳、纳气平喘的功效，且能温补脾土，对肾不纳气、虚寒喘咳尤佳。现代药理学研究发现，补骨脂的主要活性成分具有显著的抑制细菌生长、抗氧化、抗肿瘤、免疫调节、抗炎症反应，甚至可以抗丝虫活性，抗抑郁，抗真菌以及皮肤真菌活性，抗糖尿病活性等作用。补骨脂是临床上常用的补肾助阳中药，具平喘之功，临床上常用于虚寒喘嗽。常与附子、肉桂、沉香等配伍，以温肾散寒、纳气定喘。《雷公炮炙论》有云：“凡使，性本大燥毒，用酒浸一宿后，漉出，却用东流水浸三日夜，却蒸，从巳至申出，日干用。”故阴虚火旺及大便秘结者忌单独服用，可加熟地黄、黄精、麦冬等补阴药。

（三）桔梗

桔梗首载于《神农本草经》，其性味苦、辛、平，归肺经，具有宣肺、利咽、祛痰、排脓的功效，用于咳嗽痰多、胸闷不畅、咽痛音哑、肺痈吐脓，为我国药食同源品种中常见的药品，常被制成咸菜食用。《本草纲目》认为本品能够清肺热，化痰热，散风邪。桔梗专入肺经，故被古代医学家

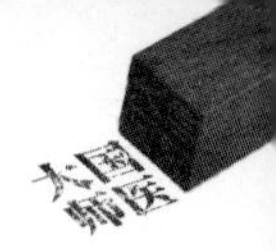

称为“舟楫之剂”，能“载诸药上浮”，临床上用于治疗上焦病证时能引药上行。肺胀病急性发作，痰热郁肺证咳嗽痰黄者，加桑白皮、桔梗、苦杏仁等能够清肺化痰、止咳平喘。桔梗具有止咳和化痰的功效，其所含的桔梗皂苷是主要活性成分。近年来对单体皂苷的祛痰活性研究表明，桔梗皂苷D和D3通过雾化给药能增加大鼠上皮细胞中黏液素的释放；桔梗皂苷D3的作用比ATP和氨溴索的作用更强，因此桔梗皂苷D和D3都可能作为一种有效的化痰药来应用。桔梗皂苷胶囊能延长组胺引喘及枸橼酸致咳的潜伏期，减少咳喘次数，同时增加呼吸道的酚红排泄量，桔梗的水提取物还具有较好的体外抗炎活性。

（四）紫菀、款冬花

两者性味、归经基本相同——味辛、苦或微苦，性温，归肺经。紫菀长于化痰，款冬花长于止咳，治咳喘无论寒热、虚实、新久皆可，故临床多相须为用。《本草正义》有云：“紫菀柔润有余，虽曰苦辛而温，非燥烈可比。专能开泄肺郁，定咳降逆，宣通窒滞，兼疏肺家气血。凡风寒外束，肺气壅塞，咳呛不爽，喘促哮吼，及气火燔灼，郁为肺痈，咳吐脓血，痰臭腥秽诸证，无不治之；而寒饮蟠踞，浊涎胶固，喉中如水鸡声者，尤为相宜。”《本草正义》云：“款冬花，主肺病，能开泄郁结，定逆止喘，专主咳嗽，性质功用，皆与紫菀绝似。所以《本经》主治，亦复多同，于寒束肺金之饮邪喘嗽最宜。然气味虽温，润而不燥，则温热之邪，郁于肺经而不得疏泄者，亦能治之，又如紫菀开肺，寒热皆宜之列。”现代药理研究表明，紫菀和款冬花含多种活性成分，具有祛痰、镇咳、平喘和抗菌作用，主要用于温肺，下气，消痰，止咳，治疗风寒咳嗽气喘，虚劳咳吐脓血。其味辛，微甘，性温，主治新久咳嗽，气喘，劳嗽咳血。肺胀多感寒而发，清肃失职，肺气宣降不利，上逆为咳，升降失常则为喘。而紫菀、款冬花甘温入肺，降肺气消痰止咳，常配麻黄、细辛、半夏以解表散寒，宣肺化痰平喘，如射干麻黄汤。

综上所述，肺与肾在生理功能上相互协调，共同维持机体的生命活动，二者在慢阻肺病理上更是相互影响，最终肺肾两虚，两脏互损，形成恶性循环。因此，单一的治肺或者治肾，均不能取得最佳效果，尤其是对于肺肾两虚的慢阻肺患者，更应当肺肾同治，补肺还当温肾，补肾不忘益肺，取“金水相生”之意。但是补肺纳肾法依然是注意温药的应用，主要是考虑到气与阳的关系，相对于血和津液来说，气属于阳，因此，补肺气以温为主。肾气虚与肾阳虚也常共同出现，因此纳肾同样以温为主，而肺和肾的关系，又决定了温肾也就是间接的益肺。

（何　蕾　夏泽华　整理）

慢性支气管炎的辨证论治

慢性支气管炎（chronic bronchitis）简称慢支，是气管、支气管黏膜及其周围组织的慢性非特异性炎症。临床上以咳嗽、咳痰或伴有气喘等反复发作为主要症状，每年持续 3 个月或更长时间，连续 2 年或 2 年以上，并排除具有咳嗽、咳痰、喘息症状的其他疾病。这种非特异性炎症可能是多种环境因素与机体自身因素长期相互作用的结果。其发病机制涉及炎症反应及相关通路、氧化应激、黏液高分泌、气道表面脱水及气道重塑等多种方式，早期症状轻微，多于冬季发作，春夏缓解。晚期因炎症加重，症状可常年存在。通常缓慢起病，病程长。病情呈缓慢进行性进展，部分患者可控制，不影响工作、学习；部分患者可发展成慢性阻塞性肺疾病甚至肺源性心脏病。

中医据其临床表现将其多归属于“咳嗽”的范畴。咳嗽是指肺失宣降，肺气上逆，咳吐痰液的一种病证，是肺系疾病的主要症状之一。分而言之，有声无痰为咳，有痰无声为嗽；但一般多痰声并见，难以截然分开，故常咳嗽并称。《黄帝内经》对咳嗽的病位、病因病机、症状分类、治疗转归等作了较为系统的论述，并设专篇论述。《素问·宣明五气》曰：“五气所病……肺为咳。”指出咳嗽病位在肺。关于咳嗽的病因，《素问·咳论》既认为咳嗽是由于“皮毛先受邪气”所致，又指出“五脏六腑皆

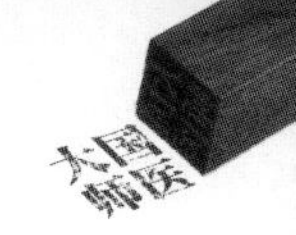

令人咳，非独肺也”，强调外邪犯肺或脏腑功能失调，病及于肺均可以导致咳嗽。咳嗽的分类，历代论述甚多。《素问·咳论》以脏腑命名，分为五脏六腑咳，并且描述了各类不同证候的特征；隋代巢元方《诸病源候论·咳嗽病诸候·咳嗽候》有十咳之分，除五脏咳外，尚有风咳、寒咳、胆咳、厥阴咳等；明代张介宾首次执简驭繁地把咳嗽归纳为外感，内伤两大类，《景岳全书·杂证谟·咳嗽》指出“咳嗽之要，止惟二证。何为二证？一曰外感，一曰内伤而尽之矣”。至此，咳嗽之辨证分类始较完善，切合临床应用。清代喻昌《医门法律》论述了燥邪伤肺而致咳嗽的证治，创立温润和凉润治咳之法。叶桂系统阐述了咳嗽的治疗原则，《临证指南医案·咳嗽》云：“若因于风者，辛平解之。因于寒者，辛温散之。因于暑者，为熏蒸之气，清肃必伤，当与微辛微凉，苦降淡渗……若因于湿者，有兼风兼寒兼热之不同，大抵以理肺治胃为主。若因秋燥，则嘉言喻氏之议最精。若因于火者，即温热之邪，亦以甘寒为主……至于内因为病，不可不逐一分之。有刚亢之威，木扣而金鸣者，当清金制木，佐以柔肝入络。若土虚而不生金，真气无所禀摄者，有甘凉、甘温二法，合乎阴土胃阳，阳土以配刚柔为用也。又因水虚而痰泛，元海竭而诸气上冲者，则有金水双收、阴阳并补之治，或大剂滋填镇摄，葆固先天一气元精。”可见自古各医家对慢性咳嗽有较全面的认识。

一、对咳嗽病因病机的认识

咳嗽患者常见咳嗽、咳痰，或伴有脏腑功能失调的证候。咳嗽是内科的常见病证，是肺脏驱邪外达的一种表现。其病变主脏在肺，与肝、脾有关，久则及肾。主要病机是邪犯肺系，肺气上逆。从病因上分外感、内伤两大类。①外伤咳嗽：主要因外感六淫。外邪侵袭主要为风、寒、暑、湿、燥、火六淫之邪，从口鼻或从皮毛而入，侵袭肺系或吸入烟尘异味气体使肺失宣降，气机上逆引起咳嗽。由于四时主气不同，因而人体所感受的致病外邪亦有所区别。风为六淫之首，外感咳嗽常以风为先导，夹寒、热、湿等外邪入侵，表现为风寒、风热燥邪咳嗽。其中又以风邪夹寒者居多，即张介宾所谓“六气皆令人咳，风寒为主”。肺主气，司呼吸，以宣发肃降为顺。肺为娇脏，不耐寒热，邪之入肺，则必致肺失肃降，肺气上逆而咳。临床所见咳嗽由外感引起者约十之八九。《河间六书·咳嗽》曰：“寒、暑、燥、湿、风、火六气，皆令咳。”《素问·风论》云：“风者百病之长也。”《灵枢·五变》云：“肉不坚，腠理疏，则善病风也”所以，外感咳嗽以风邪侵袭人体，兼夹寒、热、燥、湿等外邪入侵，而最常见风寒、风热及风燥证。②内伤咳嗽：内邪干肺可分为肺脏自病和其他脏腑有病，累及肺脏。肺脏自病是由于肺系多种疾病迁延日久，或长期吸烟，耗伤肺气肺阴，影响肺之肃降功能引起肺气上逆；他脏及肺是由饮食不节，嗜食生冷，烟酒过度，或过食辛辣肥甘，损伤脾胃，脾失健运，痰湿内生，上渍于肺；或情志不调，肝失疏泄，气郁化火，木火刑金；或年老体弱，肾精亏损，气失摄纳。总言之，外感为六淫之邪犯肺，内伤为脏腑功能失调，内邪干肺，肺失宣肃，肺气上逆，发为咳嗽。不论外邪、内邪，均可导致肺失宣降，肺气上逆而发为咳嗽。久咳伤肺或由其他脏腑功能失调累及于肺所致。久咳耗气伤阴，肺气虚，肺主气功能失常，肺气上逆而咳； 肺阴亏虚，虚火灼肺，肺失清润，气逆于上而咳。脾喜燥恶湿，水谷失运，则五脏六腑失养，营卫之气不足，卫外功能减弱，使外邪更易侵袭；同时水液失运成痰成饮，内贮于肺，影响肺气宣发肃降而致咳嗽难愈。《素问·咳论》指出：“其寒饮食入胃，从肺脉上至于肺，则肺寒，肺寒则外内合邪，因而客之，则为肺咳。”强调了脾胃与咳嗽的关系最密切。肝主疏泄，调节气机升降，肝与肺升降相因，若情志内伤，肝郁化火，木火刑金，气火上逆犯肺致久咳难愈。肾主纳气，肾阳蒸化水液，若肾阳不足多见阳虚水泛，成痰化饮，终致肺肾气虚，肾不摄纳，而致咳。

二、临证辨证要点

咳嗽是人体祛邪外达的表现，治疗时不能单纯见咳止咳，病程的长短、疾病的传变、病及的脏腑等都与咳嗽的诊疗息息相关。中医学认为要从整体方面来探索生命活动的正常规律，而且在认识和分析疾病时，

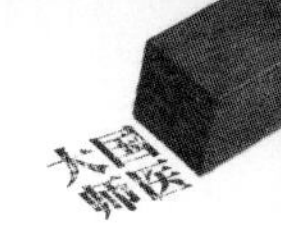

也着眼于整体，始终把人看成一个有机的整体，从整体上认识局部病变。既重视与之直接相关的脏腑，又不忽视病变脏腑与他脏之间的相互影响，从整体上把握病机及疾病的标本传变。外感咳嗽初起忌用敛肺收涩留邪之品。误用则肺气郁结不得宣畅，邪恋不去，咳嗽迁延不愈，当因势利导肺气宣畅则咳嗽自止；内伤久咳忌过用宣散之品，致阴液耗损，肺气受损，正气愈虚，当标本兼顾。对于久咳不已，喉痒，常法治疗不效者，病机为“风邪久恋入络”，可用虫类药物，搜风剔络。因此辨证论治在咳嗽的诊治过程中尤为重要。

（一）辨外感内伤

外感咳嗽，多属新病，发病急，病程短，多兼有寒热、头痛、鼻塞等肺卫症状，属于邪实。内伤咳嗽，多属宿疾，常反复发作，迁延不已，兼见他脏病证，多属于邪实正虚。

（二）辨咳嗽

临床上首先应分辨咳声，以及发病时间、病史及兼症等以鉴别病证的寒热虚实。

咳声重浊沉闷，多属实证，是寒痰湿浊停聚于肺，肺失肃降所致；咳声轻清低微，多属虚证，多因久病耗伤肺气，失于宣降所致；咳声重浊，痰白清稀，鼻塞不通，多因风寒袭肺，肺失宣降所致。咳嗽声高响亮，痰稠色黄，不易咯出，多属热证，多因热邪犯肺，灼伤肺津所致；咳嗽痰多、易于咯出，多属痰浊阻肺所致；干咳无痰或痰少而黏，不易咯出，多属燥邪犯肺或阴虚肺燥所致。咳呈阵发连续不断，咳止时常有鸡鸣样回声，称为顿咳。因其病程较长，缠绵难愈，又称“百日咳”。多因风邪与痰热搏结所致，常见于小儿；咳声如犬吠，伴有声音嘶哑，吸气困难，喉中有白膜生长，擦破流血，随之复生，是时行疫毒攻喉所致，多见于白喉。

（三）辨痰

痰是由肺和气道排出的病理性黏液。观察痰的色、质、量，可以判断脏腑的病变和病邪的性质。

痰白质清稀者，多属寒痰。因寒邪阻肺，津凝不化，聚而为痰，或脾阳不足，湿聚为痰，上犯于肺所致；痰黄质黏稠，甚则结块者，多属热痰。因邪热犯肺，煎津为痰，痰聚于肺所致；痰少而质黏，难于咯出者，多属燥痰。因燥邪犯肺，耗伤肺津，或肺阴虚津亏，清肃失职所致；痰白质滑量多，易于咯出者，多属湿痰。因脾失健运，水湿内停，湿聚为痰，上犯于肺所致。痰中带血，色鲜红者，称为咯血。常见于肺痨、肺癌等肺脏疾病，多因肺阴亏虚和肝火犯肺，火热灼伤肺络，或痰热、邪毒重阻，肺络受损所致；咯吐脓血痰，味腥臭者，为肺痈，是热毒蕴肺，肉腐成脓所致。

（四）辨脏腑

脏腑病证是脏腑病理变化反映于外的客观征象。首先是辨明咳嗽涉及脏腑病位，其次要辨清病性，只有辨清病性才能确定治疗原则，只有辨清病位才能使治疗更有针对性。

1. 肺咳 《素问·咳论》说："肺咳之状，咳而喘息有音，甚则唾血。"《诸病源候论·咳嗽病诸候》云："七日肺咳，咳而引颈项而唾涎沫是也。"肺主呼吸之气和一身之气，主宣发肃降，若外邪直接侵袭肺脏，则导致气机运行失调，宣降失调，相互影响，可致咳、痰、喘等病证。

2. 肝胆咳 《素问·咳论》曰："肝咳之状，咳则两胁下痛，甚则不可以转，转则两胠下满……肝咳不已，则胆受之。胆咳之状，咳呕胆汁。"《诸病源候论·咳嗽诸病候》说："肝咳。咳而引胁下痛是也。"《灵枢·经脉》指出："其支者，复从肝别贯膈，上注肺。"肝与肺经络相连，升降相因，肝气犯肺，肺失清肃则咳；或肝郁气滞，痰液停聚，影响到肺的宣肃而咳。临床咳嗽患者常伴咽痒、阵咳、痰少、口干苦、目眩、脉弦之证。肺与肝共同调节气机升降。肺为五脏六腑之华盖，其气以清肃下行为顺，肺气降则全身气机升降协调，有利于气上升并防止其升发太过。肝主少阳春生之气，其气以升发为宜。肝气的升发条达，循畅全身气机，促进肺气宣发使肺气肃降如常。两脏气机一升一降，相辅相成，共同维持全身气机的升降运动。肺肝病变易相互影响，导致气机升降失调。如肝失疏泄，

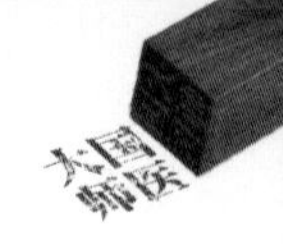

影响肺的宣降，出现咳嗽气急，咳引胁痛等。

3. 脾胃咳 《素问·咳论》记载："脾咳之状，咳则右胁下痛，阴阴引肩背，甚则不可以动，动则咳剧……脾咳不已，则胃受之；胃咳之状，咳而呕，呕甚则长虫出。"古语云："脾为生痰之源，肺为贮痰之器。"脾阳不运积湿生痰，痰浊上渍于肺而作咳，故脾胃之咳多见于痰多、涎多，不思饮水，痰色白，大便或溏，舌淡苔白滑腻，脉濡滑。肺与脾对人体津液的输布和气的生成联系密切。肺脾共主人体气的生成。肺主呼吸，能吸入自然界的清气。脾主运化，能化生水谷之精气。清气和谷气是体内诸气生成的基础，其中与宗气生成关系最密切。宗气下行以资先天之气，故与全身之气盛衰有关。肺气虚，导致宗气生成不足；肺脾协调，促进津液代谢。在津液的输布过程中，脾上输津液至肺，通过肺气宣发肃降而布达全身。肺主通调水道，使水上升下达内外布散，赖脾为之转输。二者相互促进，共同维持津液的正常输布。脾失健运，津液停聚，影响肺气宣降；两脏病变及相互影响，均导致津液输布失常，形成痰饮。

三、辨证论治咳嗽

（一）风寒咳嗽

风寒咳嗽多因正气不足，感受风寒而发。一者，风寒袭肺，首先侵袭皮毛和鼻窍，寒为阴邪，易损伤人体阳气，故治疗时应注重温肺散寒，宣通鼻窍；二者，肺主宣发和肃降，风寒袭肺影响其宣发肃降而致咳故治疗时要注意调节气机，疏风宣肺止咳，达到恢复其生理功能而咳嗽自止的目的；三者，当代社会寒凉药食盛行，空调普及，起居作息多有欠规律，易致人体阳气不足，卫外不固，易受风寒之邪侵犯肺脏，引发咳嗽。故治疗时还应适当兼顾阳气，温肺散寒、温阳化气、气化水行，达到温肺化饮止咳的目的。气阳虚弱者，易于贪凉感寒、汗后当风等而致外感风寒咳嗽。症见咳嗽，痰稀、色白，伴有头痛，鼻塞，喷嚏，流清涕，骨节酸痛，恶风无汗，舌淡苔薄白，脉浮紧。风寒咳嗽轻症，用止嗽散加减治疗；若因素体肺气亏虚，复感风寒，则应用玉屏风散加味补益肺气；若属风寒咳嗽重症，咳嗽，痰稀，伴头痛项强，恶寒，发热无汗，当用三拗汤加止嗽散加减治疗。

（二）风燥咳嗽

风为阳邪，易胜湿伤津化燥，易袭阳位，清代名医俞根初在《通俗伤寒论》指出“久晴无雨，秋阳以曝，感之者多病温燥，此属燥热”。燥为六淫之一，燥性干涩，最易伤肺耗津。盖燥邪袭人，肺先受之，肺失清肃，温燥灼液，故见咳嗽无痰、咽干口渴，或痰少黏稠、咯之不爽等症。素体阴虚之人尤易外感风燥之邪，使肺失清润而咳。症见干咳无痰，或痰少黏稠难以咳出，或痰中带血丝，鼻燥咽干，舌苔薄白而少津，脉浮或浮数，或伴有恶风、头痛等。宜止嗽散基础上常配伍桑叶、薄荷、蝉蜕、南沙参、麦冬、玄参、贝母、玉竹等以增强祛风润燥之力。

（三）风痰咳嗽

咳嗽时似无表证，或先有表证，表解后咳嗽迁延不愈，症见咳嗽突发突止，痰多泡沫或喉痒痰鸣、苔薄白，脉滑利者。风痰恋肺，治宜祛风解痉，化痰止咳。以止嗽散或二陈汤为基础上，酌情选择防风、荆芥以祛外风，也可选蝉蜕、僵蚕等以祛风解痉止咳。

（四）风热咳嗽

咳嗽风热犯肺症见：咳嗽频剧，气粗或咳声嘶哑，喉燥咽痛，咳痰不爽，痰黏稠或黄，咳时汗出，常伴鼻流黄涕，口渴，头痛，身楚，或见恶风，身热等表证，舌苔薄黄，脉浮数或浮滑。《医学心悟·咳嗽》指出，“初治必须发散，而又不可以过散，不散则邪不去，过散则肺气必虚”，使咳嗽缠绵难愈。风热袭表，肺气不宣，热毒较重，可选用辛凉解表之重剂银翘散合可治诸般咳嗽的止嗽散加减。金银花、连翘疏风清热，桑白皮、炒黄芩清泄肺热，紫菀、款冬花化痰止咳，若时值秋季，风热又有伤阴之嫌，加用沙参、麦冬。

（五）痰湿蕴肺

咳嗽痰湿蕴肺症见：反复咳嗽，咳声重浊，痰多白黏腻，每于晨间咳痰尤甚，因痰而嗽，痰出则咳缓、胸闷，脘痞腹胀，呕恶食少，大便时溏。

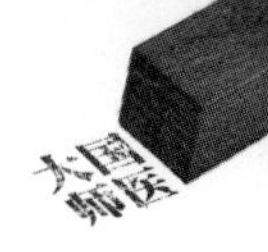

舌苔白腻，脉濡滑。脾为生痰之源，水谷精微不能上输养肺，聚生痰浊。个人常从止咳化痰、燥湿健脾方面着手对痰湿蕴肺型慢性咳嗽患者进行治疗。炙紫菀，甘润苦泄，辛温而不燥，长于化痰；款冬花，润肺止咳化痰，长于止咳；前胡，辛散苦降，宣肺散风，降气化痰；杏仁，宣滞散寒，降气祛痰；贝母，宣肺止咳，润肺化痰；二陈加强治痰之功，诸药去除已生之痰，黄芪白术、太子参益气健脾，以标本兼顾。

（六）肝火犯肺

咳嗽肝火犯肺症见：气逆作咳阵作，咳时面红目赤，咽干口苦，常感痰滞咽喉，难以咯出，量少质黏，咳引胸痛，症状可随情绪波动增减。舌质红，苔薄黄少津，脉弦数。《素问·咳论》谓“干咳之状，咳剧则两胁下痛”，肝与咳嗽之证亦有着密切的关系。肝主疏泄，条达全身之气机；肺主气，司呼吸，其宣肃之功能需赖气机之调畅，肝与肺升降相因，气血相依，经络相连，肝失疏泄，气机升降失调，犯肺刑金，则肺失清肃而咳。临床常用柴胡疏肝散、逍遥散、黛蛤散等加减。

（七）肺阴亏虚

咳嗽肺阴亏虚症见：干咳，咳声短促，痰少黏白，或痰中夹血，口干咽燥，或声音逐渐嘶哑，或午后潮红，颧红，盗汗，日渐消瘦，神疲。舌质红，少苔，脉细数。肺主秋令，有肃降功能，喜清肃和降，苦于上逆肺虚咳嗽，临床多表现为肺阴虚损之咳嗽，如汗、下太过或外感温热，失治或治之不当，日久不愈，耗伤肺阴，肺阴亏虚，肺失滋润而生燥热，肺气上逆而咳。多采取润养肺阴，善用沙参麦冬汤加减。

（八）阴虚肺热

咳嗽阴虚肺热症见：干咳无痰，或痰少而黏，不易咯出，以夜间或清晨为主，手足心热，盗汗，口干渴，大便干结，舌质红，苔少，脉细数。肺阴不足致阴虚火炎，灼津为痰，甚则热伤血络，致干咳、痰少色黄或痰中带血，方选百合固金汤加减，以养阴清热，肃肺止咳。然阴亏多不独行，可伴气虚之存，考虑加炙黄芪、当归、党参以益气化津，内伤咳嗽者病程多较长，有先病气阳不足而影响津血者，又有先病津血亏虚而及于气阳者，临床治疗应综合分析，治宜阴阳互求，气血互生。

四、咳嗽病临证治疗特色

（一）温化痰饮，标本兼顾

内伤咳嗽的病理因素主要为“痰”与“火”。然痰有寒热之别，火有虚实之分。内伤咳嗽常反复发作，迁延日久，脏器多虚，故病理性质属邪实与正虚并见。“痰饮内伏为患”，是咳嗽反复发作的夙根，而痰饮的生成与肺脾肾三脏功能的失调密切相关，临证温补为本，扶助阳气，痰饮自消，咳喘自平。根据疾病的病机特点，从温辨治，体现张仲景“病痰饮者，当以温药和之”之旨。疾病初期，或久病突然加重，或兼有表证者，以温阳散寒、宣肺止咳为主；久病痰饮咳喘，治以温阳化饮、止咳平喘，兼见瘀血者，佐以祛瘀；疾病缓解期，治以温补脾肾而固本；临床每本虚标实，虚实错杂，临证综合运用温散、温降、温化、温补之法，每多效验。

（二）用药清灵，沉浮并重

汪机有“肺受病易，药入肺难”之论，吴鞠通言“治上焦如羽，非轻不举”。肺为娇脏，外合皮毛，易受外邪，肺喜润恶燥，用药需温润。治疗慢性咳嗽用药时强调轻宣温润。是咳不离肺，治咳不治肺，非其治也。因肺为华盖，用药需轻宣，方达病所。《痰火颛门》曰：“大抵咳证只宜温平，肺号娇容，药味少凉即寒，稍燥即热，治咳方禁用辛燥，学者不可不知。”《本草经疏》曰：“气味俱薄者可升可降。”药轻则浮，直达肺脏；药宣则升，以宣肺气；药温则散，以散病邪；药润则补，以行肺肃降之权。治疗慢性咳嗽切忌一味强调大辛大热之品，更不能妄用过多寒凉之剂。

（三）补阴润燥，扶正祛邪

肺居上焦，上焦如羽，喜润而恶燥，故润肺之法慢性咳喘临证常用之。《治法汇》云：“咳嗽连声痰便不出者属肺燥。”《丹溪心法》亦云：“有连咳十数不能出痰者，肺燥胜痰湿也。”《景岳全书·杂证谟·咳嗽》：“外感之邪多有余，若实中有虚，则宜兼补以散之。内伤之病多不足，若虚中夹

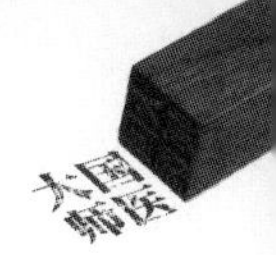

实，亦当兼清以润之。”临证外燥常用桑杏汤，内燥常用沙参麦冬汤，凉燥加荆芥、防风、紫菀、款冬花，但若风寒去即停荆芥、防风。痰黏稠难咯加天冬、天竺黄、竹茹、瓜蒌、黛蛤散等润滑涤痰。若见寒包火即使伤津也不可早用润肺，以免寒邪被遏，不易外达。

（四）调摄养生，未病先防

《素问·上古天真论》说“饮食有节，起居有常，不妄作劳，故能形与神俱，而尽终其天年，度百岁乃去”。“正气存内，邪不可干”。未病先防主要体现在对饮食及身体的调控上。我们常叮嘱病患避免接触冷空气、粉尘、烟雾等刺激性环境，平素应注意保暖，生活起居有节，饮食宜清淡营养，少食肥甘厚味；调摄情志，怡养心神。《素问·阴阳应象大论》指出：“怒伤肝，悲胜怒”；“喜伤心，恐胜喜”；“思伤脾，怒胜思”；“忧伤肺，喜胜忧”；“恐伤肾，思胜恐”。充分注意了精神因素与形体内脏之间、情志之间及其在生理、病理上相互影响的辩证关系，提示我们在日常生活中要保持健康的心态。应因时、因地、因人制定适宜的治疗方法，早期预防咳嗽，或防复感。

五、辨治咳嗽用药分析

（一）紫菀

首载于《神农本草经》，辛、苦，温。归肺经。《神农本草经》谓紫菀“味苦，温。主咳逆上气，胸中寒热结气……”《本草正义》认为：“紫菀柔润有余，虽曰苦辛而温，非燥烈可比，专能开泄肺郁，定咳降逆，宣通窒滞，兼疏肺家气血。凡风寒外束，肺气壅塞，咳呛不爽，喘促哮吼，及气火燔灼，郁为肺痈，咳吐脓血，痰臭腥秽诸证，无不治之；而寒饮蟠踞，浊涎胶固，喉中如水鸡声者，尤为相宜。”临床常将紫菀与冬花配伍同用，化痰浊而止咳。徐之才《雷公药对》指出：紫菀温，主劳气，臣；款冬为之使。陶弘景《本草经集注》谓款冬花“得紫菀良”。

（二）款冬花

首载于《神农本草经》，辛、微苦，温。归肺经。《神农本草经》谓款冬花“味辛，温。主咳逆上气，善喘，喉痹”。《本经逢原》言其“润肺消痰，止嗽定喘”。《本草正义》:“款冬花，主肺病，能开泄郁结，定逆止喘，专主咳嗽，性质功用，皆与紫菀绝似。所以《本经》主治，亦复多同，于寒束肺金之饮邪喘嗽最宜。然气味虽温，润而不燥，则温热之邪，郁于肺经而不得疏泄者，亦能治之，又如紫菀开肺，寒热皆宜之例。”二者相须为用，可互补长短，具有协同作用。既能化痰，又可镇咳。

（三）苦杏仁

首载于《神农本草经》苦，微温，有小毒，具有润肺、止咳、平喘的功效。《神农本草经·杏核仁》载:“主咳逆上气，雷鸣，喉痹下气，产乳，金疮，寒心，奔豚。”《本草拾遗》载:“杏酪浓煎如膏，服之润五脏，去痰嗽。”《药性论》曰:“治腹痹不通，发汗，主温病。治心下急满痛，除心腹烦闷，疗肺气咳嗽，上气喘促。”《珍珠囊药性赋》言其“除肺热，治上焦风燥，利胸膈气逆，润大肠气秘”。杏仁味苦能降，性温能祛寒，尤适用于痰饮咳喘。

（四）百部

首载于《名医别录》，甘、苦，微温。归肺经。《名医别录》谓其“主咳嗽上气”。《本草经集注》言其“疗咳嗽，亦主去虱”。《药性论》谓其“治肺家热、上气咳逆，主润益肺”。常与苦杏仁、桑白皮、黄芩等配伍，用治支气管炎，百日咳。与紫菀二药配伍，相得益彰，止咳化痰功效倍增。

综上所述，临证之时要首辨外感咳嗽与内伤咳嗽。外感以风邪为主，夹有寒、热、燥邪，而临床以感受风寒之邪最常见，治以疏风宣肺，止咳化痰为主，风去则咳止；内伤咳嗽需辨明属何脏之虚，病理因素需辨明属痰、湿、火、瘀之不同，标本兼治，扶正祛邪。然而，临床上外感与内伤不能截然分开，外感是重要的诱因，内伤者常夹有外感而见虚实夹杂证，需细加辨别。

（赵　丹　王路瑶　籍志慧　整理）

虚-瘀-衰老的理论与实践

生而长，长而壮，壮而衰，衰而亡，是所有生命周而复始的过程。衰

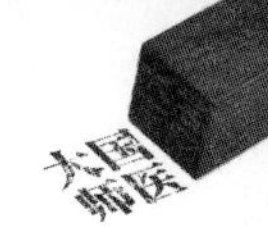

老是生命过程的必然规律，衰老不可避免，但延缓衰老一直是人类梦寐以求的理想。古今中外，人们一直在寻找各种延年益寿的方法和抗衰老药物。中医学关于衰老的理论起源较早，早在2000多年前的先秦时期，人们就已经开始对“长生不老”进行探索，对衰老有非常深刻的认识。以中医理论为指导，以衰老临床证候调查为主要依据，我们提出“虚-瘀-衰老”的中医衰老模式，充实了中医对衰老的认识。

一、何谓衰老

西医学认为衰老是一种由遗传因素和内外环境多种复杂因素相互作用而引起的生物学过程，是生命周期中按一定规律发生在整体、器官、组织、细胞的形态和功能的演变过程，表现为一系列随增龄而显示的全身性、渐进性、衰退性的变化或紊乱。生长壮老已是生命新陈代谢的基本规律，奢想长生不老是不现实的，但是在一定程度上延缓衰老过程，提高生存质量是人类本能的追求和社会发展的标志。由于社会科学、经济的发展，人类的平均寿命正在不断地延长，人口老年化的过程也不断加快，因此衰老和延缓衰老已经成为人类普遍关心的重要研究课题。

衰老随增龄而必然发生。中医对于人进入一定年龄阶段将必然衰老的原因和衰老的发生机制，有较为全面的论述。中医药学对衰老的认识较早见于《灵枢·天年》：“五十岁，肝气始衰，肝叶始薄，胆汁始灭，目始不明。六十岁，心气始衰，苦忧悲，血气懈惰，故好卧。七十岁，脾气虚，皮肤枯。八十岁，肺气衰，魄离，故言善误。九十岁，肾气焦，四脏经脉空虚。百岁，五脏皆虚，神气皆去，形骸独居而终矣。”现阶段我国年龄的分期标准为：0～24岁，生长发育期；25～44岁，成熟期或成年期；45～59岁，老年前期或初老期；60～89岁，老年期；90岁以上，长寿期；100岁及以上，百岁老人。世界卫生组织提出：18～44岁为青年人，45～59岁为中年人，60～74岁为年轻老人或准老人，75～89岁为老年人，90岁以上为长寿老人。

二、中医药延缓衰老的原则

1. 未病先防　《素问·四气调神大论》指出：“是故圣人不治已病治

未病，不治已乱治未乱，此之谓也。夫病已成而后药之，乱已成而后治之，譬犹渴而穿井，斗而铸锥，不亦晚乎！”

2. 未老先养　“年过四十来阴气自半”，总管早期养生，未老先养。

3. 体神兼养　神是形的产物，形为神的物质基础，无神则形不可活，无形则神无以生，得神者昌，失神者亡。中医强调形神合一。《素问·上古天真论》说：“故能形与神俱，而尽终其天年，度百岁乃去。”即外避邪气以养形，内养真气以充神，即虚邪贼风避之有时，恬淡虚无，真气从之，精神内守，病安从来。

4. 精、气、神三宝共养　精能生神，神能御精；气能生神，神为气主；精气同源，精为气母，气能化精。三者相互转化、调节，不可缺一。

三、中医药延缓衰老的方法

1. 法于阴阳　遵循阴阳变化而进行养生，自然界变化可直接或间接影响人体生命活动，天人相应，人应适应年、月、日阴阳之变化，如日落而息，日出而作；年中春生、夏长、秋收、冬藏，春天人应心胸开朗，情绪乐观，不要烦恼生气，夜卧早起，适宜晨练，吐故纳新，怡情养性，防风御寒，养阳敛阴。夏季天热内应于心，应内心宁静，神清气和，切忌发怒，心胸开朗，晚睡早起，适当午睡，防暴晒，降室温，注意通风，但不可当风而睡。秋季渐凉，内应于肺，内心宁静，神志安宁，不可悲伤忧愁，早卧早起，以应收敛，多饮水，保持室内湿度，避免大汗淋漓。冬季万物凋零，内应于肾，养神，注意安静，含而不露，避寒保暖，养藏阳气，早卧晚起，以待阳光。

2. 安于居处　居于环境如空气、阳光、湿度、噪声、朝向、水质等对健康、长寿有重要影响，另外人们可以通过适应居住外部环境和改造室内环境，创造一个有利于健康长寿的优美环境。

3. 饮食有节　①饮水：保证水质和水量的动态平衡，老人每日饮水量最好控制在 2 000ml 左右；②饮茶：《神农本草经》曰茶能“益思、少卧、轻身、明目”，《新修本草·木部》谓“茗利小便，去痰热渴”，现代认为

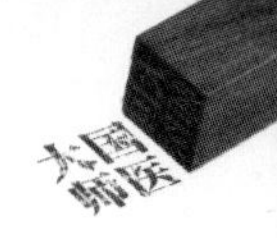

有提神、助消化、扩血管、解毒、杀菌、减肥等作用，但不宜饮浓茶，服药时及饭后不宜，高血压、冠心病、贫血、失眠等亦不宜。③饮酒：少饮有益，多饮有害，《饮膳正要》说："酒味苦甘辛，大热，有毒，主行药势，杀百邪，去恶气……醉饮过度，丧生之源。"

4. 食物　食物是人体至贵三宝——精、气、神的营养基础，是维持人体生命活动的根本，《养老奉亲书·饮食调治第一》云："主身者神，养气者精，益精者气，资气者食。食者生民之天，活人之本也。"①忌暴饮暴食，宜少食多餐，《千金要方·养性序》云"不欲极饥而食，食不可过饱"，《养性延命录·食戒篇第二》云"食欲少而数，不欲顿多难消，常如饱中饥，饥中饱"；②忌偏食，宜合理搭配，偏食有害健康，合理荤素搭配，性味搭配，饮食结构合理，有助于健康长寿；③宜三餐分配合理：早餐好、中餐饱、晚餐少；④食不欲急，急则伤脾；⑤节制食量，营养均衡，少米面，忌油腻，宜牛奶、鱼、豆、果蔬。

5. 起居有常　即生活起居规律，顺应阴阳变化，保障睡眠质量，保护脑细胞，降低代谢，减少消耗，促进组织修复，睡眠应：①动中求静，充分放松，心境平和，精神松弛，情绪安定，卧处安静，整洁适温；②头北脚南，不可当风而卧；③屈膝右侧卧。

6. 劳作有度　劳心者不可不劳手足，徒知久行久立之伤人，而不知久卧久坐之尤伤人。《千金要方·道林养性》说"养生之道，常欲小劳"，《三国志·魏书·华佗传》谓"人体欲得劳动，但不当使极尔"，体力活动可以改善心、肺、肾、肠、神经、肌肉、关节的功能，促进新陈代谢，延缓器官衰老，但活动要适当，量力而行，劳作有度，老人尤应注意。劳作有度也包含脑力劳动，常用脑可减慢脑的衰退，维持脑功能。

四、如何简单判断生活方式的健康程度

主要从以下八个参考标准：①不吸烟；②不过量饮酒；③每天吃早饭；④每天平均睡 7～8 小时；⑤每天平均工作 9 小时以内；⑥定期运动；⑦营养均衡饮食（不吃零食、体重标准稳定）；⑧情绪不紧张。符合 0～4

项不良生活习惯，符合 5～6 项为一般生活习惯，符合 7～8 项为良好生活习惯。

“虚 - 瘀 - 衰老”模式：我们团队在前人的理论基础上开创性地提出了“虚 - 瘀 - 衰老”模式并做了初步探讨，认为气旺、阴充、血液流畅是生命活动的生理基础，元气决定人的“天年”，阴精是生命活动的物质基础，气机升降出入有常，气血流畅是生命健康的必要条件，衰老虽是全身生理机能的减退，而气虚、阴亏、血瘀是衰老的基本病机，随着增龄，脏腑气阴逐渐消耗，气机升降出入失常而瘀滞，从而导致机体衰老。

生长壮老已是生命的自然规律，衰老是人类生理过程的必然归宿。早在《素问·上古天真论》中就有关于衰老的记载：“女子七岁，肾气盛，齿更发长。二七而天癸至，任脉通，太冲脉盛，月事以时下，故有子……五七，阳明脉衰，面始焦，发始堕。六七，三阳脉衰于上，面皆焦，发始白。七七，任脉虚，太冲脉衰少，天癸竭，地道不通，故形坏而无子也。丈夫八岁，肾气实，发长齿更。二八，肾气盛，天癸至，精气溢泻，阴阳和，故能有子。三八，肾气平均，筋骨劲强，故真牙生而长极。四八，筋骨隆盛，肌肉满壮。五八，肾气衰，发堕齿槁。六八，阳气衰竭于上，面焦，发鬓颁白。七八，肝气衰，筋不能动，天癸竭，精少，肾藏衰，形体皆极。八八，则齿发去。”以女七、男八为基数进行年龄分期，主要以肾气的消长盛衰来说明随增龄人体发生的生长壮老已的变化，认为衰老的机制为肾虚，后世乃至近代医家多承此说，常用补肾方药以抗衰老。我们通过长期大量临床观察，结合中医古代文献及现代中西医对衰老的研究，并根据中医理论为指导，系统调查了老年人的证候学特征，认为衰老是机体整体的渐进性衰退过程，肾虚仅是衰老整体变化中的一个重要部分，并从生理、病理方面对衰老变化加以研究，进而提出“虚 - 瘀 - 衰老”的中医衰老模式。

气旺、阴充、血液流畅是生命活动的生理基础。维持人体生命活动及健康，主要依赖于人体各脏腑的正常功能，而维持脏腑正常的功能活

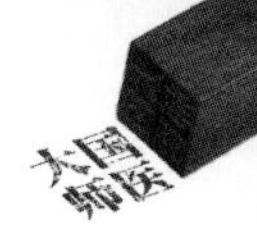

动的基础是气旺、阴充、血液流畅。元气决定人之寿夭：气有先天之气和后天之气，先天之气即元气，禀受于父母，后天之气则是人体正常功能的总称。《灵枢·天年》篇云："五脏坚固，血脉和调，肌肉解利，皮肤致密，荣卫之行，不失其常，呼吸微徐，气以度行，六府化谷，津液布扬，各如其常，故能长久。"阐述了脏腑、肌肤、营卫血脉等正常功能，即气机旺盛是人类寿命得以长久的保证。金元时期之刘完素云："元气者，形之主，神之母，三才之本，万物之元，道之变也。"强调了气对生命活动的重要性，进而提出气之盛衰乱绝决定万物的生长壮衰老病死，认为"气乱则物病"，"气绝则物死"到了明代，张介宾《类经·摄生类》更强调了"夫生化之道，以气为本，天地万物，莫不由之…人之有生，全赖此气。"人之寿命是有一定限度的，这个限度称为"天年"。《素问·上古天真论》曰"而尽终其天年，度百岁乃去"；《灵枢·天年》有三处提及人寿为百岁；《尚书·洪范》云"寿，百二十岁也"；《老子》云"人生大期以百二十为岁"。可见人之"天年"应为百岁至百二十岁。人之"天年"在出生之时已由元气所定。清代徐大椿在《医学源流论》中云："当其受生之时，已有定分焉。所谓定分者，元气也。"王充在《论衡·气寿》中指出："强寿弱夭，谓禀气渥薄也……夫禀气渥则体强，体强则命长：气薄则体弱，体弱则命短，命短则多病，寿短。"可见禀气（即元气）之盛衰决定了人之寿命长短。

虽然元气决定了人的"天年"，但大多数人都未能尽终其天年，这是受到脏腑之气的影响所致。《素问·上古天真论》曰："肾者主水，受五脏六腑之精而藏之，故五脏盛，乃能泻；今五脏皆衰，筋骨解堕，天癸尽矣，故发鬓白，身体重，行步不正，而无子耳。"肾为元气之根，藏元阴而寓元阳，肾气充足是维持健康生命的重要方面，故有"肾为先天之本"之说，然脾胃为仓廪之官，水谷之海，气血生化之源，维持后天生命活动及生长发育的一切物质，都依赖于脾气功能之正常，故称之为"脾胃为后天之本"。肺为气之主，司呼吸且主卫外，主治节并可通调水道，生命活动中正常的呼吸、防御、循环及水液代谢过程均需旺盛的肺气协助方可得以完成。心主一身之血脉，又主神明，心气充沛，气血周流不息，才能维持脏腑、肌肤、经络的正常功能，保证人体健康及生命活动。肝性条达而主疏泄，是气机运行和脏腑功能活动的必要条件，如脾之运化，肺之宣肃，心血运行，肾之开阖等，均赖肝之疏泄功能以协助。因而，维持正常的生命活动和健康长寿必须依赖于各脏腑机能之正常，而不能由某一两个脏腑活动所承担，仅以肾气、脾气等脏腑功能变化来论述衰老之机理是不够全面的。

阴精是维持生命活动的物质基础。《景岳全书·杂证谟·非风》曰："夫人生于阳而根于阴，根本衰则人必病，根本败则人必危，所谓根本者，即真阴也。"《景岳全书·传忠录·治形论》曰："然则善养生者，可不先养此形……善治病者，可不先治此形……而形以阴言，实惟精血二字足以尽之。"可见阴精血在维持人体健康、防治疾病方面具有的重要性。《灵权·经脉》云："人始生，先成精……"说明人生于精而决定人体元气之盛衰及"天年"之寿夭。人出生之后，脏腑功能维持又依以阴精的濡养，《素问·金匮真言论》云："夫精也，身之本也。"阴精充足是长寿的重要保证。张介宾云"精盈则气盛，气盛则神全，神全则身健，身健则病少"，"神气坚强，老而益壮，皆本乎精也"。若"不知持满"，阴精不足，则"半百而衰"（《素问·上古天真论》）。阴枯精竭则生命就要中止而不能终其天年，正如《养性延命录》所云："精竭命衰，百病萌生，故不终其寿。"

气血流畅是生命健康长寿的主要保证和必要条件：《素问·六微旨大论》曰，"出入废，则神机化灭；升降息，则气立孤危。故非出入，则无以生长壮老已；非升降，则无以生长化收藏。是以升降出入，无器不有。"揭示了生命活动中升降出入的重要性。只有机体升降出入有常，气血通畅，才能长寿。《素问·生气通天论》即云："气血以流，腠理以密，如是则骨气以精……，长有天命。"若"血气不和，百病乃变化而生"。可见多种老年病的产生，都源于血气不和，而气血不通畅又导致了机体衰老。《灵枢·天年》曾云："血气虚，脉不通，真邪相攻，乱而相引故中寿而尽也。"

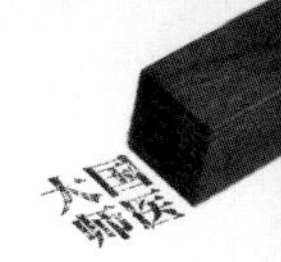

由此可知，机体的健康与长寿不仅取决于元气的盛衰、后天之阴充气旺，还依赖于气血流畅。

总之，先天元气决定人之天年，而要达到寿尽天年，后天之气旺、阴充、气血畅通又是其重要保证，这一点与现代医家对健康长寿的认识是非常一致的。维持机体的健康长寿须依赖于机体各组织、各器官功能的正常，而这些又为遗传所决定，同时遗传又决定人寿命的长短。近代的人口调查也表明，人类的平均寿命逐渐向“天年”靠拢，但超过120岁的很少，这些证明了人之寿夭由元气所定，气旺、阴充、血液流畅是健康之重要基础这一说法的正确性。

气血、阴亏、血瘀是衰老的基本病机，衰老是人体增龄而伴随的生理机能的减退，究其机制，则是元气生理性消耗和病理因素长期作用的结果。《灵枢·天年》篇以十岁为一段进行年龄分期，阐述了生理状态下人体衰老的总过程：“人生十岁，五脏始定，血气已通，其气在下，故好走；二十岁，血气始盛，肌肉方长，故好趋；三十岁，五脏大定，肌肉坚固，血脉盛满，故好步；四十岁，五脏六腑十二经脉，皆大盛以平定，腠理始疏，荣华颓落，发颇斑白，平盛不摇，故好坐；五十岁，肝气始衰，肝叶始薄，胆汁始灭，目始不明；六十岁，心气始衰，苦忧悲，血气懈惰，故好卧；七十岁，脾气虚，皮肤枯；八十岁，肺气衰，魄离，故言善误；九十岁，肾气焦，四脏经脉空虚；百岁，五脏皆虚，神气皆去，形骸独居而终矣。”可见，随着增龄，机体五脏之气逐渐虚损，临床上常表现为心悸、气短、脉沉细迟或结代（心气虚），腰酸、耳鸣、尿频或失禁（肾气虚），少气懒言、语声低微、易感冒（肺气虚），腹胀、纳少，乏力、食后易倦（脾气虑）等；最终五脏皆虚而终天年。老年人气常不足，其阴精亦多亏虚，《素问·阴阳应象大论》云：“年四十而阴气自半也……”老年人在长期生命活动中逐渐消耗阴精，且因气虚不能生化及固摄阴精，故老年人阴精常不足。临床上常见心悸不宁、虚烦失眠（心阴不足），肢体麻木、视物模糊（肝阴不足），耳鸣、健忘、消瘦、肤干、关节不利（肾阴不足）等。

《灵枢·天年》云:“黄帝曰:其不能终寿而死者,何如?岐伯曰:其五脏皆不坚,使道不长,空外以张,喘息暴疾;又卑基墙,薄脉少血,其肉不石,数中风寒,血气虚,脉不通,真邪相攻,乱而相引,故中寿而尽也。”可知在四五十岁后,气虚不足以行血,阴亏不足以润脉,致使血脉运行障碍,临床表现为胸闷疼痛,肢体偏瘫,麻木疼痛,久病不愈,面色紫黯,舌下脉络粗长扭曲,脉结代等。

中医关于衰老的认识主要有整体衰老、失衡衰老和虚实衰老学说。整体衰老学说认为,衰老虽然只表现为某一局部或某一器官形态、功能的衰减变化,但这些变化都是机体整体衰老的局部反映。失衡衰老学说认为,阴阳、气血、升降的平衡是维持人体健康的必要条件,如果阴阳失衡,阴阳之气太过或不及;气血失衡,气滞血瘀或气虚血瘀,不能濡养脏腑;升降失衡,引起机能失调,影响营养物质的摄入、转化、输布及糟粕的排泄。这些都可以导致机体生病,促进衰老与死亡。虚实衰老学说认为,衰老的原因与脏腑精气虚衰及瘀血、痰浊内生有关,一说肾为先天之本,人体的生长虚衰与肾气息息相关,肾阴是维持生命活动的必要物质,肾阳是维持生命的动力,肾气盛则寿延,肾气衰则寿夭,一说脾为后天之本,是产生与供应人体生命活动营养物质的最主要脏器,脾气虚衰容易引起形体衰败,此外亦有认为衰老与心、肺、肝脏之虚损及血瘀、痰浊等均有一定的相关性。以上这些学说,从不同侧面和深度揭示了衰老的本质,为中医药抗衰老研究作出了一定贡献。

我们以中医理论为指导,以衰老临床证候调查为依据,充实了中医对衰老的认识,提出“虚-瘀-衰老”的中医衰老模式,认为衰老的主要证候特点为气虚、阴亏、血瘀,其主要病机是随着增龄出现气虚、阴亏、鼓动无力,脉道失润而导致血瘀内停,引起机体整体性、渐进性的衰退变化,且在这一变化过程中“虚-瘀-衰老”可呈现互为因果的循环,继而促进机体的衰老进程。在这一过程中,不仅常出现肾气虚及脾气虚证证

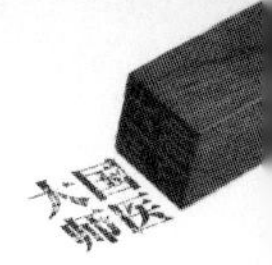

候，也可先后表现出肺气虚及心气虚证候；既可见肾阴虚表现，又可见肝阴及心阴不足的表现。虽然可以或多或少、或迟或早地出现某一两脏气虚或阴虚的表现，但只是衰老进程中特定阶段的特定表现而已。衰老全过程的虚损是以气虚、阴亏为其基本特征。血瘀内停是衰老的又一重要特征，虽然老年血瘀证主要由气虚、阴亏所致，但痰浊、气滞也可促使血瘀证的形成。

我们团队对 178 例健康老人衰老证候特点调查发现，老人以虚证表现居多，占 83.71%，以邪实表现为主者仅占 10.11%，只有 6.18% 的老人无明显虚实证候表现。而且老人的虚证表现比例随增龄而逐渐增加，在 60~64 岁时虚证仅占 74.3%，而在 75~78 岁时 100% 的老人表现为虚证。在老年虚证中又以气虚（含阳气虚）、阴虚、气阴两虚（含阴阳两虚）为多见，分别为 20.53%、14.77% 及 51.67%。虚证涉及五脏，且以同时病及二、三、四脏为多。同时还发现有 48.32% 的老年虚证夹有血瘀证表现，尤以气阴两虚及阴阳两虚的老人夹瘀为多，分别占 59.38% 及 84.62%。

我们通过对虚证与红细胞内超氧化物歧化酶（SOD）活性相关性研究发现，虚证患者红细胞内 SOD 活性低于健康对照组，且虚证的严重程度与 SOD 活性呈显著负相关；其 SOD 活性的降低程度依次为气虚、阴虚、气阴两虚，各型间均有显著性差异，以气阴两虚型 SOD 下降更为显著。提示衰老与气虚、阴亏及气阴两虚有密切相关性。又运用具有益气养阴、强壮健身功效的保元茶对 68 例老年前期和老年期患者进行治疗观察。结果表明，改善老年气阴两虚证总有效率为 92.65%，并能非常显著地提高患者 RBC-SOD 的活性。实验设立了空白对照组、黄芪组、制黄精组、丹参组、黄芪 + 制黄精组、黄芪 + 丹参组、制黄精 + 丹参组及黄芪 + 制黄精 + 丹参组，研究了益气养阴活血药物对老年大鼠自由基代谢变化的干预作用。结果表明，益气、养阴、活血中药及其不同组合对老年大鼠自由基代谢均有一定的改善作用，但以三药合并使用效果最佳，即益气养阴活血法为最佳治法。提示血瘀与气虚、阴亏三者共为衰老的病机特征。

寿星宝(SXB)颗粒剂系根据“虚-瘀-衰老”理论而组方的延缓衰老方剂,具有益气养阴活血之功。其处方由人参、黄芪、黄精、白芍、丹参、三七、水蛭、枸杞子、何首乌等11味中药组成。经临床与实验研究证实,该药能够从多途径、多系统、多层次发挥延缓衰老作用。

通过针对600余例老年人临床研究,观察了寿星宝改善衰老临床表现的疗效,疗程0.5年,结果如下:①治疗后证候积分下降。对老年症状的改善幅度由高而低依次为:神疲乏力、咽干口燥、双目干涩、心悸胸闷、头晕目眩、健忘、肢体麻木、尿后余沥、腰膝酸软和便秘等。②明显提高老年人的记忆能力,特别是对瞬时记忆、记忆广度有改善作用。同时,能明显提高老年人的动作反应能力。③实验室研究参数的变化:明显提高红细胞SOD、老年男性睾酮水平,显著降低全血比黏度,提高红细胞变形能力。

实验研究通过老年大鼠、小鼠、家兔、果蝇等动物模型,证实了寿星宝在改善自由基代谢、调节免疫功能、抗动脉粥样硬化、促进核酸及蛋白质代谢、调节神经内分泌功能及延长实验动物寿限等方面具有广泛的延缓衰老作用。

总之,我们针对衰老的主要病机,采用益气、养阴、活血药物组成抗衰老方“寿星宝”,经临床与实验研究表明,寿星宝能改善衰老症状,提高老人记忆力及动作反应能力,能延长动物寿命,增加抗氧化能力,改善血液流变性及心肌耐氧能力,增加脑额区局部组织血流量,改善大脑神经递质代谢及机体激素代谢等多种功效,提示益气、养阴、活血药物可在多种环节延缓衰老的发生,这也为“虚-瘀-衰老”模式提供了有力的佐证。

结语:中医对衰老的认识是一个不断探索、不断深化的过程,

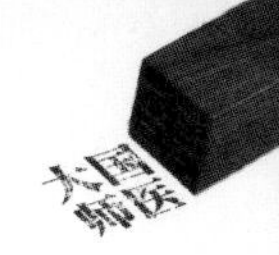

"虚-瘀-衰老"模式的初探也只是这种认识深化的一个过程，旨在完善整体、失衡及虚实衰老学说，取其所长，舍其所短，使对衰老的认识更加符合衰老客观变化的过程，从而更加有效地指导中医药抗衰老的研究。

（房新如　刘千琢　整理）

扶正解毒治疗肺癌

肺癌是原发性支气管肺癌的简称，是指原发于支气管黏膜或腺体的肿瘤，是最常见的恶性肿瘤之一，也是目前世界上发病率高、死亡率高的肿瘤之一。近50年来许多国家都报道肺癌的发病率和死亡率均明显增高，男性肺癌发病率和死亡率均占所有恶性肿瘤的第一位，女性发病率占第二位，死亡率占第二位。肺癌发病年龄多在40岁以上，男性发病率高于女性，五年生存率低于16%。肺癌对国民经济的健康发展造成了巨大负担，是我国目前癌症防治的重点和难点。

一、西医学对肺癌的认识

西医学认为本病病因目前尚未完全明确，但是根据流行病学调查表明，本病的发生与吸烟，大气污染，某些职业性因子如石棉、砷、铬、沥青及某些放射性物质有密切关系。慢性肺疾患、遗传因素及免疫功能不全、内分泌紊乱可能起到综合作用。

（一）吸烟

吸烟是肺癌发生的最重要的高危因素，烟草中多链烃类化合物（如苯并芘）和亚硝胺均有很强的致癌活性。二者可通过多种机制使得癌基因激活和抑癌基因失活，进而引起细胞的转化，最终癌变。

（二）职业和环境接触

约10%的肺癌患者有环境和职业接触史。现已证明以下数种职业环境致癌物增加肺癌的发生率：铝制品的副产品、砷、石棉、铬化合物、焦炭炉、芥子气、含镍的杂质、氯乙烯。长期接触铍、镉、硅、福尔马林等物质也会增加肺癌的发病率。

1. 电离辐射　肺脏是对放射线较为敏感的器官。多证据证明电离辐射致肺癌。如美国曾有报道开采放射性矿石的矿工 70%~80% 死于放射引起的职业性肺癌，以鳞癌为主，从开始接触到发病时间为 10~45 年，平均时间为 25 年，平均发病年龄为 38 岁。日本原子弹爆炸幸存者中患肺癌者显著增加。

2. 既往肺部慢性感染　如肺结核、支气管扩张症等患者，支气管上皮在慢性感染过程中可能化生为鳞状上皮致使癌变，亦有患者肺部病灶愈合后出现瘢痕，日久形成瘢痕癌。

（三）遗传等因素

家族聚集、遗传易感性以及免疫功能降低，代谢、内分泌功能失调等也可能在肺癌的发生中起重要作用。许多研究证明，遗传因素可能在对环境致癌物易感的人群和个体中起重要作用。

二、中医对肺癌的认识

从中医的角度来看，肺癌归属于中医“肺积”“咳嗽”“咯血”“息贲”等范畴，《难经·五十四难》就曾记载：“肺之积，名曰息贲。”目前，中医界对于肺癌的病因及发病机制尚无统一意见，但大多医家认为无外乎正气虚损和邪毒内积两个方面。由于人体正气不足，阴阳气血失调，使脏腑经络的功能发生障碍，机体抗病能力降低，邪气乘虚而入，滞留于肺，邪气瘀毒互结日久形成肿块而成肺癌。历代医家、古籍对肺癌的论述研究颇多。《灵枢·百病始生》就指出：“温气不行，凝血蕴里而不散，津液涩渗，著而不去，而积皆成矣。”《难经·五十六难》进一步指出：“肺之积，名曰息贲，在右胁下，覆大如杯。久不已，令人洒淅寒热，喘咳，发肺壅。”《诸病源候论》曰：“积聚者，由阴阳不和，腑脏虚弱，受于风邪，搏与腑脏之气所为也。”《外证医案》云：“正气虚则成岩。”正虚邪聚是肺癌发病基础。《医宗必读》谓“积

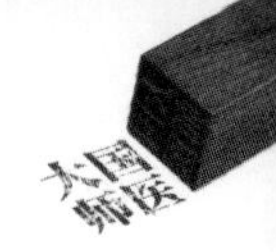

之所成，正气不足，而后邪气踞之"，指出积块的形成是由于正气虚弱，卫外不顾，癌毒内袭而致。《类经·藏象》云："肺主气，气调则营卫脏腑无所不治，故曰治节出焉。"清代喻嘉言《医门法律·肺痈肺痿门》说："人身之气，禀命于肺，肺气清肃，则周身之气莫不服从而顺行。"《难经·十四难》云："损其肺者，益其气。"金代李杲《医学发明》指出："肺主诸气，气旺则精自生，形自盛，血气以平。故曰：阳生则阴长，此之谓也。"《血证论·肿胀》云："肺为水之上源，肺气行则水行。"《血证论·瘀血》云："瘕者，或聚或散，气为血滞，则聚而成形，血随气散，则没而不见。方其既聚，宜以散气为解血之法……气散则血随而散，自不至于结聚矣。至其既之后，则又恐其复聚，宜以调血为和气之法。"强调气虚、阴虚，血运不顺，血滞成积，形成肺积。

对于肺癌的症状、临床表现，亦多有记载。《仁斋直指方论》曰："癌者，上高下深，岩穴之状，颗颗累垂……毒根深藏。"另外《灵枢·邪气脏腑病形》篇曰："肺脉滑甚为息贲，上气。"《灵素节注类编·肥气伏梁息贲奔豚》解释曰："滑甚者，以肺主气，血结而气逆动也，故曰上气，名息贲，即喘息也。"宋代《圣济总录》记载："肺积息贲气胀满咳嗽，涕唾脓血。"《济生方》云："息贲之状，在右胁下，大如覆杯，喘息奔溢，是为肺积。诊其脉浮而毛，其色白，其病气逆，背痛少气，喜忘目瞑，肤寒，皮中时痛，或如虱缘，或如针刺。"指出肺癌有咳嗽、咯血、胸闷气喘、疼痛等临床表现。清代沈金鳌《杂病源流犀烛·积聚癥瘕痃癖痞源流》云"邪积胸中，阻塞气道气不宣通，为痰为食为血，皆得与正相搏，邪既胜，正不得而制之，遂结成形而有块"，总结了历代中医典籍对"肺积"成因的论述。

三、个人对肺癌的认识

肺癌总属"整体正虚、局部积聚"，正虚邪聚是肺癌发病基础，既有正气不足，又有气滞、血瘀、痰凝等邪气积聚，日久形成有形积块。元气衰败，气血亏虚为其形成的基础，邪毒内侵，肺气郁滞为肺癌形成的病理本质。其本主要为气虚、阴虚，其标则以痰瘀毒为多见。一般癌症多发病于年老之人，年高之人正气亏虚，元气衰败，易患癌症，如《外科启玄》论癌发中提到："四十岁以上，血亏气衰，厚味过多所生，十全一二。"肺癌作为肺系疾病之一，与肺气虚关系密切，肺叶娇嫩，不耐寒热，易被邪侵，又朝百脉，五脏中肺脏与经络关系最为密切，故易代他脏受过，导致肺本脏正气虚损；肺主气，调节气的运动，与宗气生成密切相关，故易出现本脏气滞与血瘀，气滞和血瘀日久是肺本脏癌瘤发生及进展的重要因素之一；肺主行水，"为贮痰之器"，痰湿留驻日久，变生痰毒，是导致肺癌发生及转移的重要因素。

1. 肺癌病机治则　对于肺癌的治疗，我们依据其"整体正虚、局部积聚"的特点提出"扶正解毒"为大法，或补肺健脾、或益气养阴、或化痰祛瘀、或解毒消积，或兼而用之，临床每多效验。肺癌辨证按其主症不同，观其毒、瘀、痰、虚、热何者为重，是否兼夹它证，因而治法上亦须有所变通用。肺癌发病全身属虚，正虚贯穿始终，脏腑来看，肺脾虚损为重，应时时固护脾胃。正如先贤所言："存得一分胃气，便留得一分生机"。另外气虚、阴虚亦不可忽视，因此，在治疗以毒、痰、瘀为主证患者时，切勿一味使用解毒散结化瘀等攻邪之品，使正气更虚、积块更坚，而应从全身属虚这一根本出发，结合兼证辨治，恰当佐用益气养阴之品，以起事倍功半之效。如热毒型多兼伤阴，治宜兼顾养阴而勿过用苦寒清热之品；痰浊宜益气健脾化痰，痰热则宜清热化痰，佐以养阴；血瘀仅强用破血逐瘀药难以化解，仍须从其根本益气化瘀或养阴化瘀。

（1）补肺健脾，解毒化痰：肺主宣发肃降，主一身之气。若肺气虚弱，则卫外不固，邪气乘虚入内，邪凑于肺，宣降失调，气机失畅，气滞血瘀，津液不布，聚而成痰成饮，阻塞脉络，痰瘀胶结，聚积于肺，日久形成肿块。脾属土，肺属金，脾为肺之母。《素问·经脉别论》曰："饮入于胃，游溢精气，上输于脾，脾气散精，上归于肺……"肺所主之

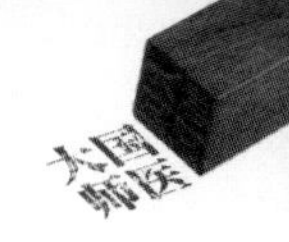

气，所布之津液均来源于脾所升清上散之水谷精气与津液。脾气充足才能使肺健气旺。若脾气亏虚，则水液运化输布失常，聚而生痰，上渍于肺，则咳嗽咳痰，气虚则脏腑功能运行乏力，导致患者神疲乏力，少气懒言，导致患者各方面机能下降，正如《活法机要》所说“脾胃怯弱，气血两衰，四时有感，皆能成积”。脾土所生精气首先对肺起到充养作用，肺金受到滋养则发挥其通调水道的作用，从而使水精四布，润泽百脉。故脾土强弱对肺气盛衰具有直接影响，脾气虚弱通常也是肺气不足的重要原因。肺癌之为病，必有肺虚，虚则补其母，故扶助脾土，方可充养肺气，达到土旺金生，母壮子健。故补肺健脾乃为治疗肺癌之要，扶助正气，促进气血化生，又能健脾化痰，起到解毒化痰祛邪的作用。

（2）养阴清热，解毒散结：肺为华盖之脏，位居上焦，不耐寒热，易为燥伤，内主一身之气。肺阴不足则虚火内生，虚火易使津凝成痰、血滞为瘀，进而痰瘀互结，形成肺积。形成阴液偏衰的主要原因，多由于癌毒耗伤津液，或久病损伤阴精，或五志过急化火伤阴，或大汗、大吐、大利，或癌病日久耗伤阴血，或滥用温燥药物，或用化学抗癌药或放射线治疗，导致耗伤阴液、阴阳失衡，阴亏则阳亢而生内热。一般来说，其病变特点多表现为阴液不足致使滋养、润泽功能失常以及阳气相对亢盛的虚热证，故谓之阴虚则热。肺癌患病日久，伤阴耗液，或误用、过用温燥药物等，热灼阴液，阴液亏虚，阴虚火旺，阴虚阳亢，发为内热。故许多患者临床常会出现肺阴不足症状，如口干咽燥、干咳少痰、消瘦、苔少等。甚至部分患者可能出现发热症状。此时滋养肺阴，内除虚热显得尤为必要，肺得滋润，则虚火自除，同时配伍清热解毒散瘀之药对，共奏养阴清热，解毒散结之功。临床喜用玉竹、黄芪、太子参、麦冬、熟地黄等。

（3）益气活血，解毒消瘀：气为血之帅，气行则血行。肺癌患者正气素虚，致瘀血停留，肺主气，宗气积于胸中，为十二经运行动力之始，故肺气虚，可使经血运行不畅而瘀。心气虚，无力推动血液，可导致血液停滞而生瘀。脾为气血生化之源，脾气虚则气血乏，气乏则虚，积虚成损，积损成劳。在肺癌的形成发展过程中，机体功能活动日渐衰退，气血的运行也处于迟缓状态而导致瘀滞。瘀血阻肺，气血运行不畅，气机不利，可致肺气塞滞，肺宣降功能失司而咳嗽。临床常见肺癌患者咳嗽无痰或痰少难咯，或胸部刺痛、夜间加重，或面色晦暗，或肌肤甲错，舌质紫黯或见瘀斑，或舌下络脉紫黯迂曲，脉多弦涩、细涩或见结、代脉等。治宜益气活血，解毒消瘀，临床应用具有调畅血行、消散瘀滞之奇功；祛瘀生新，以通为补之妙用。活血化瘀法既可以直接治疗肿瘤，又能通过活血化瘀，疏通经络，破瘀散结，祛瘀生新，恢复气血运行，达到消瘀散结、增强治疗、改善患者体质的目的。

另外尽管肺癌病因多端，病情变化错综复杂，但邪毒结于体内却是病之根本，“毒”往往贯穿于疾病的始终。盖有形之积，以攻为是。因此，肺癌各个阶段的治疗均离不开攻毒。虫类毒药以攻病，借虫药血中搜剔，以攻通邪结、行滞气、破瘀消积，乃治疗积聚之要法，临床善用虫类药，常用天龙、地龙等。

2. 治疗肺癌用药分析　肺积初期，疾病尚浅，解毒消积为主以祛其癌毒；积聚中期，已有正气亏耗，宜攻补兼施以缓病势，解毒消积同时应注固护正气；积聚后期，人体正气内虚，应以扶助正气，增强人体抵抗疾病的能力为要；虽可以根据积聚病势的缓急和人体的强弱两方面把握治则治法，但扶正解毒的治疗思路应贯穿肺癌疾病治疗的始终。

（1）黄芪：黄芪性平，缓，味甘，微温无毒，归肺、脾、肝、肾经。其气薄而味厚，可升可降，为阳中之阳，功效颇多，有补气升阳，固表止汗，利水消肿，生津养血，行滞通痹，托毒排脓，敛疮生肌之效。黄芪补气作用大，誉为“补者之长”。临床应用广泛。补肺气、益卫气，以固表止汗，用治肺气虚弱，咳喘气短。《本草汇言》称黄芪“补肺健脾，实卫敛汗，驱风运毒之药也”。《医学衷中参西录》言其“能补气，兼能升气，善治胸中大气（即

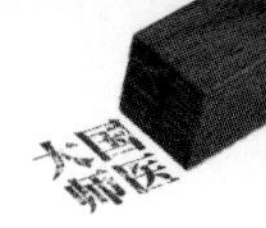

宗气，为肺叶阖辟之原动力）下陷”。《药性论》记载：“治发背。内补，主虚喘，肾衰，耳聋，疗寒热，生陇西者下补五脏。蜀白水赤皮者，治客热。”《神农本草经》记载，黄芪“味甘，微温。主痈疽久败疮，排脓止痛，大风癞疾，五痔鼠瘘，补虚，小儿百病”，将其归为上品。《名医别录》指出，黄芪“无毒。主治妇人子藏风邪气，逐五脏间恶血，补丈夫虚损，五劳羸瘦，止渴，腹痛泄利，益气，利阴气”。《本草备要·草部》记载，黄芪“生用固表，无汗能发，有汗能止，温分肉，实腠理，泻阴火，解肌热，炙用补中，益元气，温三焦，壮脾胃，生血生肌，排脓内托，疮痈圣药”。黄芪为补益气血的佳品，无论是单方还是复方应用，均有很好的保护正气的作用。药理研究表明，黄芪通过激活免疫细胞，提高机体免疫功能而发挥抗肿瘤的作用。王庭欣等采用刀豆蛋白A（ConA）诱导小鼠淋巴细胞转化实验，测试黄芪多糖（APS）对小鼠细胞免疫功能的影响。结果黄芪多糖能明显提高脾脏生成抗体的细胞数，说明黄芪多糖对小鼠的细胞免疫有增强作用。黄芪作为扶正固本的药物，在临床肿瘤治疗中发挥越来越重要的作用，引起了医学界的高度重视。

（2）玉竹：玉竹性平或微寒，味甘，入肺、胃二经，具有养阴润燥、生津止渴、除烦止咳之功效。用于热病伤阴、肺胃燥热、咳嗽少痰、心烦口渴、虚劳发热、消谷易饥、尿频、筋脉失养挛痛、素体阴虚、风湿自汗、劳疟寒热等症。玉竹最早见载于《神农本草经·女萎》，被列为上品，谓其“主中风暴热，不能动摇，跌筋结肉，诸不足。久服去面黑鼾，好颜色，润泽，轻身不老”。《名医别录》言其“主治心腹结气，虚热，湿毒，腰痛，茎中寒，及目痛眦烂泪出”。《本草纲目》介绍该药主治“风温自汗灼热，及劳疟寒热，脾胃虚乏，男子小便频数，失精，一切虚损”。肖岚等研究发现玉竹多糖能够通过相关信号传导通路抑制肿瘤细胞增殖与促进肿瘤细胞凋亡，从而起到对抗肿瘤的功效。

（3）白花蛇舌草：白花蛇舌草味苦、淡，性寒，归心、肝、肺、大肠经。具有清热解毒、消痈散结、利尿消肿、活血止痛的功效。本品在古代中医典籍中无相关记载，包括《神农本草经》及《本草纲目》。本品最早见于《广西中药志》，《闽南民间草药》称之为蛇舌癀，《全国中草药汇编》称其为白花十字草，主产于广东、福建、广西等地。《广西中药志》载："治小儿疳积，毒蛇咬伤，癌肿。外治白泡疮，蛇癞疮。"《闽南民间草药》载："清热解毒，消炎止痛"。《泉州本草》载："清热散瘀，消痈解毒。治痈疽疮疡，瘰疬。又能清肺火，泻肺热。治肺热喘促、嗽逆胸闷。"《广西中草药》载："清热解毒，活血利尿。治扁桃体炎，咽喉炎，阑尾炎，肝炎，痢疾，尿路感染，小儿疳积。"白花蛇舌草的毒副作用小，疗效确切，价格低廉，资源丰富，对癌毒积块有良好的治疗作用，临床治疗肺癌多喜用此品，以清热解毒、消痈散结。

（4）泽漆：泽漆别名五朵云、五盏灯，性微寒，味辛、苦。有毒。归肺、大肠、小肠、脾经。具有利水消肿、化痰止咳、解毒杀虫的功效。《金匮要略·肺痿肺痈咳嗽上气病脉证治》中的泽漆汤是治疗水积肺痿的主方，据有关人员考证，此证类似于现代的肺癌，为难治也。《神农本草经》谓其"主皮肤热，大腹，水气，四肢面目浮肿，丈夫阴气不足"。《名医别录》曰："利大小肠，明目轻身。"《医林纂要》谓："泻肺降气，行水去热。"说明泽漆是一味泻肺降气行水而略具补性的药。个人在治疗肺癌时喜用本品，因其略含补性，恰合攻邪不忘扶正之意。

（5）薏苡仁：薏苡仁味甘淡，性凉，归脾、胃、肺经。功能健脾渗湿、除痹止泻、清热排脓。《神农本草经》言其"味甘，微寒。主治筋急，拘挛不可屈伸，风湿痹，下气"。《药性论》曰："能治热风，筋脉挛急，能令人食。主肺痿肺气，吐脓血，咳嗽涕唾，上气。昔马援煎服之，破五溪毒肿。"《本草易读》载："入足太阴、足阳明经。利水泻湿，退热除淋。舒筋急拘挛，止咳唾脓血。"《本草纲目》云："薏苡仁属土，阳明药也，故能健脾益胃。虚则补其母，故肺痿、肺痈用之。"目前，多方实验和临床研究已证实薏苡仁油对肿瘤细胞凋亡的促进作用。薏苡仁油功效作用广泛，特别是其中的薏苡仁酯作为公认的抗各系统肿瘤有效

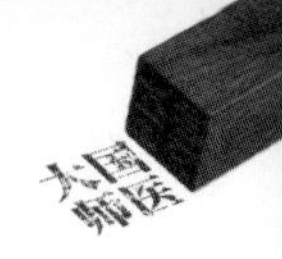

物质已被多方研究和证实，成为薏苡仁油最重要的功能，且其为天然化学产物，副作用小，对于药物研发、临床指导用药具有重大意义。

（6）川贝母：川贝母是具有代表性的四川道地名贵药材，为临床常用中药，其性苦、甘，微寒，有化痰止咳、清热散结、润肺之功效，多用于热痰、燥痰、肺虚劳嗽、久嗽、痰少咽燥、痰中带血等证。《中华本草》载川贝母“清热润肺，化痰止咳，散结消肿。主治肺虚久咳，虚劳咳嗽，燥热咳嗽，肺痈，瘰疬，痈肿，乳痈”。《中药大辞典》载川贝母“止咳化痰，润肺散结。主治肺久虚咳，虚劳咳嗽，燥热咳嗽，肺痈，瘰疬，痈肿，乳痈”。《本草通玄》则对以独立药名出现的川贝母做了说明：“川贝母，味苦，微寒。主烦热，心下满，润肺，消燥痰，散项下瘿疬，傅恶疮，收口生肌。”《本草纂要》谓其“开结气，散郁气”，《本草发明》谓“贝母辛能散郁”，《药性会元》谓其“散胸中郁结之气，及久思积虑，心中不快、多愁者甚效”。这些是关于川贝母“解气郁、痰郁”功效的记载。气机郁滞，则津液运行不畅，成痰成饮，瘀血内生，气郁痰郁易成积块。川贝母不仅可清热润肺，亦可开久结之郁气，消壅滞之郁痰，乃是个人临床治疗肺系疾病喜用之良药。

（7）虫类药：治疗肺癌个人常用虫类药物，虫类中药的特性是行走攻窜，善于解毒散结、破血祛瘀。虫类中药多药力竣猛，已被广泛应用于临床各种瘤积痞块和疑难杂症。例如，全蝎消肿散结、息风镇痉、通络止痛；蜈蚣解毒散结、通络止痛、息风止痉；壁虎祛风定惊、散结解毒等，用之均能切中肿瘤邪毒内聚、气滞血瘀为主的病机。中医认为其“以毒攻毒”。近年来研究发现，许多虫类中药有较显著的抗癌抑癌作用，并在攻克癌症方面不断取得进展。临床上常使用的虫类药物有天龙、地龙、水蛭、土鳖虫、全蝎等。大量的临床资料显示，内服虫类中药，在恶性肿瘤的治疗方面取得疗效。虫类药在肿瘤治疗方面主要应用于治疗癌肿及癌痛。

蜈蚣入药首载于《神农本草经》，述其味辛，性温，有毒，归肝经，有祛风止痉、通络止痛、攻毒散结的功效。《名医别录》云："蜈蚣去恶血。"《本草纲目·虫部第十三卷》载其"疗心腹寒热积聚，堕胎，去恶血"。《医学衷中参西录》记载："蜈蚣……走窜之力最速，内而脏腑，外而经络，凡气血凝聚之处皆能开之……性有微毒，而转善解毒，凡一切疮疡诸毒皆能消之。"现代药理实验研究发现，蜈蚣提取物对多种癌细胞增殖均有明显的抑制作用，可通过抑制肿瘤增殖、促进凋亡、抑制血管生成、调节免疫等多种途径对肿瘤起到抑制作用。作为具有强劲破瘀通络、攻毒散结作用的虫类药物，蜈蚣常被用来配伍治疗多种类型的肿瘤，效果良好。

全蝎性辛、平，有毒，归肝经，有息风止痉、攻毒散结、通络止痛之效，常用于痉挛抽搐、疮疡肿毒、瘰疬结核、风湿顽痹和顽固性偏头痛等病证。《开宝本草》曰："疗诸风瘾疹及中风半身不遂，口眼㖞斜，语涩，手足抽掣。"《本草从新》曰："治诸风掉眩，惊痫抽掣，口眼㖞斜……厥阴风木之病。"针对痰瘀互结之肺癌，常用全蝎以求攻毒散结通络之功。本品还常与穿山甲、鳖甲等介类药物配伍使用，取其能软坚散结、活血破瘀之功，加强虫类药物走窜通络的力量，其联合使用有协同增效之功。此外，考虑虫类、介类药物走窜通络、散结破瘀，容易耗散正气，故常辨证配伍黄芪、党参、白术等补气之品以益气扶正；且因虫类药物大多辛温燥烈而易耗损阴血，故常辨证配伍生地黄、麦冬、玉竹、沙参等养阴生津润燥之品，以制其燥伤营血之弊。有研究表明，全蝎水煎服液高、中、低剂量组对小鼠Lewis肺癌具有抑制作用。

综上所述，肺癌的发生与正气虚损和邪毒内侵关系密切，气阴亏虚贯穿肺癌发病始终。肺癌是因虚而得、因虚致实，是一种全身属虚，局部属实，本虚标实之病。扶正解毒大法为治肺癌之本，其中解毒包括化痰软坚、逐瘀散结、清热解毒法等，扶正则指补益气阴、健脾补肺法等。治则上或补肺健脾，解毒化痰，或养阴清热，解毒散结，或益气活血，解毒消瘀。但临证仍需细细辨证，万不可胡乱堆砌。肺癌治疗中只有根据疾病

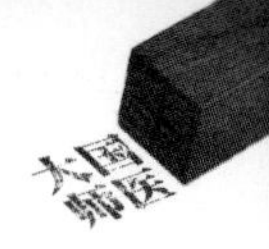

发展阶段及症状表现来详辨证候类型、分清标本缓急，在确定其病情的基础上，灵活变通应用治法，才能起到点睛作用。其次，临证不可忽略兼证，局部祛邪勿忘整体扶正，尤须顾护脏气阴液。扶正解毒之法在治疗肺癌方面发挥着重要作用，认为邪毒不祛，正气必伤，在攻伐癌毒的同时，应时时注重扶助正气。

（刘千琢　王路瑶　整理）

基于肺气虚证三级分度理论探索“以证统病”的肺病管理模式

中医“病”是对疾病发生全过程病理特点和变化规律的概括；“证”是疾病某阶段或某一类型病理特征的概括，包括病因、病性、病机、病势、邪正盛衰等，具有特异性、动态性、多维性的特点。“以证统病”是以病机演变和证候为纲，以疾病为目，把病证看成一个动态整体，突出证候辨识治疗而采用的诊疗形式（图1），其核心是以“证”为出发点，针对不同疾病综合归纳其证候和病机演变规律的共性及与疾病的相关性，从而制定相似的治则、治法。其出现经历了对症辨病—平脉辨证—以病钤证、按证索方—辨证论治—病证结合、以病统证等5个具有代表性的阶段，相关理论与实践研究方兴未艾。肺气虚最早出自《素问·方盛衰论》，是肺系疾病最基本、最重要证候之一，乃肺气虚损，肺脏功能活动减弱或障碍所表现的虚弱证候，可累及心、脾、肾、肠道等脏腑，逐渐演变成全身性病变。“以证统病”是中医临床病、证、效和以人为本相结合的一种思维模式，是证候动态流转的时空演化整体观，关键在于整体论与还原论的关联整合。肺系疾病发生发展过程中，多伴随着不同程度的肺气虚病机改变，因而以肺气虚证为切入点，探索肺系疾病的共性特点和相关性，初步建立肺气虚证的“以证统病”肺病管理模式，以便指导临床实践。

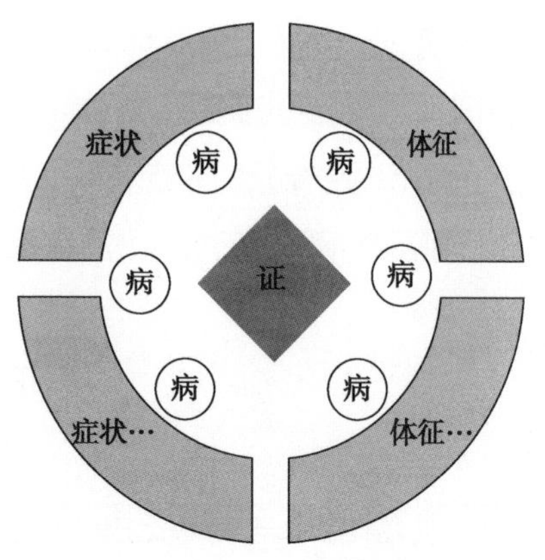

图 1 “以证统病”模式图

一、肺气虚三级分度理论

肺气是指肺脏的具体功能活动及运动方式，与一身之气和各脏腑功能活动密切相关。肺气虚乃肺的气虚于前，功能失常在后。但临床肺气虚往往出现虚实夹杂的病机演变，虚实互为因果。为全面、客观、动态地认识肺气虚证，我们团队于 1993 年提出肺气虚分度理论，认为：“肺系疾病在发生发展过程中始终存在肺气虚的病机，多为渐进性、持续性，进而累及多系统，并形成水湿、痰饮、瘀血等病理产物，是老年人死亡的常见初始病因。”经过不断地研究与完善，我们团队根据肺气虚的程度和对相关脏腑的影响，观察并归纳其临床表现，逐步形成了现在的肺气虚分级分度理论（图 2）：①一级（轻度肺气虚，卫外失常）：肺的卫外功能或部分主气功能的减退，病位主要在肺，临床特征为反复外感或久咳痰白，伴有神疲乏力、少气懒言、恶风或自汗，舌胖或有齿印，脉虚无力；②二级（中度肺气虚，主气失常）：发展至主气功能障碍，病位主要在肺、脾，临床特征为轻度肺气虚临床症状发生频率、持续时间及程度均加重，并表现有气短喘促，动则尤甚；③三级（重度肺气虚，治节失常）：肺的卫外、主气及治节功能的全面失常，病位主要在肺、脾、心、肾，行水行血障碍，临床表现在中度肺气虚症状加重的基础上出现心

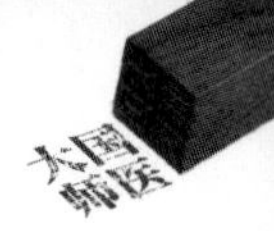

悸、唇青、舌紫、颈部青筋暴露、尿少、浮肿等。三级分度之间既有病机和病证上的不同，又有发生、发展、演变之间的相互联系，比较符合临床实际情况，揭示了肺气虚证的本质，丰富了中医证候学的内容，有利于把握肺气虚证的变化，从而指导临床治疗。

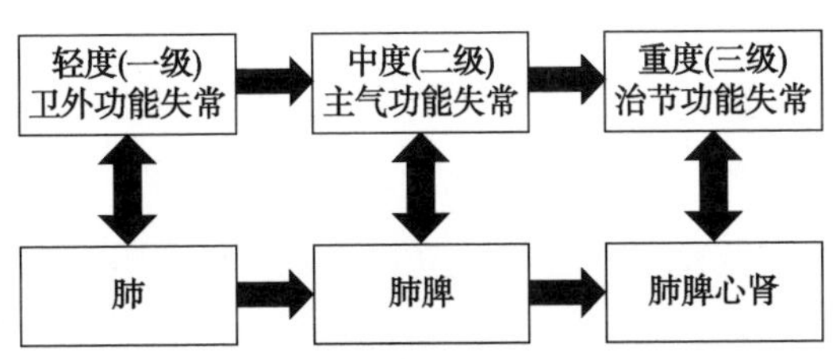

图2　肺气虚证四级分度理论示意图

二、肺系疾病肺气虚证的“以证统病”研究

病证结合模式涵盖了中医学的病、证和西医学的病三方面内容，可分为“以病统证”和“以证统病”两种形式。目前主流的按疾病诊断相关分组（Diagnosis Related Groups，DRGs）的临床路径是以“以病统证”诊疗模式为基础，被广泛应用于临床。“以病统证”模式虽有着精准的纳入和排除标准、规范化的干预方案，但这种以病为主导性的体系，拆分了中医学诊疗的时空性和整体性，存在体系的外延性弱、难以应对真实世界多因素造成疾病变化、转归和多种疾病序贯性发作等缺点。如过于强调“病”的主导性，在无法确定西医诊断的情况下，无法实施辨证治疗；而在多种疾病情况下，难以总结各个疾病在不同时期的共性病机，患者需要服用大量的药物。“以证统病”是区别于“以病统证”的一种临床诊疗模式，以中医学病因辨证、病机辨证、病势辨证等思想为基础，既归纳各种肺系疾病的共性病机和演变规律，也注重个性特点，探讨证与病的诊断、治疗关系，指导临床实践，体现了中医学在动态时空下据象辨证、据证言病、病证结合的认识和实践特点，能有效弥补“以病统证”临床应用之不足。

肺气虚证是肺系疾病在发生发展的基础病机，以卫外功能失常为开端，可进一步发展至治节功能失常，肺、脾、心、肾等脏腑功能失常，形成痰饮、瘀血等病理产物，甚至进一步发展，出现肺源性心脏病、胸腔积液等，可造成严重后果，其中尤以老年人多见。根据长期临床实践观察与研究，我们提出了肺系疾病“气虚 - 痰饮 - 血瘀”三角理论（图 3）。基于“以证统病”思想，将肺气虚证的“气虚 - 痰饮 - 血瘀”三角理论应用于肺系疾病的临床诊疗具有重要的实际意义。因此，我们将慢性阻塞性肺疾病、哮喘、肺癌等肺系疾病的共性病机及演变规律阐述如下，以肺气虚证分度和相关的“气虚 - 痰饮 - 血瘀”三角理论探讨“以证统病”模式在相关肺系疾病中的应用。

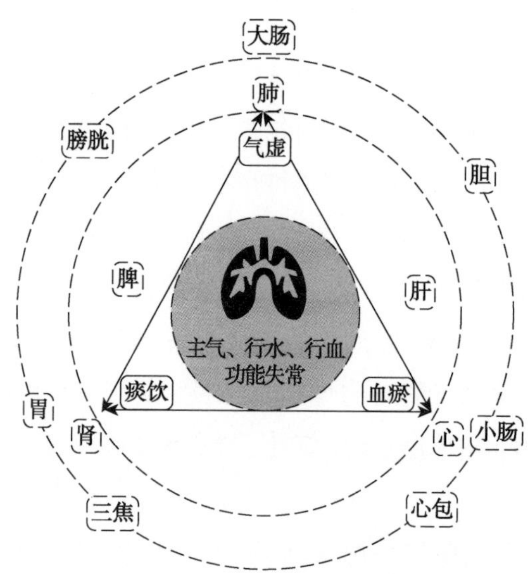

图 3 “气虚 - 痰饮 - 血瘀”三角理论示意图

（一）慢性阻塞性肺疾病

慢性阻塞性肺疾病发病以老年人为主，多以肺气虚为始发因素，反复感邪，而使病情进行性加重，肺气虚贯穿于疾病始终。其病机可概括为“虚、痰、瘀”，以气虚为主，虚实并重，常兼痰瘀。早期，肺气卫外与主气功能失常，易感外邪，多表现为风寒袭肺证；病情发展累及脾气亏虚或失常，肺脾行水功能障碍，水湿聚而成痰成饮，亦可郁而化热壅积于肺，

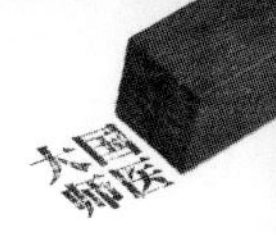

而表现为外寒内饮证、痰浊阻肺证或痰热壅肺证，且在气虚和痰阻双重因素的作用下，心肺行血功能异常，形成痰瘀互阻的关键病机；进一步发展累及肾脏，气虚进一步加重，治节功能失常，水液代谢严重障碍，瘀滞进一步加重，可形成水肿，甚则表现为痰蒙神窍证。综上可知，故治疗当扶正祛邪并重。

（二）支气管哮喘

支气管哮喘是一种反复发作的可逆性气流受限性疾病，肺气虚是其反复发作的重要因素，其病机可概括为"痰、风、寒、瘀、虚"，以痰为主。气阳虚弱，卫外不固，为哮喘急性发作的易感因素，风寒是哮喘急性发作的诱发因素，痰瘀伏肺是反复发作难愈夙根，痰瘀皆由肺气功能失常所致，且同源互化，哮喘发病往往兼夹血瘀病机，且贯穿哮喘始终。哮喘急性发作期多因风寒邪气袭肺，痰（饮）干肺，或外寒引动内饮，内外合邪，阻滞气道所致，以痰、寒、饮为主要病机要点。临床常见证型为外寒内饮证、痰浊阻肺证、风痰阻肺证，或因感受风热、痰郁化热而痰热壅肺证。非急性发作期，多表现为虚实夹杂，或正虚，其中以气虚、阳虚为主，病变脏腑涉及肺、脾、肾，依据"气虚 - 痰饮 - 血瘀"三角理论，三者相互影响，可化生痰瘀之邪，胶固于内，或进一步耗伤彼此气阴。此期临床常见证型为肺气虚证、肺脾气虚证、肺肾气虚证、肺肾阳虚证。

（三）肺癌

肺癌是有形之邪聚集于肺所致的恶性病变。《医宗必读·积聚》曰："积之成也，正气不足，而后邪气踞之。"强调了正气虚损在癌病发病中的关键作用。肺癌发病病机可概括为虚、痰、瘀、毒，以正气亏虚为本，以痰瘀邪毒为标。卫气为人体藩篱，肺气、肺阳虚，则肺脏易受外邪侵袭；肺主气，与人体宗气和气机运动密切相关，肺脏功能紊乱或肺、脾、肾等脏气亏虚、功能失调、气血不归正，皆会造成气滞、痰阻、血瘀、痰瘀，蕴聚于脏腑经络，日久变生痰毒，进一步耗伤气阴，如此恶性循环，是肺癌发生发展的重要病理因素。肺癌虽病位在肺，但与脾、胃、肾、肝等脏腑病理相关。肺、脾（胃）母子相生，肺气、肺阴亏虚常由脾胃气血生化不足和脾胃运化水液失调，生痰、生湿干肺所致，肺气亏损亦可影响脾胃生化。肺肾金水相生，肾气是各脏腑之气（阳）的根本，肾气（阳）亏虚是肺功能减退和障碍，生痰、生瘀、化生癌毒的重要内在因素。肝、肺为人体气机调节的重要器官，有"龙虎回环"之称，是人体气血津液运行通畅的重要保障。肝、肺气机升降失常，是气滞、痰阻、血瘀发生的重要因素。肺癌临床常见证型为肺气亏虚证、痰湿瘀阻证、热毒壅肺证、气阴两虚证。

（四）肺间质纤维化

肺间质纤维化是一种慢性复杂性肺病，发病机制尚不清楚，依据临床特征，归属于中医"肺痹""肺痿"的范畴。其病机可概括为肺（气、阴）虚、痰湿、血瘀互为病理因素，形成恶性循环，肺虚血瘀贯穿整个病程各期，病位在肺肾、涉及脾肝。该病主要表现为肺气、肺阴虚证候，如干咳、少痰（或浊唾涎沫）、气急、喘息、动则加重、胸闷。五脏相生相克，金不生水，土不生金，肺金乘肝木，一方面影响气血化生，正气愈虚，病情则进行性加重，一方面影响人体气机和气血的运行，化生痰湿、瘀血，且无力排除，久滞肺叶，功能逐渐衰竭，是病情快速进展的重要因素。肺间质纤维化临床常见证型为气阴两虚证、痰瘀阻肺证，气虚痰瘀证和气虚血瘀证。

（五）肺系感染性疾病

临床常见的肺系感染性疾病包括感冒（流感）、肺炎、支气管扩张等，多由外邪侵袭而发。其共性病机以痰湿（热）为主，可因虚致实，亦可因实致虚。诸病多由卫表功能减弱，外邪乘虚袭表干肺引起，初期以恶寒发热为主要表现。中期则以脏腑功能失调，病理产物积聚为特点，或痰浊阻肺，或痰热壅肺，或热毒壅肺，严重者邪热耗伤气津可致血瘀，甚则可因热陷心包，瘀阻心脉出现危殆之候。后期病邪得去、痰湿（热）得化，肺气、肺阴未复，肺脏功能虚弱，或由余邪留恋，若调护不当，可致使复感，在气虚、阴虚基础上迅速化痰、化热、生瘀，病情变化较明显加快。

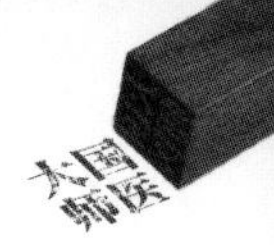

三、肺系疾病共病管理模式探讨

现有DRGs的中医“以病统证”临床管理模式应用广泛，如何在中医学现有的“病-因-机-证-治”的诊疗思路和“理-法-方-药”的诊治体系下，通过科学的临床管理，更全面地体现中医整体观念和辨证论治的学术特点、展现简便验廉的疗效和卫生经济学优势，关乎中医的下一步发展。“以证统病”是在中医“异病同治”静态思维基础上整合“证”和“病”的动态时空性、整体性而形成的一种临床管理模式，是中医基础特点综合运用的重要体现，可作为一种并行的中医特色临床诊疗模式，以弥补现有体系的缺点，其在中医学的临床辨治体系中越来越受关注。将人作为一个统一体，动态地分析各种肺系疾病的内在病机，综合管理，可提高疗效，减少以病为主导的多重给药所致的身体和经济负担。临床肺系疾病多种多样，且常相兼或继发出现，“以病统证”的管理模式割裂了整体的内在共性病机，造成了证候和处方的复杂性。通过总结多种疾病动态时空的共性病机，我们发现肺系疾病的证候和病机演变和转归多遵循肺气虚三级分度理论和“气虚-痰饮-血瘀”三角理论。如肺系疾病往往伴随着呼吸道感染，现代临床在治疗时简单地采用多重用药，在原有基础上针对病原体进行抗感染治疗，疗效欠佳，且极大地加重了患者身体和经济负担。从中医的角度来看，伴随呼吸道感染往往是原发疾病造成肺气亏虚，卫外不固，从而形成的虚实夹杂证候，可针对病机特点合理采用扶正祛邪的治则实现共病管理。此外，因肺与人体气、血、水的代谢、运行密切相关，不同肺系疾病虽然在一定阶段的临床表现各异，但其病机特点和演变规律具有统一性，或相互关联。因而临床可针对不同疾病所在阶段的病机演变规律，针对气虚（滞）、痰浊（热）、瘀血等共性病理因素和演变规律进行治疗。“以证统病”的肺系疾病管理模式是将看似无关、分散的静态症状、体征归属于动态变化的肺气虚证四级分度理论和“气虚-痰饮-血瘀”三角理论，结合各种疾病的病机特点，对整体的基本病机及其发展变化规律进行分析和实践，确立证候，对证施治，再结合相关兼症加减用药，实施针对性治疗，能有效提高肺疾病共病患者，特别是老年患者的临床管理水平。这一管理模式能够正确地认识和指导治疗临床各种复杂的合病与并病情况，具有普遍实用性。

以上讨论主要针对肺系疾病的共性病机所产生的证候进行阐述，然而“以证统病”管理模式的构建亦需要解决很多理论要点。如何区分相同“证”的病因、病机、病位、病势、邪正盛衰等方面的异质性，肺系疾病的证候标准、辨证方法与辨证体系的界定，病情轻重的划分，以证统病分类节点的确立，疗效评价的标准、预后与转归等，都影响着临床诊治的模式，是肺病“以证统病”共病管理模式体系建立亟待解决的问题，对于中医辨治肺系疾病，乃至中医学科的传承与发展极为重要。

中医诊疗疾病的核心是“证”，“以证统病”的临床管理模式在中医临证方面的优势正在逐步受到关注，符合中医理论以“证”为主导的诊疗思路和“病 - 证 - 效”结合诊疗模式的发展趋势。初步探讨和构建完整和系统的中医肺病“以证统病”诊疗模式体系，是在现有理论框架和中医现代化背景下，对中医临床诊疗思维的一次探索，有利于中医药事业的传承发展。

（夏泽华　何　蕾　整理）

慢性阻塞性肺疾病的病机及治疗

慢性阻塞性肺疾病（以下简称慢阻肺）为现如今常见的都市疾患。据报道，我国香港地区约有 16 万烟民患上本病。慢阻肺在众多可致命的疾病中排行第五，严重影响患者的生活质量，并且给社会带来了沉重的医疗负担。近年来，在我国大陆地区该病的发病率也日益增高，这与民众的吸烟习惯、过度依赖燃烧煤炭引起的环境污染密切相关。亦有少数患者与先天遗传因素有关。中医治疗慢阻肺有其独特优势，方法多样，可针对慢阻肺的不同阶段及病理表现对症施药，标本兼治。

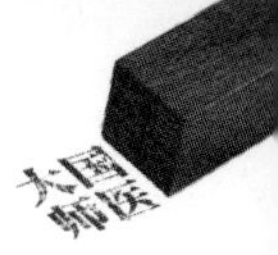

一、慢阻肺的病因病机

肺主气即肺负责呼吸功能，肺又有朝百脉这一循环功能，因此可视肺为第二心脏。并且肺与水液代谢及营养运输功能有着密切关系，肺脏同时亦肩负着抵抗外邪的责任。

慢阻肺的病位在肺，但后期先后累及脾肾，最后伤及心脏。病机转化上，先有邪气壅盛，肺气宣降不利；后期肺病日久，子盗母气，脾失健运，故见脾肺同病，脾虚不能散精于肺，肺气不能输布津液，聚为痰浊。肺气内伤日久，累及肾脏，虽不动也喘，动则喘甚。最后因心主血脉、肺朝百脉的缘故，心脏同样受累而见心功能受损。慢阻肺患者，每每见痰浊、水饮和瘀血互结，日久易成夙根，严重影响患者的日常生活。治疗上，可针对发作期及缓解期之不同病理表现，灵活处理。

二、谈慢阻肺发作期的中医药手段

慢阻肺患者于发作期，应以祛邪为主，通过解表、宣肺、化痰来缓解患者的种种不适。患者常见的临床表现为咳嗽突然剧烈发作，以及有恶寒怕风等表证情况。

凡急骤而来之症，应与“风”有很大关系，可利用三拗汤、麻黄汤、桑菊饮等治之。若以喉痒为重，可合用止嗽散，临床常以三拗汤合止嗽散同用，为宣肺止嗽的代表方剂。在加减应用上，常加的宣通药有桔梗、甘草，若见热象明显则加射干；声音嘶哑合胖大海、玉蝴蝶及凤凰衣以宣肺开音。名老中医施今墨，亦善合用蝉衣、凤凰衣以通窍开音。表证轻者，用荆芥、防风、前胡；表证重者则加重麻黄用量；表证有汗改用桂枝，随症加减。

三、谈止嗽散之临床应用

现代研究表明，止嗽散有良好的抗过敏作用。中医的“风”邪，急来骤散，可视之与过敏反应相同，临床应多加应用此方治疗一般过敏性的咳嗽。止嗽散出自《医学心悟》一书，其出处相传为普济贫苦的良方，针对那些没有能力治外感，病去后出现反复阵发性的咳嗽，故医者特地配伍出这剂药性平和、不寒不热，可广泛用于各种咳嗽的良方，让百姓能配药自疗。

止嗽散由各种入肺经的药物组成，各种咳嗽中以治风寒咳嗽最佳，可配伍羌活、防风等药辛温解表。若见为风热咳嗽，原方去陈皮，加银花、连翘、薄荷、杏仁，让其药性偏凉。若有温燥表现，去陈皮改加桑白皮、地骨皮、黄芩、黄连、大黄等以清热泻肺化痰。

根据多年的临床经验，个人常将黄连、银花、连翘和黄芩四者合用，对上呼吸道感染有良效，或加入治肺痈的鱼腥草效果亦佳；患者若兼口干咽燥，应适量加入沙参、贝母；患者若为肝火犯肺之咳嗽，可加入青黛、海蛤粉以平肝止嗽。

总而言之，中医药治疗慢阻肺的重点是要抓准时机，于风邪表证初起时及早祛风解表，相当于未见肺部感染时及早用药，其效才彰。

四、谈慢阻肺发作期的六种化痰方法

正如前述，慢阻肺的患者病情日久可见痰浊、水饮、瘀血互结，夙根难去，于发作阶段，痰浊为主要的病理产物，掌握化痰的方法为缓解患者病情发作期不适的重要手段。临床上，我们总结出六种常用的化痰方法。

第一种方法为祛风化痰，前述的止嗽散就是代表方剂。第二种方法为清热化痰，代表方剂有麻杏石甘汤、泻白散，以及针对浓痰的苇茎汤及定喘汤。若见痰稠太过，在应用苇茎汤的基础上，适当配伍贝母、瓜蒌、竹茹、竹沥、鱼腥草和野荞麦等以提高疗效。另一方面，个人强调两首“千金方”：一为千金化痰丸，功用主要是清化痰热、行气，方中有黄芩、枳实、白术、陈皮、法半夏、茯苓、甘草、胆南星、白附子、浮海石、防风、当归、天麻、知母、天花粉、黄柏、熟大黄；另一首则名为清金降火汤，具有清肺泻火、止咳化痰之功效，内有黄芩、石膏、陈皮、杏仁、半夏、茯苓、桔梗、贝母、前胡和瓜蒌仁，两者的选用当视临床情况而定。第三种化痰方法为温化寒痰，代表方剂有小青龙汤和射干麻黄汤。除此之外，还

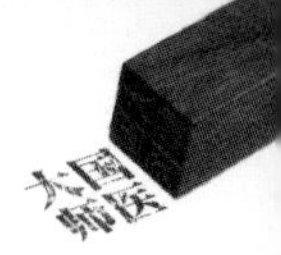

有一道简易止嗽化痰的食疗——生姜，临床常见患者于温服红糖姜茶或口含生姜后感觉舒畅，其原理正是温肺化饮。第四种化痰方法为燥湿化痰，代表方剂为二陈汤。若是肺肾阴虚，并见痰多，可用金水六君煎，即是二陈汤加熟地黄、当归。如果患者常见有反复缠绵的感冒咳嗽，可用内含二陈汤的参苏饮或是导痰汤加减应用。第五种化痰方法为润肺化痰，专门针对燥邪犯肺，因肺为娇脏，喜润恶燥，常用的代表方有桑杏汤、清燥救肺汤及沙参麦冬汤，具体方药选用当视病情轻重而定，重症用清燥救肺汤，取其桑叶能润燥透邪，有清热润肺养阴的妙用。个人常用的第六种化痰方法为理气化痰法，代表方剂有三子养亲汤、苏子降气汤等。

总而言之，辨痰若见痰色黄则为热，色白则为寒，但若寒热难辨者，必得细看患者舌象，虽或见有他象微热，但若见舌质润滑者，温肺药必不可少，能起化痰饮的妙用。如患者所咳痰液带泡沫，必得用上祛风药方能奏效。如若患者未能咳出痰液但喉间带痒，可考虑有阴虚，去温性药改用如天冬、麦冬、知母、贝母和款冬花等滋阴润肺的良药。

五、慢阻肺缓解期的治疗

慢阻肺的非发作期，可称之为缓解期，急则治标，缓则治本，用扶正为主的手段，临床上可针对肺、脾、肾三脏入手，分为肺气虚、脾气虚、肾气虚、肾阳虚。先说肺气虚，凡久咳者肺气必虚，方用补肺汤合玉屏风散。若气虚不能敛汗，复见神疲，得重用黄芪、煅龙骨和煅牡蛎，病程日久，再用五味子、诃子、炙百部及仙鹤草以敛肺止咳。至于脾虚痰阻的患者，常见有喘促气短、食欲不振、倦怠乏力、胸脘胀满的表现，患者舌象必见有明显齿痕，方剂可用参苓白术散，此方除可健脾，更能治肺脾两虚，可肺脾并补。患者如见脾虚不能运化水湿，痰量极多可再加入苏子、莱菔子及杏仁等药物，食少腹胀加木香、陈皮和半夏等药物。

针对肾气虚损的患者，因肾主纳气，久病必累及肾脏。必得在治肺的药物中加入补肾的药物，常用方剂有金匮肾气丸或是七味都气丸。应用加减上，动则喘甚者加入人参、蛤蚧、紫河车和补骨脂；下肢浮肿者加猪苓、五加皮；腰膝酸软者加杜仲、牛膝和桑寄生以壮筋骨。慢阻肺的患者，必有肺功能减弱的表现，常诉胸闷气促及头晕等供气不足的症状，相当于中医学所说的痰气郁结。我们会应用四逆散和二陈汤，痰热重则用偏寒性的人参蛤蚧散，寒痰则改用人参胡桃汤以改善病情。另一方面，临床上也常见两脏同病，比如脾肺两虚和肺肾阴虚，可适当地结合异功散或是百合固金汤治之。

六、总结

总而言之，治疗慢性阻塞性肺疾病的重点是要谨记综合治疗，既要清热解毒，即抗感染，又要适时益气养阴以养肺脏，也就是提高免疫力。在治本方面，勿忘健脾益气以培土生金。同一时间，处理好病理产物如痰阻及血瘀，灵活应用活血化瘀的手段，改善气血运行。常用药物如当归，取其为血中气药，气血双补之功效。活血化瘀做好，也能改善肺动脉高压，从而提高肺活量，大大提高患者的活动能力及生活质量。

（刘　祥　刘贾波　银苗朱　整理）

附　录

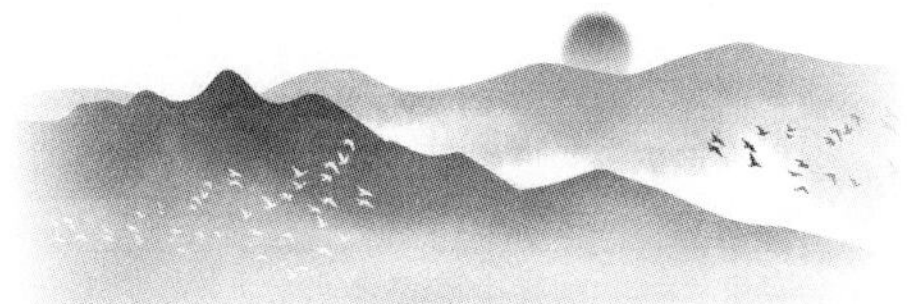

附录一　跟师学习体会

记跟随国家级名老中医韩明向学医期间之我闻

【引言】

作为一位初出茅庐的新手医师，有幸跟随国家级名老中医韩明向教授学医，可算是慕道中医以来的一大得著。中医界有句老话“熟读王叔和，不如临症多”，但新手医师碰到的岂止于望闻问切的病情。课堂书本教学的知识多而广，但医师临床还需处理医术以外的事情，比如医德，又或跟病人的沟通技巧，甚或碰到难缠病案的处理手法，以及跟现代医学结合的艺术。韩老身为国家级名老中医，在中医学界拥有最尊崇的地位，但他待病人谦谦有礼，待学生不耻下问，极其重视跟学生的交流，倾囊相授，帮助每一位学生在短时间内提升临床技能。且让笔者从五个方面，阐述韩老的医者风范。

一、韩老的诊症技巧

在中医诊断的四大基础——望闻问切上，韩老有其独特的手法，比如望诊，韩老极重视观看患者的舌下脉络，以了解其瘀阻的情况。韩老解说：“通过观察舌底脉络，用现代医学语言来说，可了解患者的心、肺功能，比如长期咳嗽的患者，其肺气必虚，观察舌下脉络可让医者司外揣内”。这种特殊的手法，让笔者想起一位来自广州的中医周岱翰，他也极重视观察舌下脉络，嘱笔者从三个方面去客观量度舌下脉络的变化，第一是瘀脉的长短，其次是瘀脉的粗细，第三是瘀脉可有分支，以判断其瘀阻的严重程度。

问诊方面，韩老没有滥用医者的权威，不诱导患者回答问题，对患者耐心细致，以聆听的态度去了解病情。笔者随师期间，曾遇到一位八十多岁的老人，韩老简易地利用四个问题来了解患者的衰老情况。首先，韩老问患者的年纪及出生年份以了解其远期记忆，继而查问患者午

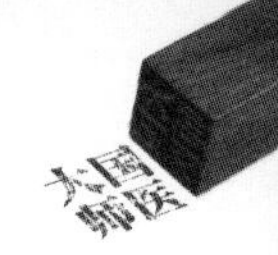

餐吃了什么以了解其短期记忆，下一步是让患者说出籍贯，确定患者认知力没有问题，最后再问患者今天是一星期中的哪一天来确定其判断能力，这着实给笔者上了宝贵的一课。

韩老常常提醒笔者，不要见病治病，只考虑常用在这一病症的治疗手段，让“病”这东西禁锢治病思维，中医必得辨证。韩老更举出一个例子，他曾在医院遇到过一位心脏期前收缩的临床医生，经常心慌胸闷，但临床辨证见其舌苔极其厚腻而黄，故用龙胆泻肝汤加减治之，虽然是心脏毛病也能治好。作为一名学西医出身的中医，韩老让笔者多学习和了解西医学的检查方法及辨病手段，对临床判断病症会有更大帮助。

二、韩老的用药技巧

传统方剂的用药，分量有一定的比例，或多或少。笔者于临床随师期间，留意韩老用药有其独有的分量比重，一般性的药物，作为臣药、佐药，多为 10g 左右；君药或是质地沉重黏腻的药物，用量平均 15～20g 以上；一些特殊用途的药物，比如用于抗癌的薏苡仁，用量更可达 60g；至于使药或是花类药品，用量一般在 3～5g 左右。韩老用药，鲜见 6g、9g、12g 的分量。

另一方面，方药的服用时间上，中医普遍遵从饭后半小时至一小时饱肚服用的要求，安神药则于饭后睡前一小时。但韩老提点，实不能墨守成规，对胃肠刺激性大的，饭后饱肚服用是应该的，但勿忘前人服用方法，凡走上焦头面的，饭前服用，走下焦作用于下半身的，应饭后服用，适时可灵活应用。针对毒性药物的应用，韩老提醒不要因循守旧，比如古人说的“细辛不过钱”，套用于现代，细辛是全草入药，其毒性已减，再加上药品产地来源改变等因素，临床应酌情加减，不能因噎废食。

三、韩老谈港人体质

韩老往日在安徽坐诊时，本以为香港位于我国华南地区，体质应以湿重为多，但临床观察后，事实又不尽然。若真碰到湿邪内生的患者，韩老建议应用同处南方的上海通用的三种祛湿中药，均为芳香行气之品，比如佩兰根、厚朴花和藿香梗。若要运行一身之气，也可处方厚朴、木通。

韩老印象，香港人以肝郁体质偏多，临床可考虑用逍遥散、柴胡疏肝散、丹栀逍遥散、越鞠丸和甘麦大枣汤。药物加减上，适时配伍合欢花、素馨花、月季花、夜交藤、黄芩、栀子、黄连、莲子心、淡竹叶、甘松、茯神、琥珀、生牡蛎等，心血少者加首乌。而韩老常用的行气解郁药物有香附、佛手、郁金和绿萼梅。

处理情志病患者时，韩老亦有其一套心得，除去身药，心药必不可少，常对患者施以精神开导。临床曾遇到一位严重忧郁症患者，对韩老苦诉生活痛苦，人生像有一个很遥远的目标在追求，但又不知道这目标究竟是什么。韩老从容地提醒这位情绪受困的患者，应做好每天规律的事情，把眼光集中在当下就可以。又或曾遇到一位疑病症患者，每次求诊都要求不开中药，只带来不同的检查、检验报告，执着于当中数个指标的异常，甚至在诊室赖着不走，韩老都极其耐心地讲解，这些医德仁心，都让笔者折服不已。

四、韩老看亚健康病人

民间健康小智慧——人生三宝：吃得香，睡得憨，排得畅。但临床上，生活繁忙的香港人，或多或少在这三方面未尽如意。

针对"吃得香"，韩老指出，针对胃脘毛病，比如胃酸过多、胃液倒流的患者，可用贝母、乌贼骨合白及治之。若兼有口气毛病，可用一点蒲公英清热解毒，用现代药理学来解释，就是它有消炎的作用。韩老认为，要保护胃脘及食管不得癌症，有三大要点需要遵守：其一不吃过热的食品，其二是控制胃酸倒流，其三是不吃过硬的食品。曾有一名饭店老板，就是得食管癌而死的，韩老指出，这与反复的食管壁刺激有密切关系。

针对"睡得憨"，韩老提点，酸枣仁是一种有助睡眠的良药，医院里能看到患者单以此药泡茶亦可助眠。偏阴虚的，可用天王补心丹加减。另一方面，韩老用药治失眠上，极喜欢使用甘松，认为有放松心神的妙用。

至于"排得畅"，韩老指教，不要把处方思路局限于使用泻下通便药

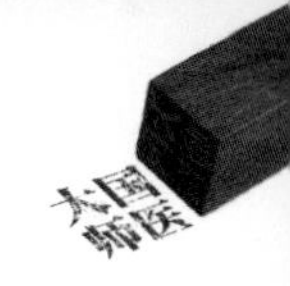

上，多考虑药物的多向性。比如不少扶正补虚药，正好就是有通便的良效。临床上，阳虚者，韩老施以肉苁蓉、狗脊；体质偏弱者，生首乌、生当归、生黄芪、生地黄等用量足够 20～30g，便起润肠的作用。遇上大便呈羊粪状的患者，韩老建议用甘草合白芍，对舒缓这些因精神因素导致大肠痉挛的病症有良好作用。

五、韩老看三高——高脂高胆固醇及高血压

针对肥胖症的问题，韩老指出，必得配合不同证型以辨证用药。脾虚湿困者用参苓白术散，气虚湿盛者则用防己黄芪汤，瘀血重者用血府逐瘀汤，实证水肿兼体质壮实者用防风通圣散，肥胖者更可用大柴胡汤，至于温胆汤及导痰汤也有一定的轻身作用。

韩老曾参与开发轻身消脂的中成药产品，对不同轻身的中成药品组成有深刻的认识。比如说减肥轻身药，就以漏芦、泽泻、荷叶、汉防己、生地黄、红参、水牛角、黄芪和蜈蚣等药组成；“消肥饮”含荷叶、山楂和泽泻；“七消丸”含地黄、乌梅、木瓜、白芍和北沙参等；“轻身降脂药”则用荷叶、车前草、首乌、陈皮和冬瓜皮。以上种种，提点了笔者临床处理超重患者的处方用药。

至于高胆固醇患者，韩老有一降胆固醇的小单方，用绞股蓝 10g、泽泻 10g、丹参 15g 及山楂 10g。笔者临床上用此处方治疗一家族遗传高胆固醇的患者，也能明显地降低胆固醇。韩老指出，另一些中药比如益母草、泽泻、决明子、绞股蓝、水蛭也常应用在高胆固醇和高脂血症上。内地一位学者王连平先生更把水蛭改良发展为中成药，以改善心血管的健康。

针对高血压患者，韩老指出此病以阴虚为根本，治本上可长期服用六味地黄丸以养阴消亢，治标上也有经验药对，以三草——豨莶草、夏枯草和车前草结合以降血压。

【结语】

专注于中医呼吸系统专科的韩老，让笔者折服的是其旁征博引的素养，就算是一些罕见的疾病，韩老也能轻易列举出不同的病理和用药技巧，比如临床遇上外科疾病白癜风，韩老也能通过标本兼治的手法将白癜风的范围缩小，用上当归芍药汤合一些有改善色素沉着作用的中药。又比如妇科疾病，笔者过往总受行经时不应祛瘀，怕引起月经量增多的错误观念所限，幸得良师指点，有瘀象者，瘀阻胞宫而新血难安，祛瘀反能生新，令笔者往后治疗妇科病时用药处方更准确。

随师期间，韩老倾囊相授，让笔者或有当头棒喝，时而若有所悟，短时间内得以提高临床技巧。得韩老之言传身教，实为笔者学医以来之幸事。

辨治咳嗽临证策略探析

咳嗽是呼吸科门诊最常见的就诊原因之一，在国内专科门诊中，慢性咳嗽约占 1/3 以上。国内流行病资料显示，广州地区 1 087 名大学生咳嗽的患病率接近 11%。中华医学会呼吸病学分会哮喘学组分别于 2005 年、2009 年、2015 年颁布了《咳嗽的诊断和治疗指南》，其中 2015 版指南首次增添了中医药治疗内容，亦是对中医学诊治咳嗽疗效的支持和肯定。中医药对咳嗽的治疗有着丰富的理论基础及临床经验。

一、辨证策略

既往数十载，韩老对咳嗽之顽疾的病因病机以及辨证论治展开了较为深入的研究，其根据咳嗽的发病特点、证候特征、转归以及预后等方面，归纳总结出了咳嗽“四依合参”的辨证策略，即“依起病辨内外、依痰涎辨病性、依邪正辨虚实、依脏腑辨病位”。

（一）依起病辨内外

咳嗽首当分外感与内伤。韩老认为，对于新咳或久咳突然加重者，临床多有表证，可见恶寒发热，头痛身楚等证候；对于久咳或常反复发作者，临床多见里证，可见咳引胁痛，胸闷脘痞，或咳喘声低，胸闷气短等证候。韩老强调若见内伤咳嗽感受外邪，急则治标，先按外感咳嗽治疗，

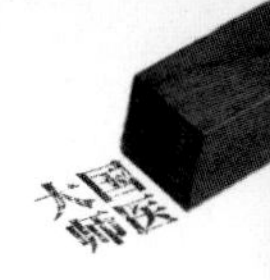

外邪一去，即按内伤咳嗽治疗。

（二）依咳痰辨病性

韩老认为，辨痰治痰是呼吸科望诊的关键内容，对于明确病性具有重要的参考价值。临床可以分为寒痰、热痰、湿痰、燥痰、风痰。

1. 寒痰咳嗽　咳痰色白，清稀量多，咯之易出，无腥臭味，多与泪涕同出；痰冷，遇冷则咳；小便清长，大便稀溏；面色苍白，舌淡苔白而润滑，脉紧。

2. 热痰咳嗽　痰黄带绿，黏稠，咯之难出，有腥臭味；白黏痰难咳出，虽无腥臭味，也为热；面赤，口干渴欲饮，尿短赤或黄，舌红，苔黄，脉数。

3. 湿痰咳嗽　痰白而不透明，似牡蛎色，痰量多，而且容易咳出；体格偏胖，肢体困重，胸脘痞闷，腹胀，嗳气，大便不成形，稀溏，舌滑，苔厚腻，脉滑。

4. 燥痰咳嗽　痰色白量少，黏稠不易咳出，好发于秋季，时痰中带血；多见于阴虚体质，口、唇、舌、鼻、咽、舌苔干燥，脉细。

5. 风痰咳嗽　咳嗽突发突止，以阵咳为主，痰多泡沫，喉中痰鸣，似无表证，或先有表证，表解后迁延不愈，常伴咽喉或喉下痒，常遇刺激性气味、冷空气敏感，迎风而咳，舌苔薄白，脉滑。

（三）依邪正辨虚实

实证多为发病急，病程短，动静皆有咳喘，胸满胀闷或有恶寒发热，苔白滑或腻等。虚证多起病缓慢，病程较长，活动后咳喘即发或加重，气短，声低，息微，喘促，自汗，恶风，疲乏，畏寒肢冷等。虚实夹杂临床常表现为肺虚，或肺肾两虚，肺脾两虚，肺脾肾虚，多有虚实并见、痰瘀互结等复杂证候。

（四）依脏腑辨病位

病在肺者，兼有自汗，易感冒，表虚恶风，舌淡苔白脉弱等。病在脾肺，兼夹脘闷纳呆，痰多便溏，舌淡苔腻，疲劳乏力等；病在肝肺，兼夹胸闷胁痛，咽如物梗，心烦易怒等。病在肺肾，兼夹喘促气短，咳嗽动则加重，咳而遗尿，夜尿频多，畏寒肢冷，腰膝酸软等。

二、治疗策略

（一）以止嗽散为基础，灵活加减

1. 治咳基础方——止嗽散解析　止嗽散出自《医学心悟》，由百部、紫菀、白前、桔梗、甘草、荆芥、陈皮组成。百部、紫菀为君药，以润肺止咳、化痰宁嗽；桔梗开宣肺气，白前降气化痰，共为臣药，一宣一降，协同发挥；佐药荆芥祛在表之余邪，陈皮理气化痰；使药甘草调和诸药。本方为外感风寒，肺气失宣而设，对于新久咳嗽，咳痰不爽者，皆可用之。本方温润和平，不寒不热，既无攻击过当之虞，大有启门驱贼之势。纵观全方，本方具有疏散风寒不助热、解表祛邪不伤正的特点。

2. 止嗽散临证加减　韩老临证治疗咳嗽皆以止嗽散贯穿治疗的始末，并在此方的基础上加减化裁，因证施治，灵活运用。若表寒证重，可加用麻黄、杏仁辛温解表（取三拗汤之意）；若见寒热往来、半表半里证时，加柴胡、黄芩和解少阳（取小柴胡汤之意）；若里寒证明显，加高良姜、香附温经散寒（取良附丸之意）；若兼表热证，可加桑叶、菊花等疏散风热（取桑菊饮之意）；若里热明显，伴肺痈喘息者，加用葶苈子、大枣清泄肺热（取葶苈大枣泻肺汤之意）；若兼表寒里热时，可加用麻黄、杏仁、石膏以解表清里（取麻杏石甘汤之意）；若汗出过多时，去荆芥加白芍以滋汗源；若咽痒明显，桔梗加量以增利咽之效；若燥热明显，可去荆芥、陈皮，炙甘草易生甘草，选加桑叶、杏仁、川贝母等以清燥润肺；若兼阴虚干咳、痰少者，加百合、生地黄、麦冬养阴润肺；若兼痰湿证者，可加半夏、干姜、胆南星等以温肺化痰；若痰黏较难咯出者，无论痰色如何，皆为有热象存在，可加用知母、浙贝母、海蛤壳、瓜蒌皮等清热化饮；若久咳不愈者，应加地龙、僵蚕、蝉蜕、蜈蚣等虫类药以加强祛风解痉之药力。若咽痒即咳，久病入络者，可加用当归、赤芍养血通络。

（二）宣肺宣肃并用

1. 首当宣肺　韩老指出咳嗽兼表证者，药不宜静，忌寒凉收敛之品，否则会导致表邪留连不解，变生他病。此时当应顺势而为，故以宣肺

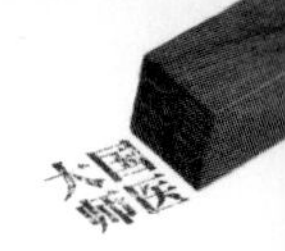

止咳为首。外感咳嗽而有表证者，以宣散达邪为主，表寒者常用荆芥、防风、麻黄、细辛等，如三拗汤、参苏饮、华盖散。表热者常用银花、连翘、桑叶、菊花等。韩老强调若专一发散，恐伤肺气，腠理益疏，病邪趁虚而入，而加重病情。因此，对于形病俱虚、气阴两伤者，当标本兼顾、气阴同治，以益气养阴为法，同时佐以解表宣肺。

2. 宣肃并用　宣肺是指通过宣通肺气、驱邪外出的方法，有宣发肺气、宣通肺络、宣散肌表之意，用于咳嗽气喘，痰多胸闷的肺气不宣证。临床宜用麻黄、杏仁、桔梗、紫苏、紫菀等轻苦微辛药物。肃肺是指清除肺中邪气，包括外邪、病理产物、异物等，从而恢复肺之正常功能。韩老强调肺之宣发与肃降是相辅相成的两个过程，同时又是有机的整体。肺气以肃降为和，常用于表证已解而咳嗽未止者，但滥用肃肺，易使外邪恋肺，故常需以宣为主、宣肃并用、宣中带肃。临床在使用止嗽散、三拗汤、华盖散等宣肺的同时，应适当结合肃肺之品。临床常用苏子、白前、杏仁、半夏等温肺肃肺；桑白皮清肺肃肺；咳剧无痰日久用罂粟壳、腊梅花，中病即止；肝火上冲可用青黛、蛤粉、丹皮、栀子等清火降逆。

（三）治咳不忘利肺窍

《素问·金匮真言论》曰："西方白色，入通于肺，开窍于鼻"。韩老指出，鼻窍、咽喉是清气出入之通道，有助肺司呼吸，肺与之息息相关。肺窍不畅、咽喉不利等均可影响肺之宣降功能，引起久咳不愈。对于因风寒窍闭者，当疏风散寒通鼻窍，常选用苍耳子、细辛等；对于因风寒咽喉不利者，当疏风散寒利咽喉，选用荆芥、防风、麻黄、细辛、半夏等；对于兼热象窍闭者，临床当加用金银花、连翘、黄芩、薄荷等；对于兼热象咽喉不利者，临床应选用桔梗、薄荷、蝉蜕、胖大海、木蝴蝶等。

（四）寒性咳嗽必温肺

韩老在长期的临床实践中发现，患者常因气候骤变，或表虚不固，风寒等邪气趁虚而入导致咳嗽。寒主凝滞，易困遏肺卫之阳气，以致肺气不宣，痰饮内留，塞于气道，影响肺气出入，发为咳嗽。韩老基于肺喜温恶燥的生理特性，宗仲景“病痰饮者，当以温药和之”治法，临床常采用温药治疗肺的寒证。对于风寒咳嗽，或久咳不止，遇寒即咳或咳嗽加重，痰清稀者，常用紫菀、冬花、白芥子温肺止咳；对于咳喘气逆者，常用麻黄、桂枝温肺平喘；对于兼有痰饮疾患者，常选用干姜、细辛、五味子温肺化饮，三者一温一散一敛，散不伤正，敛不留邪。

（五）肺热证重用清肺

肺热证指因火热内炽于肺，肺失清肃，以咳喘气粗、发热、鼻翼煽动及咳痰难出等为主要表现的实热证候。本证多起势较急，火热症状较盛，临床当果断应用清热的药物来治疗肺热证。对于风热、燥热或寒包火咳嗽者，临床常选用桑白皮、黄芩、芦根、地骨皮、枇杷叶、薏仁、冬瓜子、生石膏等清肺泻火。韩老强调，肺为清虚之脏，清肺药宜轻清为佳，代表方有泻白散、麻杏甘石汤、桑白皮汤、千金苇茎汤等。然而，对于肺热重症伴肺部感染者，需重用金银花、黄芩、连翘等，三味药皆在30g以上，取双黄连配方之意，且双黄连具有较强的抑菌、抗炎、抗病毒等作用。

（六）补肺兼治脾肾

韩老认为久病必虚，久咳缠绵必耗气伤阴。肺气虚者，常伴痰阻气机而作咳；肺阴虚者，虚火上灼于肺，使肺络失养，发为咳嗽。《素问·咳论》云“其寒饮食入胃，从肺脉上至于肺，则肺寒，肺寒则外内合，邪因而客之，则为肺咳”。强调了咳嗽与肺胃的关系密切。《杂病源流犀烛·咳嗽哮喘源流》云“盖肺不伤不咳，脾不伤不久咳，肾不伤火不炽，咳不甚其大较也”，提示内伤咳嗽的病变部位以肺脾肾为主，同时随着病位的逐渐深入，可由肺及脾，由脾及肾。

韩老指出，临床不仅重视调治肺脏本身的宣肃功能，同时应该兼顾机体脾肾之阳气。临床当采用补气的药物治疗肺气虚证，常用黄芪、党参、太子参、人参、黄精、白术、山药、蛤蚧、冬虫夏草、钟乳石等中药。韩老强调单纯的肺气虚证在临床比较少见，咳嗽日久常表现为肺脾气虚、脾肾阳虚及肺肾两虚等临床复杂证候。对于肺脾两虚者，常运用玉

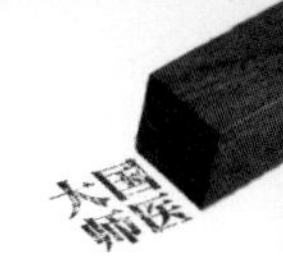

屏风散合异功散；肺肾两虚常用补肺汤、百合固金汤；脾肾阳虚者，当酌情加入扶阳的药物，诸如制附片、肉桂、鹿角胶、干姜等。

三、用药禁忌

韩老认为肺为华盖，只容得自然之清气，受不得半点尘埃，否则会引起咳嗽。肺为娇脏，不耐寒热，若临床用药太过或不当均会导致肺气壅塞及输布失常，从而出现咳逆上气、痰饮内停、喘息气急等诸多肺系证候。恰如《医学源流论·伤风难治论》记载“太寒则邪气凝而不出；太热则火烁金而动血；太润则生痰饮；太燥则耗精液；太泄则汗出而阳虚；太涩则气闭而邪结”，韩老简称之为“治咳嗽常忌六太”。故临证治疗咳嗽用药需谨慎拿捏，否则会延误或加重病情，变生他病，医者不可不知。

四、预防调护

韩老指出，肺为娇脏，其位最高，外合皮毛，预防调护对于咳嗽患者控制病情亦很重要。平素饮食宜清淡，忌食辛辣肥甘之品；忌烟酒，以减少对呼吸道的刺激；适食百合、枇杷、山药、梨皮等药食同源之品；此外，咽喉乃肺胃之门户，平素亦可选用胖大海、木蝴蝶、麦冬、罗汉果、玄参等中药代茶饮，以缓解局部症状，防止复发。

五、病案举例

患者罗某，女，56 岁，初诊：2018 年 11 月 19 日。主诉：患者反复咳嗽、咽痒 2 年余。胸部 X 线片未见明显异常。曾自购咳露口服液、克咳胶囊、化痰止嗽颗粒等服用，亦在当地社区医院静滴抗生素等治疗 20 余天，咳嗽时轻时重，咽痒即咳，遂来求诊。刻下症见：咳嗽、咽痒，夜间较频，痰白黏量多，畏寒肢冷，鼻塞，流清涕，遇风受凉则咳甚，夜尿频数，腰膝酸软，口干喜温饮，腹泻便溏，纳呆，夜寐欠安，舌质胖偏黯，舌苔白腻，舌下静脉迂曲，脉沉细无力。胸部 X 线片未见明显异常。西医诊断：慢性咳嗽；中医诊断：咳嗽，证属阳虚寒饮证。治宜温阳化饮、宣肺止咳为法，方用止嗽散合射干麻黄汤加减：炙紫菀 10g，炙百部 10g，炙款冬花 10g，荆芥 10g，桔梗 10g，牛蒡子 10g，白前 10g，前胡 10g，陈皮 10g，炙麻黄 6g，射干10g，辛夷花6g（布包），细辛5g，肉桂6g，干姜6g，高良姜6g，小茴香10g，五味子6g，当归10g，炙甘草6g。7剂，每日1剂，早晚温服。

二诊：2018年11月26日。药后咳嗽咳痰、畏寒肢冷明显好转，鼻塞减轻，大便成形，夜能安卧，现稍有咳嗽，咽痒则咳，仍腰膝酸软伴夜尿频数，舌质淡胖偏黯、舌苔薄白微腻，脉象沉细稍有力。仍宗原方，稍作加减。原方去辛夷，加益智仁10g、桑螵蛸10g、蝉蜕6g、茯苓30g、续断30g。续服7剂。

三诊：2018年12月3日。药后咳嗽咳痰、咽痒基本消除，夜尿1～2次，腰膝酸软亦减轻，纳可，舌质红黯、舌苔薄白微腻，脉细。仍守原法，去麻黄、小茴香、高良姜，加炙黄芪30g、炒白术10g、防风6g、党参10g。续服7剂。

四诊：2018年12月10日。诸症平稳，未见反复，继续上方巩固治疗。上方为主善后调理2个月余，随访半年未发作。

按：本例乃阳气亏虚，痰饮内伏，遇风寒诱发，痰气上扰，壅阻气道，肺失宣肃，发为咳嗽。治宜温阳化饮、宣肺止咳。全程以止嗽散为基础，同时配伍射干麻黄汤、苓甘五味姜辛汤等古方进行加减。方中以止嗽散止咳化痰、宣肺利咽；干姜、细辛、款冬花、前胡温肺化饮；麻黄使邪气有出路，宣肺散寒；射干泻肺降逆，利咽散结；五味子敛阴合营，辛夷宣通鼻窍，肉桂、高良姜、小茴香可以温里散寒；当归降逆止咳养血；炙甘草止咳兼调和，诸药合用，温阳化饮，宣肺止咳，温而不燥，散中有收。培土可以生金，故二诊时加茯苓健脾燥湿；腰膝酸软明显加续断，补肾强腰；益智仁，桑螵蛸取缩泉丸之意，补肾缩尿；患者咽痒则咳，故加入蝉蜕祛风解痉，增强药力，同时蝉蜕具有较好的抗过敏、调节免疫及抗炎等药理功用。韩老指出，三诊时患者基本处于缓解期，治疗时当注意防治结合，故加玉屏风散、异功散补益肺脾，标本兼顾，虚实同治，以防复发，临床疗效满意。

（房新如　赵　丹　整理）

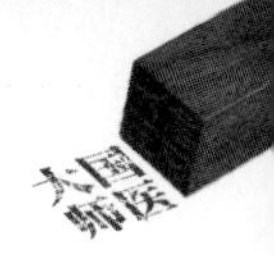

附录二　临床常用药对

一、理气解郁、行滞消胀

1. 青皮 5~6g，橘皮 6~10g

二药相伍，左右兼顾，木土并治，可治肝郁气滞，两胁胀痛，急慢性肝炎的肋间神经痛。

2. 枳壳 5~10g，郁金 9~15g

二药相伍，一气一血，可治肝胆病见有瘀象。

3. 枳实 6~10g，枳壳 6~10g

二药相伍，一物二种，一烈一缓，一上一下，可治各种气机失调、内脏下垂。

4. 香附 6~10g，紫苏梗 6~10g

二药相伍，一气一血，伍用不寒不热，调畅气机甚妙，偏寒可与高良姜、荜澄茄，胁胀加柴胡、白芍，食滞伍鸡内金、焦槟榔，阴虚配沙参、麦冬，血瘀合川楝、柴胡。

5. 青橘叶 6~10g，郁金 6~12g

二药相伍，气血并治，治肝郁气滞，胸膜炎者，合冬瓜子、甜瓜子、冬葵子各 30g。

6. 薤白 6~10g，瓜蒌 10~20g

二药相伍，一通一降，可治中老年气滞血瘀，血脂偏高；痰重合二陈；瘀重加丹参、降香、葛根。

7. 橘皮炭 6~10g，枳实炭 6~10g

二药相伍，辛散苦降，可治急慢性胃炎、消化不良、胀痛。

8. 橘皮 6~10g，沉香 3~10g

二药相伍，一升多降少，一降多升少，可治胃肠胀痛，慢性胃肠功能紊乱。陈皮炒炭更好，腹胀甚加香附、乌药。

9. 旋覆花 4.5～6g，代赭石 10～15g

二药相伍，轻重并用，皆在降气，治各种气机上逆。

10. 紫苏梗 6～10g，桔梗 6～10g

二药相伍，顺气一上一下，多配伍使用。

11. 紫苏梗 6～10g，藿香梗 6～10g

二药相伍，理气消胀，四季皆宜，暑令更佳。

12. 桔梗、枳壳、薤白、杏仁各 6～10g

四药相伍，宣通上下左右之气机，四药主方，命名为调气汤。

13. 砂仁 3～6g，白豆蔻 3～10g

二药相伍，宣通上中下三焦气机，砂仁治中下焦，豆蔻治中上焦，专治胃寒之气机不畅。

14. 瓜蒌 10～25g，枳实 6～10g

二药相伍，以降气为主，瓜蒌粘腻，枳实行散，相互制约，提高疗效。

15. 香附 10～15g，乌药 6～10g

二药相伍，香附入血，乌药入气，直奔下焦，《韩氏医通》青囊丸即以二药组方，治一切腹内积气。

16. 延胡索 6～10g，川楝子 6～10g

二药相伍，气行血畅，疼痛自止，《太平惠民和剂局方》金铃子散即以二药组方，治一身上下诸痛。

17. 高良姜 6～10g，香附 6～10g

二药相伍，温中散寒，理气止痛，《良方集腋》良附丸即以二药为方，气滞重用香附，寒则多取良姜。

18. 莱菔子 6～10g，莱菔缨 10～15g

二药相伍，即萝卜子与叶，理气利气，消食除满，可与香附、乌药合用。

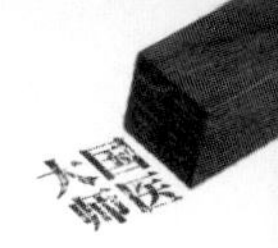

19. 木香5~10g，槟榔10~12g

二药相伍，行气而消积导滞，便秘可用之，另治消化不良，酌加山楂、谷麦芽。

20. 川楝子6~10g，泽泻叶6~10g

二药相伍，一寒一热，一气一血，治妇科术后各种包块诸症，以当归芍药散为主，加川楝子、泽兰、橘核、荔核、生薏仁。

21. 月季花3~6g，代代花3~6g

二药相伍，气血并行，治妇科月经不调、不孕均有良效。

22. 艾叶6~10g，香附6~12g

二药相伍，一气一血，治一切妇科虚寒腹痛，常与四物汤合用。

二、活血化瘀，止血止痛

1. 桃仁6~10g，杏仁6~10g

二药相伍，一气一血，降润为主，善治血虚肠燥。以此治食管癌，合半枝莲、白花蛇舌草、藤梨根加旋覆花、代赭石、茜草，有一定疗效。

2. 丹皮6~10g，丹参10~15g

二药相伍，同类共济，治血证多与生艾叶、生荷叶、生柏叶、生地黄同用；治瘀，多与生蒲黄、五灵脂同用。阴虚者加青蒿、白茅根；热痹者加二妙丸、乳香、没药。

3. 三棱5~10g，莪术5~10g

二药相伍，气血并治，出自《太平惠民和剂局方》的三棱散，种种血瘀证可用，又能抗肿瘤。张锡纯经验，凡久病之瘀，可配合芪参术类药，则破而不伤正，效果也能倍增。

4. 乳香3~10g，没药3~10g

二药相伍，同类相济，善治各种胸腹瘀痛，异位妊娠。张锡纯用之与当归、丹参合用，名活络效灵丹，能治痹证。

5. 花蕊石6~10g，钟乳石10~15g

二药相伍，化瘀生新，其中花蕊石入血化瘀，钟乳石入络，合用善治咳血咯血而无留瘀之问题。其与仙鹤草、血余炭、丝瓜络、冬瓜子合用，其效更佳。

6. 三七 3～10g，白及 3～10g

二药相伍，收散并用，善治出血性病变，各种咯血及吐血，粉剂吞服其效更佳。

7. 蒲黄 6～10g，五灵脂 6～12g

二药相伍，能止能行，出自《太平惠民和剂局方》的失笑散，善治各种心腹瘀血阻痛。

8. 当归 6～10g，川芎 6～10g

二药相伍，气血并治，出自《普济本事方》的芎归散，善治气血瘀滞所致的各种疼痛。治头痛者，用量宜大，用当归 20g，川芎 30g。

9. 桃仁 6～10g，红花 6～10g

二药相伍，同类相济，《医宗金鉴》的桃红四物汤即二药与四物汤成方，善治各种原因引起的瘀血痛症。

10. 大黄 6～10g，䗪虫 6～10g

二药相伍，相互促进，破血逐瘀，出自《金匮要略》的下瘀血汤，善治各种瘀血证甚或癥瘕。

11. 大黄 10～15g，升麻 3～10g

二药相伍，大黄沉降，升麻升散，合用有凉血解毒之妙。善治各种吐血崩漏。

12. 海螵蛸 10～30g，茜草 10～15g

二药相伍，出自《素问》的四乌鲗骨一藘茹丸。善治各种妇科崩漏，带下绵绵。

13. 木耳炭 10～30g，柿饼炭 30～60g

二药相伍，可用于痔疮便血。

14. 白芍 10～15g，防风 6～10g

二药相伍，固表敛阴，可治肝气乘脾之痛泻，产后营卫不足的肢体酸痛。

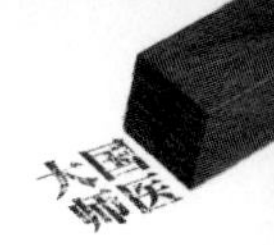

15. 石菖蒲 6～10g，路路通 10～15g

二药相伍，辛香通利，可治输卵管阻塞性不孕症，合柑橘核、荔枝核、当归、川芎、皂角刺等。鼻塞者再合苍耳子、辛夷同用。此药对也可治耳聋。

16. 蒲黄 6～10g，白术 6～10g

二药相伍，健脾燥湿，利尿活血，善治舌根病变，如痰瘀互结之中风失语，或见口舌生疮。要增强通络之效可加石菖蒲，口舌生疮之上焦炎症可与黄芩、黄连合用。

17. 丹参 15～30g，茜草 10～15g

二药相伍，能行能止，可治子宫内膜异位症，与荔枝核、柑橘核、三棱、莪术合用。肝脾肿大可与合欢皮、白蒺藜合用。

18. 当归 6～10g，丹参 15～30g，王不留行 6～10g

三药相伍，消补并用，其中王不留行上通乳房，下通尿道，合用可治老人前列腺增生，加乌药、益智仁及萆薢。妇科则入桃仁、红花。

19. 苏木 6～10g，刘寄奴 6～12g

二药相伍，同类相济，是韩老治糖尿病并发症及妇科经验所得。

20. 桂枝 6～10g，丹皮 6～10g

二药相伍，一温一寒，出自《金匮要略》的桂枝茯苓丸，用治妇人经闭腹痛，月经不调，寒热互结可用。

21. 荆芥炭 6～10g，艾叶炭 6～10g

二药相伍，温经散寒，治妇女崩下，月经过多，胎漏下血，能止血而不留瘀。

22. 白及 6～10g，大黄 6～12g

二药相伍，收散并用，两者等份，每日 2～3 次，每次 1～3g，治食管消化道诸种炎症。

23. 丹皮 10～15g，紫草 10～15g

二药相伍，凉血活血，治各种过敏性皮下出血、紫癜者，亦可与过敏煎或丹参、生地黄、水牛角等合用。

24. 白茅根 10～30g，白茅花 4.5～10g

二药相伍，升降相合，治各种原因之血热性出血，或见肺出血。

三、健脾和胃，降逆止呕

1. 苍术 6～10g，白术 10～15g

二药相伍，一散一补，治各种脾虚不运。

2. 半夏曲 6～10g，建神曲 6～10g

凡曲者，助消化，二药相伍，和中降逆，治各种消化不良，食欲不振。

3. 半夏曲 6～10g，沉香曲 6～10g

二药相伍，行气疏肝，消胀力强，善治消化不良。

4. 白术 9～10g，鸡内金 6～10g

二药相伍，一补一消，韩老常取焦白术以健脾，生鸡内金以消食。

5. 枳实 5～10g，白术 10～15g

二药相伍，祛邪扶正，治各种脾虚消化不良，或见内脏下垂，及产后水肿。

6. 白术 10～15g，茯苓 10～15g

二药相伍，一温健一渗湿，出自《景岳全书》之茯苓汤，术苓合用有健脾利水之用。

7. 半夏 6～10g，竹茹 6～10g

二药相伍，出自《三因极一病证方论》之温胆汤，善治各种呕吐、痰湿为患者，脑胶质瘤属痰热互结者。

8. 枳实 3～6g，竹茹 6～10g

二药相伍，亦出自温胆汤，治胃热痰盛，合远志、菖蒲、五味子、酸枣仁成十味温胆汤，治失眠效佳。

9. 瓦楞子 10～15g，半夏曲 6～10g

二药相伍，一燥一化，能抑制胃酸过多。

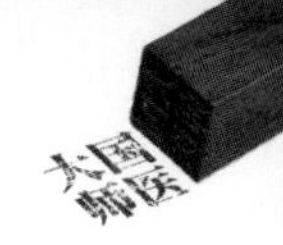

10. 黄连1.5～5g，吴茱萸1.5～5g

二药相伍，一热一寒，出自《丹溪心法》之左金丸，治寒热错杂之症，用治胃脘嘈杂，各种胃炎溃疡。

11. 左金丸6～10g，血余炭6～10g

二者相伍，可治消化道溃疡，急慢性肠炎，痢疾。

12. 干姜1.5～10g，黄连3～5g

二药相伍，出自《伤寒论》之半夏泻心汤，治心下痞疼痛。对幽门螺杆菌有良好抑制作用。

13. 丁香1.5～6g，柿蒂6～10g

二药相伍，温涩相济，出自《济生方》之柿蒂汤，主治呃逆，胃气上逆。

14. 橘皮6～10g，竹茹6～10g

二药相伍，温清相济，治各种脾胃虚弱的呃逆呕吐，妊娠恶阻。

15. 苍术6～10g，白芝麻15～30g

二药相伍，一燥一润，治脾胃虚弱，津液不足之呃逆频频。

16. 马宝0.3～0.9g，沉香1.5～3g

二药相伍，凉温相济，治呃逆诸症及见食管癌者，与旋覆花、代赭石、桃红、杏仁、茜草根、牛膝、与白花蛇舌草、藤梨根合用。

17. 乌贼骨6～15g，浙贝母6～10g

二药相伍，疏肝和胃，能治胃酸过多即溃疡。

18. 柴胡6～10g，牡蛎10～30g

二药相伍，一升一降，治慢性胃炎、肠炎，慢性肝炎及汗闭症。

19. 苍术6～10g，桂枝6～10g

二药相伍，疏肝和中，治肝脾不和之肠鸣、矢气多，及治慢性肝炎。

20. 苍术6～10g，熟地黄6～10g

二药相伍，一润一燥，治脾胃不健，气血两虚之症，可治再生障碍性贫血。

四、泻下通便

1. 大黄 3～10g，芒硝 10～15g

二药相伍，苦咸寒降，意取《伤寒论》之大承气汤。

2. 玄明粉 6～10g，瓜蒌 15～30g

二药相伍，咸软润下，对各种习惯性便秘有良效，但中病即止。

3. 大黄 3～10g，荆芥穗 6～10g

二药相伍，升清降浊，治风秘，即风搏大肠，肺病传于大肠。亦可用于前列腺增生之小便难。

4. 大黄 3～12g，肉桂 6～10g

二药相伍，寒热并施，治习惯性便秘、胃脘痛见寒热错杂，肝郁多怒之吐血衄血。

5. 蚕沙 6～10g，皂荚子 6～10g

二药相伍，一升一降，治大便硬结，初硬后溏者，主治清浊升降失常。

6. 肉苁蓉 15～30g，黑芝麻 10～30g

二药相伍，温润相合，血虚阴亏肠燥之便秘有妙用。

7. 油当归 10～15g，肉苁蓉 15～60g

二药相伍，温润相合，肠燥血虚，老人、虚人产后之大便难。

8. 橘红 6～10g，杏仁 6～10g

二药相伍，辛开苦降，宣上润下，气虚无力者、肺气不宣者合用。

9. 火麻仁 10～15g，郁李仁 6～10g

二药相伍，甘润相济，对各种津液不足之习惯性便秘有良效。

10. 半夏 6～10g，硫黄 1～3g

二药相伍，辛热温通，善治老年人之虚冷便秘，命门火衰，咳嗽者。

11. 大黄 3～12g，附子 3～15g

二药相伍，辛苦通降，出自《金匮要略》大黄附子汤，对虚实便秘有良效。

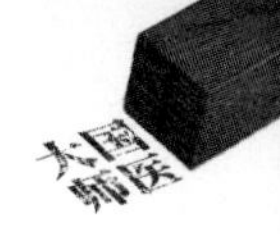

五、健脾止泻，固精止遗

1. 芡实 10～15g，莲子 6～12g

二药相伍，健脾益肾，对各种小便多、遗精带下均有良效。

2. 山药 10～30g，扁豆 10～15g

二药相伍，健脾化湿，和中止泻，对带下和泄泻有良效。

3. 木香 6～10g，黄连 3～10g

二药相伍，寒温并用，出自《太平惠民和剂局方》之香连丸，对里急后重、各种痢疾脓血相兼有良效，治大便下血。

4. 左金丸 6～10g，蚕沙 6～10g

二者相伍，升清降浊，治湿热内蕴，对各种半痢半粪有良效。

5. 花椒 3～10g，苍术 6～10g

二药相伍，温热相助，治中宫虚寒，妇女带下虚寒证者。

6. 肉豆蔻 6～10g，补骨脂 6～10g

二药相伍，脾肾并治，治腰痛五更泄。脾肾阳虚者，名曰二神丸。

7. 赤石脂 10～15g，禹余粮 10～25g

二药相伍，温肾助阳，有良好收湿之功，对各种久泻久痢有良效，可与补骨脂、肉豆蔻、黑芝麻、黑芥穗合用。

8. 血余炭 6～10g，禹余粮 10～25g

二药相伍，收敛止泻，对各种慢性腹泻、痢疾有良效，如治溃疡性结肠炎、阿米巴痢疾可合鸦胆子 10～20 粒用之。

9. 赤石脂 10～15g，白石脂 10～15g

二药相伍，气血双调，善治久泻久痢，前后二阴出血。

10. 金樱子 6～12g，芡实 10～15g

二药相伍，脾肾并治，善治脾肾两虚的泄泻，又治男女遗精带下。

11. 桑螵蛸 6～10g，海螵蛸 10～12g

二药相伍，阴阳两合，但凡遗尿、遗精、带下、崩漏、小便数、失禁、前列腺肥大均可用之。

12. 茯苓 10～15g，益智仁 6～10g

二药相伍，脾肾并治，专治小便淋漓不畅。更可合乌药、石菖蒲及萆薢治前列腺肥大。

13. 苍术 6～10g，防风 6～10g

二药相伍，固表止泻，治水样泄泻有良效，另治飧泄。

14. 诃子 10～15g，肉豆蔻 10～15g

二药相伍，温中而收敛，久泻久痢属脾肾两虚者可合用。

15. 乌药 6～10g，益智仁 6～10g

二药相伍，暖肾助阳，出自《朱氏集验方》之缩泉丸。治前列腺肥大，合萆薢、石菖蒲，再与六一散、旱莲草、车前草、血余炭。

16. 山药 10～15g，芡实 10～15g

二药相伍，健脾固精，标本兼顾。

17. 血余炭 6～10g，乌梅 6～10g

二药相伍，育阴止血，治各种直肠炎、溃疡性结肠炎。可与木香、香连、黄连、苍术、白术、白头翁及干姜炭合用。

六、疏表透疹，解毒止痒

1. 葛根 6～10g，升麻 3～6g

二药相伍，共奏升阳解肌，透疹解毒之功，出自《小儿药证直诀》之升麻葛根汤，对透疹有妙用。此外，对牙痛、鼻炎亦有良效。

2. 浮萍 6～10g，紫草 10～12g

二药相伍，一入气、一入血，令邪有出路。浮萍让邪从汗尿而出，紫草活血，清血分热毒。治荨麻，以此药对合过敏煎、荆防、两丹（丹参、丹皮）及银翘合用，每有良效。

3. 浮萍 4.5～10g，牛蒡子 6～10g

二药相伍，透疹而解咽痛。但须警惕牛蒡子性滑利。

4. 蝉蜕 4.5～6g，薄荷 6～10g

二药相伍，疏风清热，出自《景岳全书》二味消风散，常用于过敏。

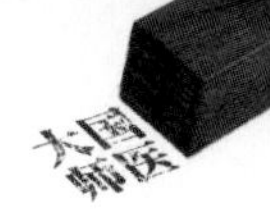

5. 刺蒺藜 10～15g，荆芥穗 5～10g

二药相伍，疏风清热，两者为专治各种痒症而设，适当施以引经药。

6. 刺蒺藜 6～10g，地肤子 10～15g

二药相伍，利湿止痒，治各种痒症，尤其为糖尿病引起的痒症。与降糖方合用，黄芪 30～50g，大生地 30g、苍术 15g、玄参 30g、丹参 30g、葛根 15g。风疹与紫草、浮萍、炒芥穗、炒防风合用。女子外阴痒，合大黄 30g、芒硝 30g、川椒 15g、艾叶 15g、黄柏 30g、薄荷 15g 外洗。

7. 防风 6～10g，乌梅 6～10g

二药相伍，一散一收，专治各种过敏性疾患。治荨麻疹合紫草、浮萍、白茅根、芦根；治过敏性鼻炎，合苍耳子散；治湿疹则用银翘、蒺藜、白鲜皮、苍术、黄柏；治过敏性哮喘，用五子定喘汤。

七、和表里，调气血

1. 白芍 10～15g，桂枝 6～10g

二药相伍，一阴一阳，出自《伤寒论》之桂枝汤，调和营卫，主治风寒外感表虚证。

2. 白芍 10～15g，柴胡 6～10g

二药相伍，气血同治，升散收敛，惯以炒杭白芍合醋柴胡。意出自《太平惠民和剂局方》之逍遥散，治各种肝胆不和，和解表里。

3. 柴胡 5～10g，黄芩 6～10g

二药相伍，清散并用，出自《伤寒论》之小柴胡汤，凡肝胆少阳疾患皆宜。

4. 黄芩 6～10g，半夏 6～10g

二药相伍，辛开苦降，出自《伤寒论》之半夏泻心汤，治各种胃脘痞症不适，胃酸过多。

5. 知母 10～12g，草果 3～6g

二药相伍，寒温结合，治各种乍寒乍热之疟疾诸症，与常山、青蒿、柴胡、黄芩合用。

6. 常山 5～10g，草果 6～10g

二药相伍，一表一里，一寒一热，治疟。

7. 柴胡 6～10g，青蒿 10～15g

二药相伍，升清降浊，治各种外感少阳，疟疾。

八、止汗

1. 黄芪 10～15g，防风 6～10g

二药相伍，补散并施，出自《丹溪心法》之玉屏风散，防风得黄芪之助而不辛散太过，黄芪得防风之助而不敛邪。另可用于脱肛。

2. 山茱萸 10～15g，牡蛎 10～25g

二药相伍，敛阴固脱，治自汗盗汗，另可治糖尿不降，与黄芪合用其效更佳。带下、遗精也可用之。

3. 麻黄根 6～10g，浮小麦 10～30g

二药相伍，益气温阳，救逆固表，起良好止汗效果，可与五味子、麦冬、党参合用，更能进一步增心液。

4. 黄芪 10～15g，牡蛎 10～25g

二药相伍，补敛相济，出自《太平惠民和剂局方》之牡蛎散，气阴两虚或是阳虚自汗均可用。

5. 黄芪 10～15g，浮小麦 10～30g

二药相伍，补中寓清，治表虚自汗。

6. 五味子 6～10g，五倍子 3～6g

二药相伍，酸敛共济，收涩之力极强。各种固脱皆可用。

7. 黄芪 10～30g，附子 6～10g

二药相伍，益气温阳，出自《济生方》之芪附汤，治各种阳虚，脉微欲绝，止汗固脱有良效。

8. 乌梅 6～10g，五味子 6～10g

二药相伍，益阴敛阴，能治自汗盗汗，糖尿病尿糖不降，以及阴汗湿痒证属阴虚火旺者。

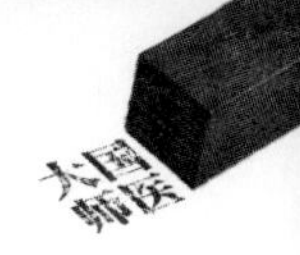

九、清热解毒，消肿止痛

1. 黄芩6～10g，黄连3～6g

二药相伍，苦寒同气，善治各种上焦热象炎症，黄连解湿生之热，黄芩解热生之湿。

2. 紫花地丁10～30g，蒲公英10～30g

二药相伍，苦寒为伍，善治各种化脓性感染性之炎症。治腮腺炎，可合金银花、连翘、大青叶、板蓝根、柴胡、升麻。

3. 牛蒡子6～10g，连翘6～15g

二药相伍，并走于上，治急性咽炎，合马勃、青黛其效更佳。甚或治面瘫初期。

4. 马勃1.5～4.5g，青黛6～10g

二药相伍，并走于上，治急性咽炎，合桔梗、甘草、锦灯笼、金果榄。

5. 马勃4.5～6g，黛蛤散6～10g

二者相伍，清热化痰，散结利咽，治各种急慢性咽炎。

6. 板蓝根10～30g，山豆根6～12g

二药相伍，苦寒相佐，治咽喉部肿痛、牙龈肿痛、口舌生疮。山豆根能治恶性肿瘤，可与白花蛇舌草、半枝莲、藤梨根合用。

7. 板蓝根10～15g，玄参10～15g

二药相伍，苦寒相济，清滋结合，治虚火上炎的慢性咽痛。

8. 石膏15～30g，细辛1～3g

二药相伍，散清并施，治胃火上炎的牙痛、口舌生疮，可合生地黄、牛膝同用。

9. 细辛1～3g，干地黄6～10g

二药相伍，散滋相用，治崩中漏下，面痛，风火头痛、牙痛。

10. 黄连6～10g，细辛3～6g

二药相伍，一寒一热，一散一清，治各种心胃火上炎的痛症。

11. 土茯苓15~30g，蚤休6~10g

二药相伍，清热解毒，利湿疗疮，专治乙肝。与小柴胡汤合用，湿热重，合板蓝根、连翘、生甘草；或茵陈、栀子。肝区痛合川楝子、延胡索；午后腹胀，与香附、乌药合用；疲乏无力，合黄芪、党参、灵芝。

12. 升麻6~10g，桔梗6~10g

二药相伍，直达上焦，治急性咽炎，牙龈肿痛属风热蕴结，肺痈则合冬瓜子、甜瓜子、杏仁、薏仁、冬葵子、芦根、白茅根。

13. 淡竹叶6~10g，石膏15~30g

二药相伍，甘寒相济，出自《伤寒论》竹叶石膏汤，治各种烦热口渴。

14. 甘草6~10g，蒲公英15~30g

二药相伍，甘缓苦泄，药理研究表明其有清除幽门螺杆菌的作用。清热解毒，治胃炎及各种咽喉肿痛。配伍用药，治慢性胃炎合香砂六君子汤；治嗳气合旋覆花、代赭石；寒热错杂者合黄连、干姜；胃部痞闷者合枳实、白术；舌红无苔，胃阴不足者，用沙参、石斛、木瓜、乌梅、生谷芽、麦芽；舌苔厚者合藿香、佩兰、两术；大便初硬后溏者，与蚕沙、皂角子伍用；大便溏者与生薏仁、苍术、苏梗、藿梗合用。

十、益胃止渴，健脾降糖

1. 苍术10~15g，玄参15~30g

二药相伍，一燥一润，合用者有降血糖之效且效果稳定，对膏淋、慢性肾功能不全者有妙用。

2. 黄芪10~30g，山药10~30g

二药相伍，气阴双补，两药同时作用于脾，黄芪重阳，山药重阴，可起到健脾涩精的作用。将怀山药改为生地黄30g效果也佳。另此药对可合益母草、白茅根，可起到利尿消肿、免疫调节的作用。合黄连、黄柏则能清热坚阴，协助减退激素。

3. 绿豆衣6~10g，薏苡仁10~15g

二药相伍，甘凉相助，主治消渴中的上消之症，合天花粉同用效果

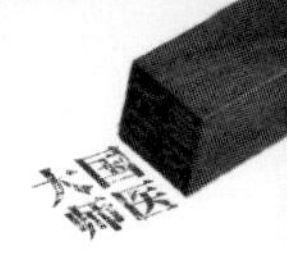

更佳。

4. 葛根 10～15g，丹参 10～15g

二药相伍，升阳化瘀，对久病的糖尿病患者见有瘀象者有良效。适当配以木香、川芎、当归、益母草、赤芍等药活血化瘀其效更佳。

5. 玄参 10～30g，麦冬 10～15g

二药相伍，金水相生，对养阴生津极有良效。

6. 知母 6～10g，黄柏 6～10g，肉桂 1～1.5g

三药相伍，通关开窍，用于下消明显者。肉桂起反佐作用，引寒药以疗热证，为少阴经的引经药。

7. 鲜地黄 10～60g，淫羊藿 10～30g

二药相伍，一以阴为重，一以阳为重，善治糖尿病久病阴阳俱虚者，或治顽痹过用激素导致机体阴阳俱虚者，两药分量可视情况改重比例。

8. 熟地黄 6～10g，山茱萸 6～10g

二药相伍，补元阴元阳，一补一敛，合用可大补元气。

十一、醒脾开胃

1. 鸡内金 6～10g，丹参 10～15g

二药相伍，祛瘀生新，散结化积，开胃止痛，治胃脘部溃疡、放化疗后胃阴受损，治肝脾肿大可合用合欢皮、白蒺藜，也可合三棱、莪术。

2. 鸡内金 6～10g，麦芽或谷芽 10～15g

二药相伍，大生脾胃之气，治各种消化系统疾病，脾胃虚弱，食欲不振，癌肿放化疗后见食欲不振，消化不良。

3. 乌梅 3～6g，木瓜 6～10g

二药相伍，酸甘化阴，出自叶天士《临证指南医案》，取其养胃阴的效果，可另考虑其他甘平甘凉之品，如石斛、麦冬、白芍、沙参、生扁豆、乌梅等。

4. 佩兰 6～10g，石菖蒲 6～10g

二药相伍，芳香醒脾，治湿阻而见的食欲不振有良效。若见消退减慢者，可加入苍术、白蔻仁、厚朴以加强化湿力量。

5. 厚朴花3～6g，代代花3～6g

二药相伍，芳香化浊，理气化中，醒脾开胃，对肝郁所致的食欲不振有良效。

6. 玫瑰花3～6g，代代花3～6g

二药相伍，一入血一入气，理气解郁，对肝气犯脾的食欲不振有良效。

十二、宁神，补心安眠

1. 茯苓6～10g，茯神6～15g

二药本为一体，一入脾胃一入心，善治各种神经衰弱症。

2. 茯神10～15g，麦冬6～10g

二药相伍，气阴双补，治各种心阳外浮，心烦失眠的病症。

3. 生枣仁6～15g，熟枣仁6～15g

二药相伍，清肝养肝，生枣仁清肝，熟枣仁养肝，两者合用安神助眠之力加重。

4. 酸枣仁10～15g，柏子仁10～12g

二药相伍，相得益彰，养心安神之力加重。

5. 远志6～10g，石菖蒲3～10g

二药相伍，通心窍，交心肾，对神经衰弱、眠差、记忆力减退者确有良效。对情志不遂表情淡漠者可与温胆汤同用。

6. 何首乌10～15g，刺蒺藜10～15g

二药相伍，一守一走，对用脑过度的头昏头痛、失眠、记忆力减退有良效。对面部色斑、黄褐斑及高血压动脉硬化有效。可与二至丸或见黄精合用。

7. 甘松3～10g，鹿角霜4.5～10g

二药相伍，温养脾肾，对用脑过度引起的失眠，低血压之头晕、头昏有良效。

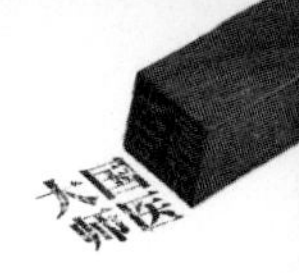

8. 百合10～30g，知母6～10g

二药相伍，出自《金匮要略》百合知母汤，治各种情志不遂、百合病等。

9. 酸枣仁10～30g，五味子6～10g

二药相伍，补肝肾，益心肾，治神经衰弱证属阴血不足者有良效。

10. 酸枣仁10～30g，夜交藤15～30g

二药相伍，交通心肾，治神经衰弱，属难以入睡，阳不入阴者。

11. 牡蛎15～30g，五味子6～10g

二药相伍，重镇酸敛，治甲状腺功能亢进，常与当归六黄汤合用，治盗汗自汗、神经衰弱者。

十三、清心安神

1. 酸枣仁6～10g，栀子4.5～6g

二药相伍，一补一泻，一清一敛，不论虚火实火均可，虚者配二至丸，实火用黄连、肉桂，肉桂少佐即可。

2. 半夏6～10g，夏枯草6～15g

二药相伍，取两者交通季节，顺应阴阳，半夏得阴而生，夏枯草得阳而长，对一众神经衰弱、阴阳失调者及痰热者有妙用。

3. 肉桂4.5～6g，黄连4.5～10g

二药相伍，一阴一阳，交通心肾，出自《韩氏医通》交泰丸也，治疗心肾不交，即临睡前精神兴奋、心悸不安、不能入睡者，多合天王补心丹而用。

4. 黄连4.5～6g，阿胶6～10g

二药相伍，一清一补，心肾相交，出自《伤寒论》之黄连阿胶汤也，对阴虚火旺者为宜。

5. 女贞子6～10g，旱莲草6～10g

二药相伍，滋补肝肾，出自《医便》之二至丸，对慢性虚弱性体质，神经衰弱，肝肾阴虚者、有热者适用。与生地黄炭、熟地黄炭、黑芥穗、升麻炭、丹参、地榆炭合用。

6. 白薇6～10g，刺蒺藜6～10g

二药相伍，清散并施，白薇入血分清虚热，刺蒺藜疏肝而平肝祛风明目，对头昏头晕头痛有妙用，昏多用白薇，痛多用蒺藜。用于各种高血压而见肝阳上亢者。

7. 半夏6～10g，高粱米10～15g

二药相伍，通阴阳，和脾胃，主治胃不和之失眠，或见痰热客于胆腑，自汗不眠。

8. 丹参15～30g，黄连5～10g

二药相伍，清心凉血，养血安神，对心火过亢者合用炒远志、石菖蒲、生枣、生栀。

十四、软坚散结，化石通淋

1. 海浮石10～15g，海金沙10～15g

二药相伍，清上利下，软坚散结，治尿路感染结石，常与六一散、车前草、旱莲草合用，其效显著。

2. 金钱草15～30g，海金沙10～15g

二药相伍，清热利湿，通淋排石，善治各种结石。胆石症则配茵陈、柴胡、栀子。尿路感染可与车前草、旱莲草、六一散等合用。

3. 滑石6～12g，海浮石10～15g

二药相伍，清热渗湿，软坚化石，能治尿路结石，前列腺增生，与萆薢、丹参、王不留行、牛膝合用。

4. 海浮石10～15g，瓦楞子10～15g

二药相伍，软坚散石，能治各种结石症，肝脾肿大也可治。

5. 瓦楞子15～25g，滑石10～15g

二药相伍，一重点在化，一重点在滑，治各种肾结石、输尿道结石、膀胱结石。

6. 瓦楞子10～15g，鱼脑石10～15g

二药相伍，咸软相济，治各种结石，胆道结石配茵陈、金钱草、木香、

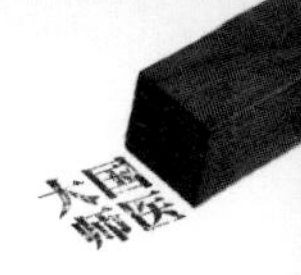

大黄；尿路结石配车前、滑石、海浮石、海金沙、旱莲合用。

7. 鸡内金 6～10g，芒硝 3～10g

二药相伍，消通结合，治各种结石，可以两药研末同服，每日 6g 日服 2 次。两药特点一补一泄。

8. 血余炭 10～12g，六一散 10～15g，薏苡仁

三者相配，清热利湿，利尿止血，本方多于结石治愈后使用以巩固疗效。

9. 浙贝母 6～10g，夏枯草 10～15g

二药相伍，清泄痰热，散结消肿，治瘰疬，与海藻、昆布、生牡蛎、元参合用。

10. 玄参 10～15g，牡蛎 15～30g

二药相伍，滋阴软坚，散结消肿，治各种痰火凝结之痰核症，也能治甲状腺癌、颈部恶性肿瘤。

11. 海藻 10～15g，昆布 10～15g

二药相伍，咸寒共济，软坚散结，出自《证治准绳》之二海丸，能治乳腺增生、睾丸肿痛、前列腺肥大、血管硬化、痰核等。治癌时用量宜大，30 至 60g 不等。

12. 橘核 6～10g，荔枝核 6～10g

二药相伍，理气散结，祛寒止痛，化痰消肿，能治疝气，阴囊、睾丸肿痛，可与小茴香、吴茱萸同用。少腹疼痛者可与香附、乌药同用。

13. 合欢皮 10～15g，刺蒺藜 10～15g

二药相伍，补散并用，治各种肝脾肿大甚妙。可与小柴胡汤合用。

14. 茵陈 15～30g，金钱草 20～30g

二药相伍，同类相济，苦寒清热，治各种急慢性肝炎及胆结石、胆囊炎，与大柴胡汤合用。肾炎者可合五苓散，尿路结石者可与海金沙、血余炭、六一散合用。

15. 薏苡仁30～60g，乌梅15～30g

二药相伍，除湿软坚，用两药同治各种妇科肌瘤包括盆腔炎性包块。

十五、利水消肿，利湿排脓

1. 车前草10～15g，旱莲草10～15g

二药相伍，清利滋敛，对各种尿路感染有良效，急慢性肾炎及淋证、溺血可用。名二草丹。

2. 萹蓄6～15g，瞿麦6～10g

二药相伍，清热利尿，出自《太平惠民和剂局方》八正散，对急性湿热淋证有良效。

3. 红曲6～12g，车前子6～10g

二药相伍，健脾和胃，利尿消肿，治慢性结肠炎及各种脾胃不和的湿热下痢。

4. 赤小豆10～30g，赤茯苓10～15g

二药相伍，清敛并用，清热解暑，止血止痢，治湿热为患，水肿腹满，乳腺炎及泻痢。

5. 赤茯苓10～15g，赤芍6～10g

二药相伍，清热凉血，行瘀利水，治各种热性血尿。

6. 黄芪10～15g，防己6～10g

二药相伍，一升一降，益气健脾，治风水水肿，湿痹为患，各种气虚湿盛者见蛋白尿不消，合山药、益母草、白茅根，再伍用六味地黄丸。

7. 大腹皮10～12g，槟榔6～10g

二药相伍，消积导滞，行气利水力极强，另有消食除胀之功。

8. 麻黄3～10g，浮萍6～12g

二药相伍，发汗解表，利水消肿，主治风水。

9. 麻黄3～10g，石膏10～30g

二药相伍，寒温并用，治风水，正水，风热水肿，热性病者，出自《金匮要略》越婢汤。

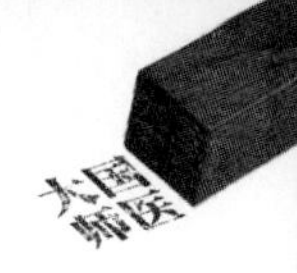

10. 益智仁6～10g，萆薢10～15g

二药相伍，涩利并用，治各种浊性小便带下等症。治前列腺肥大，重用萆薢、海浮石、海金沙。

11. 血余炭6～10g，韭菜子6～10g

二药相伍，温涩并施，治慢性肾炎肾虚者见小便不利，下肢水肿。

12. 血余炭6～10g，车前子6～10g

二药相伍，一利一涩，治小便带血，急性肾炎。

13. 冬瓜子10～15g，甜瓜子10～15g

二药相伍，甘寒相助，两者合用治各种饮停胸胁，肺痈，肺水肿。

14. 冬瓜子10～15g，冬葵子10～15g

二药相伍，甘寒相济，主治肺脓肿、肠痈、悬饮，治疗黄褐斑可与蒺藜及僵蚕合用。

15. 冬瓜子10～15g，青橘叶6～10g

二药相伍，行气利水，消肿利尿，理气止痛，治渗出性胸膜炎，气水郁滞者。

16. 杏仁6～10g，薏苡仁10～30g

二药相伍，宣上利下，肺脾并治，治肺痿、肺痈，用以咳吐脓血、排痰。

17. 冬葵子10～15g，茯苓10～30g

二药相伍，甘寒淡湿，利水消肿，治疗妊娠水肿，急慢性肾炎。水肿腹水均可使用。

18. 冬瓜子10～30g，丝瓜络6～10g

二药相伍，利水消肿，治渗出性胸膜炎，肺痿，肺痈。

19. 石韦10～15g，萆薢15～30g

二药相伍，同类相济，清热利湿，治产后下肢水肿，尿路结石，湿热下注均可。

20. 滑石6～10g，车前子6～10g

二药相伍，清热利尿，治疗急性尿路感染，暑湿泄泻。

21. 萆薢 6～10g，蚕沙 6～10g

二药合用，专治淋证。湿热者合六一散、血余炭、黄柏、木通；气机不利合香附、乌药；伤阴合知母、黄柏；伤阳合白芍、桂枝、杜仲、川续断；有瘀者，合生蒲黄、五灵脂、大黄、牡丹皮。

22. 土茯苓 30～120g，萆薢 15～30g

二药相伍，清热利湿，能治痛风性关节炎，量必要大，土茯苓 30～120g，萆薢 15～45g。

23. 白茅根 20～30g，益母草 15～20g

二药相伍，清热利尿，活血止血，治急慢性肾炎，膀胱炎见血尿者。

24. 蝼蛄 4～6 只，蟋蟀 4～6 只。

二药相伍，有利尿消肿之功。

25. 桂枝 6～10g，茯苓 10～30g

二药相伍，温阳利水，可治水湿痰饮为患之病，比如见奔豚，饮停心下，风湿性心脏病可用。

十六、化痰止咳

1. 海浮石 6～10g，旋覆花 6～10g

二药相伍，清肺降气，消痰行水，专为痰热咳嗽而设，可与青黛、海蛤壳同用，其效更佳。

2. 半夏曲 6～10g，旋覆花 4.5～6g

二药相伍，一燥一宣，对痰稀咳嗽有妙用，治渗出性胸膜炎其效甚佳。可与冬瓜、青橘叶、葶苈、大枣合用。

3. 黛蛤散 10～15g，海浮石 10～12g

二药相伍，清热化痰，软坚消痰，重点在治顽痰。半夏曲合旋覆花治稀痰，海浮石合旋覆花治稠痰。

4. 枇杷叶 6～10g，半夏 6～10g

二药相伍，燥润相辅，祛稀痰，止咳嗽甚妙。

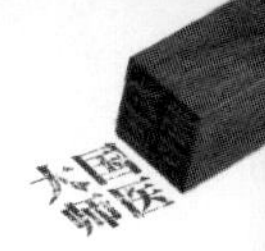

5. 胆南星3～6g，旋覆花4.5～6g

二药相伍，清降相用，重点是胆南星治风痰多，与半夏有别。临床主治顽痰，肢体麻木，痰窜经络。

6. 天竺黄3～10g，半夏曲6～10g

二药相伍，清燥并用，最宜治小儿痰热交集，消化不良，或见风痰将作，目睛呆滞。

7. 橘红3～6g，橘络3～6g

二药相伍，化痰力增，并取络通经络，治胸络受痰所阻的闷痛。

8. 紫菀6～10g，橘红4.5～6g

二药相伍，燥润为用，各种内外伤之咳嗽均可用，特别是对虚劳、肺结核之咳嗽有良效。

9. 白前6～10g，前胡6～10g

二药相伍，一宣一降，清肃和合，二者均取蜜炙品，治各种咳嗽初起，上呼吸道感染。前胡对新感咳嗽有良效，白前对久咳有效。

10. 白前6～10g，百部6～10g

二药相伍，润肺降气，出自《医学心悟》之止嗽散，重点是咳嗽初起，宜宣肺止咳，取前胡、白前伍用治之；咳嗽已久，咽已不痒，肺气不降，气逆作咳，宜白前、百部为治。

11. 半夏6～10g，橘皮6～10g

二药相伍，燥湿健脾，用于痰饮加食积。另重视痰的种类，湿痰用半夏、陈皮、茯苓、白芥子。燥痰用蛤粉、竹茹、竹沥、贝母。

12. 杏仁6～10g，川贝母6～10g

二药相伍，清宣降润，各种肺虚外感咳嗽均可用。

13. 知母6～10g，川贝母6～10g

二药相伍，清热滋阴，润肺止咳，专治阴虚咳嗽。

14. 瓜蒌子6～10g，瓜蒌皮10～15g

二药相伍，清热涤痰，对各种痰热而不易咯出的咳嗽有妙用。

15. 枇杷叶 6～10g，六一散 6～10g

二者相配，清热宣肺，治肺痈轻症，肺痿亦可。可与芦根、冬瓜子、甜瓜子伍用。

16. 麻黄 1.5～6g，罂粟壳 3～6g

二药相配，专治极剧烈的咳嗽，不宜久用。

17. 人参 3g，三七 6g

二药相伍，一补一散，治各种虚劳咳嗽，咳血，冠心病心绞痛。

18. 阿胶 6～10g，紫菀 6～10g

二药相伍，润补并施，主治痰中带血，支气管扩张的咯血。以此合人参、三七、钟乳石、鹅管石常用。

19. 木瓜 6～10g，青黛 3～6g

二药相伍，寒温并施，专治外感咳嗽。足跟痛，腓肠肌痉挛，可与白芍、甘草合用。

20. 香附 6～10g，五灵脂 6～10g，牵牛子 3～10g

三药相伍，可治支气管哮喘及各种过敏症，特别是对油烟过敏者。

21. 麻黄 6～10g，杏仁 6～10g

二药相伍，辛苦并用，出自《太平惠民和剂局方》之三拗汤，除肺系病变，可治急发性耳聋及中风偏枯。

22. 杏仁 6～10g，葶苈子 6～10g

二药相伍，一宣一泻，治各种水肿腹水。

十七、下气平喘

1. 五味子 3～10g，细辛 1～3g

二药相伍，一升一发。灵活应用，久咳敛肺气多取五味子，新咳宣发多用细辛。

2. 五味子 3～10g，干姜 6～10g

二药相伍，收散并用，出自《伤寒论》之小青龙汤，以寒咳为主。

3. 苏子 6～10g，紫菀 6～10g

二药相伍，润降为用，治各种慢性支气管炎咳喘气滞者。

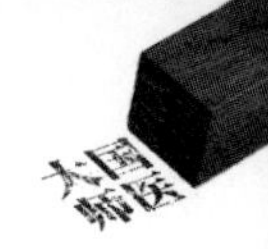

4. 莱菔子6～10g，白芥子6～10g

二药相伍，长于理气开痰，取自三子养亲汤，治各种老人、虚人咳嗽，咳嗽一症当见治痰，白芥子豁痰，莱菔子化滞。

5. 葶苈子3～10g，大枣20g

二药相伍，泻痰行水，对心衰喘息不得卧者有良效。

6. 射干6～10g，麻黄3～6g

二药相伍，宣降相合，出自《金匮要略》射干麻黄汤，善治咳嗽痰喘诸症。

7. 山药10～15g，牛蒡子6～10g

二药相伍，补清相合，治各种虚症，咳之不甚者有良效。慢性气管炎，支气管哮喘有良效。

8. 橘皮6～10g，桑白皮6～10g

二药相伍，清热化痰，止咳平喘，两皮一走肺经，一走脾肺两经。对各种痰热咳嗽有良效。

9. 桑白皮6～10g，地骨皮10～15g

二药相伍，气血双清，出自《小儿药证直诀》之泻白散，临床有三效。地骨皮清虚热，有治午后发热之功，可治出鼻血，可用于各种肺炎及各种肺系疾患的头目水肿。

10. 桑白皮6～12g，桑叶6～10g

二药相伍，一宣一降，一用于伏火，一用于解表，起清热泻火平喘作用。

11. 熟地黄6～10g，麻黄3～6g

二药相伍，一肾一肺，金水相生。治妇女经期哮喘，久喘无痰，痰核流注结块及阴疽。

12. 熟地黄6～10g，当归6～10g

二药相伍，补清相合，久咳者加入一味当归有良效。熟地黄取其滋肾作用。对女性久咳，月事不调有良效。

13. 大枣，黑锡丹 3～6g

二者相伍，用于极阳虚的虚喘。

14. 补骨脂 6～10g，胡桃仁 6～10g

二药相伍，肺肾并治，治各种肾虚之症，特别是妊娠期腰极痛，痛不可忍。

15. 补骨脂 6～12g，蛤蚧 3～6g

二药相伍，补肾纳气，专为肾不纳气而设。

十八、平肝息风

1. 刺蒺藜 10～15g，僵蚕 6～10g

二药相伍，同类相济，对肝阳上亢，头晕目眩头痛，神经性头痛，三叉神经痛，女性面部色素沉着有妙用。

2. 僵蚕 4.5～6g，地龙 6～10g

二药相伍，一升一降，针对顽固性头痛，中风后遗症，与半夏、白术同用效极佳。若有过敏反应，用徐长卿 15g，地肤子 3g 合用解。

3. 全蝎 3～6g，钩藤 10～15g

二药相伍，同类相济，用此治顽固性头痛，可以此药对各 10g，合高丽参 6g，共研细末，每日 2 次每次 3g。

4. 全蝎 3～4.5g，蜈蚣 1～3g

二药相伍，同类相济，息风止痉，通络止痛。用虫药注意事项：①病程要长；②地龙用于热重，蜈蚣用于寒型；③蝎子用四肢，蜈蚣用脊椎，蕲蛇用手足，水蛭用寒热错杂。另蜈蚣、全蝎、僵蚕合蕲蛇等份研末，每日服 1.5～3g，治癌及延长生命。

5. 益母草子 6～10g，天麻 3～10g

二药相伍，气血双调，治高血压之头痛、头昏，可与黄芩、夏枯草、槐花、牛膝同用，另益母草子不能过 30g，有中毒危险。

6. 珍珠 3g，海参肠 30g

二药相伍，有清有通，用治癫痫。

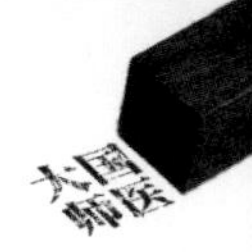

7. 郁金 6～10g，白矾 1～3g

二药相伍，豁痰开窍，治风痰癫狂。

8. 阿胶、龟板胶、鹿角胶 6～10g

三药相伍，阴阳双补，治虚劳，血小板减少等。

9. 白芷 6～10g，僵蚕 6～10g

二药相伍，相辅为用，多用在各种五官科痛症上，如治三叉神经痛，合生地黄、白芍、细辛、甘草。面部色素沉着，合冬瓜子、当归、川芎、熟地黄、白芍、赤芍。

10. 益母草子 6～10g，僵蚕 4.5～6g

二药相伍，补而能行，朱丹溪指益母草子行中有补，合用则有治目翳之妙，可治各种肝肾不足的眼疾，与谷精草、密蒙花及二至丸同用。

11. 川芎、白芷、菊花各 6～10g

三药相伍，疏肝明目，治各种面神经痛，头晕目疾，糖尿病引起的视网膜病变。

12. 钩藤 10～15g，天麻 6～10g

二药相伍，同类相济，出自天麻钩藤汤，用此合苓桂术甘汤，治耳水不平，效果佳。

十九、强心止痛

1. 地锦草 6～10g，分心木 6～10g

二药相伍，一入血一入气，对各种心脏病的不适均有良效。心房纤颤者，可与生龙牡、紫石英、琥珀、朱砂合用。

2. 丹参 10～15g，檀香 3～6g

二药相伍，行气活血，专为冠心病心绞痛而设，气滞重则重用檀香，血瘀重则重用丹参。

3. 五灵脂 6～10g，降香 3～6g

二药相伍，气血并用，对冠心病心绞痛可用，但檀香、降香均不宜久服，疼痛缓解后则益气养阴，活血化瘀才能巩固疗效。

4. 丹参10～15g，三七3～10g

二药相伍，活血化瘀，治心绞痛，动脉硬化者。初起可重用丹参，少用三七。病情长者可重用三七少佐丹参。临床可加石菖蒲、远志、瓜蒌、薤白效果更佳。

5. 石菖蒲6～12g，郁金10～15g

二药相伍，一以开窍为重，一以祛痰为重，一温一寒，能相互促进。临床上治心绞痛，但以痰湿为重者，可合其他祛痰药。

6. 阿胶6～10g，仙鹤草10～15g

二药相伍，补血强心，仙鹤草既有强心作用又治出血，与阿胶合用，能对心阴不足的心脏病及出血病有良效。可合生脉散及芳香药。另遇有心瓣病变者，可与天王补心丹、柏子补心丹等合用。

7. 地锦草6～10g，仙鹤草10～15g

二药相伍，调畅气血，对心动过促有效，可与龙眼肉合冰糖服之。另临床与远志、珍珠母、紫石英、朱砂、琥珀合用均有改善作用。

8. 人参6～10g，附子6～10g

二药相伍，辛甘助阳，出自参附汤，临床比例，人参∶附子以2∶1为佳。

9. 附子6～10g，干姜6～10g

二药相伍，温热回阳，附子无干姜而不温，回阳救逆力量倍增。能治各种心胸、脾胃冷痛。

10. 羌活6～10g，菊花6～10g

二药相伍，专攻上焦，治心痛彻背。羌活发散风寒，可升督脉阳气，菊花疏风清热，轻清走上，二药合用，并走上焦，通脉止痛，对于心绞痛效果佳。

11. 延胡索6～10g，冰片0.03～0.1g

二药相伍，重在止痛。病者服药以后疼痛改善明显。

12. 附子6～10g，白芍10～15g

二药相伍，重在止痛，以各种寒证疼痛为主。用附子者，以

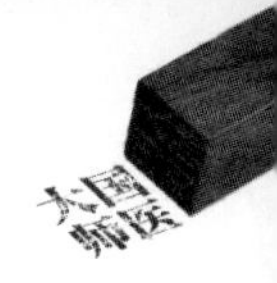

舌色来决定，舌色淡者用量少，舌色深者用量大，舌色红者决不可用。

13. 丹参15～30g，山楂15～30g

二药相伍，活血祛瘀，治心绞痛诸症及高脂血症。

14. 附子6～10g，黄连3～10g

二药相伍，一补一清，两者能治虚实错杂的病证。附子除配黄连，尚可配木通。肝火旺配灯心草；胃肠有热合大黄；虚阳上扰用麦冬、首乌、生地黄、熟地黄；心律失常合用万年青或苦参。

15. 佛手6～12g，香橼6～12g

二药相伍，相须为用，佛手行气力重，香橼则见有化痰消食之功，两者合用肝郁气滞、肝气犯胃者效果佳。

二十、补肝肾，强筋骨

1. 杜仲10～12g，续断10～15g

二药相伍，同类互济，出自《赤水玄珠》之杜仲丸，既可安胎又可治各种腰痛，新伤旧伤内伤外伤均可。

2. 熟地黄6～12g，细辛1.5～3g

二药相伍，一散一守，治各种腰痛均有良效。

3. 续断10～12g，黄精10～15g

二药相伍，填精益髓，善治虚劳诸症，各种肝肾不足皆可用。

4. 刺蒺藜6～10g，沙苑子6～10g

二药相伍，刺蒺藜入肝，沙苑子入肾，一升一降而质润，能养肝明目，治肾虚小便频数，早泄，妇女带下。

5. 蚕沙6～10g，夜明砂6～10g

二药相伍，升降并施，主治目赤眼花，目生白翳。风热者合防风、黄芩，目涩者合杞菊地黄丸。

6. 枸杞子10～15g，菊花6～10g

二药相伍，清肝明目，出自《麻疹全书》之杞菊地黄丸。

7. 狗脊6～15g，功劳叶6～10g

二药相伍，相得益彰，补肝肾、强筋骨、疗酸痛疗效佳。

8. 女贞子10～15g，续断6～10g

二药相伍，共补肝肾，治女性性冷淡，再与麝香、樟脑、乳香、仙茅、淫羊藿，巴戟天，葫芦巴合用，其效更显。

9. 续断10～15g，桑寄生15～25g，菟丝子10～15g

三药相伍，同类相济，主治妇科，合用有补肝肾，强筋骨，壮腰膝，固冲任，通血脉之效。

10. 桑寄生15～25g，鸡血藤15～30g

二药相伍，补而见通，能治糖尿病之下肢无力，沉重，酸痛，有降糖作用。中风偏瘫可合用补阳还五汤；妇女闭经血虚有滞者，合用圣愈汤。

11. 刺蒺藜6～10g，木贼6～10g

二药相伍，清肝明目，治疗迎风流泪等结膜不适。青光眼、白内障皆可用，见头痛头胀、视力减退，可与谷精草、密蒙花合用。

12. 谷精草6～10g，密蒙花6～10g

二药相伍，甘寒相济，治各种视力衰退症，尤其可用于糖尿病视网膜病变。风热者合桑叶、菊花，肝肾阴虚者合女贞子、旱莲草。

二十一、祛风除湿，通络止痛

1. 桑枝15～30g，桑寄生15～30g

二药相伍，通补结合，治腰腿痛甚妙，中老年人的血脂偏高，下肢水肿，用之佳。

2. 羌活3～6g，独活6～10g

二药相伍，一下一上，主治各种痹症，或是外感风寒者皆宜。

3. 海桐皮6～10g，秦艽6～12g

二药相伍，通达上下，走络入血，海桐皮取皮走上，秦艽走下入血，临床常与各种藤类药、威灵仙合用疗效更佳。

4. 海风藤10～15g，络石藤10～15g

二药相伍，同功相济，两药相须，治络脉不和，气血循行不畅，肢体

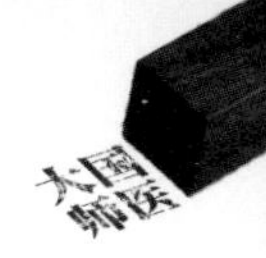

麻木，疼痛。

5. 海桐皮 6～10g，豨莶草 6～10g

二药相伍，治疗风湿痹痛，中风半身不遂，更多用治疗小儿麻痹后遗症。海桐皮苦降，豨莶草辛散。

6. 吴茱萸 3～10g，木瓜 10～15g

二药相伍，散敛相佐，治疗吐泻转筋，下肢痿软无力。

7. 白芍 10～60g，甘草 6～10g

二药相伍，出自《伤寒论》之芍药甘草汤，有镇静镇痛和松弛平滑肌的作用，有研究证实二药合用有治疗糖尿病并发症、腓肠肌痉挛的作用。若白芍、甘草等份，名神效散，有治疗消渴的作用。

8. 豨莶草 15～30g，地龙 6～10g

二药相伍，镇静降压，清热定惊。治中风后遗症合补阳还五汤；治疗颈椎病与羌活、葛根、姜黄；治糖尿周围神经病变，可与前文提及的降糖药对合用。治痹病可与四藤一仙方（四藤即海风藤、络石藤、钩藤、鸡血藤及威灵仙）合用。

9. 桑枝 15～30g，柽柳 15～30g

二药的配伍为李介鸣先生所创，用治风湿类疾病，用量较大。

10. 桂枝 6～10g，牡蛎 15～30g

二药相伍，一散一敛，可治痛风、胃十二指肠溃疡属虚寒型者。针对痛风者，可用四藤一仙方，或以热痹者治之，可与苍术、黄柏合用，或单用车前子 30g 代茶频饮。

11. 穿山甲 3～10g，皂角刺 6～10g

二药相伍，治疗疮疡，消肿溃坚，但穿山甲被纳为受管制药品，现无法使用。

12. 苍术 6～10g，黄柏 6～10g

二药相伍，二妙散也，一热一寒相互制约。治风湿性关节炎，常与赤芍、当归尾、丹参、乳香、没药、豨莶草、鸡血藤合用，其效颇佳。

二十二、重镇安神

1. 龙骨15～30g，牡蛎15～30g

二药相伍，镇静效果加强，龙骨入肝以安魂，牡蛎入肺以安魄。张锡纯用此来与山茱萸、三七合用成补络补管汤，止咳血。

2. 紫石英6～12g，紫贝齿6～15g

二药相伍，寒温相济，治各种心脏疾病，如心悸怔忡等，有镇静安神之用。

3. 龙齿10～15g，紫贝齿6～15g

二药相伍，同类相佐，用治阳不入阴的各种睡眠障碍，高血压。

4. 石决明6～12g，紫石英6～12g

二药相伍，金石相佐，用治各种高血压，肝阳上亢之实证。

5. 紫石英6～12g，铁落15～30g

二药相伍，镇静安神，如《医学心悟》之生铁落饮，治各种癫狂。

6. 石决明6～12g，磁石10～30g

二药相伍，有水土双生之妙，肝阳上亢再配紫石英、紫贝齿，肾虚合杞菊地黄汤。

7. 紫石英6～12g，磁石10～30g

二药相伍，寒温并用，治疗高血压常用磁石合石决明或紫石英，再合杞菊地黄汤。

8. 珍珠母6～30g，磁朱丸6～10g

二药相伍，滋肾平肝，治各种高血压，或见青光眼有出血倾向者。

9. 高粱米10～15g，磁朱丸6～10g

二药相伍，一能和胃安眠，一能重镇安神。

10. 朱砂1g，琥珀1g

二药相伍，心肝同治，用于夜眠不安，夜梦较多者，但朱砂不能久服。

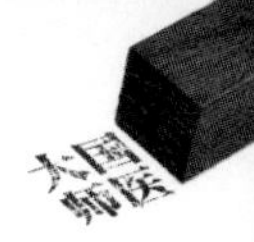

二十三、其他

1. 党参 10～15g，黄芪 10～15g

二药相伍，大补脾胃之气，出自《内外伤辨惑论》之补中益气汤，用于素体气虚，劳弱年老体衰者。

2. 升麻 3～6g，柴胡 6～10g

二药相伍，升阳举陷，亦出补中益气汤，用于肺癌手术后，放化疗后。可与党参、黄芪、半枝莲、藤梨根合用。

3. 桑叶 6～10g，黑芝麻 10～30g

二药相伍，上清下滋，出自《中国医学大辞典》之桑麻丸，凡阴虚血燥，头发早白，脱发，久咳者，均可使用，可同与何首乌、生地黄同用。

4. 紫石英 10～25g，白石英 10～25g

二药相伍，紫石英入血，白石英入气，气血同治，镇心神，温肺气，平冲逆，暖下元。

5. 熟地黄 10～15g，砂仁 3～6g

二药相伍，动静相补，治疗血少诸症，安胎。

6. 升麻 3～10g，荆芥穗 6～10g

二药相伍，入血分出气分，主治各种出血性疾病及产褥热。

7. 白术 10～15g，黄芩 6～12g

二药相伍，健脾燥湿，清热安胎，朱丹溪称此为安胎圣药。

8. 桔梗 6～10g，杏仁 6～10g

二药相伍，一宣一降，治痢疾初起，半表半里。

9. 槟榔 15～100g，南瓜子 30～120g

二药相伍，协同增效，治绦虫有效，槟榔、南瓜子合用，能治各种肠道寄生虫病。

10. 钩藤 10～15g，白头翁 10～30g

二药相伍，清热凉血，息风止痉，能治帕金森病属血热风动，甲状腺功能亢进。可与杞菊地黄丸合桂枝龙骨牡蛎汤合用。

11. 鸦胆子 10～15 粒，龙眼肉 10～15 粒

二药相伍，扶正祛邪，可治阿米巴痢疾，热性赤痢，可与食物同服。

12. 半枝莲 15～60g，半边莲 15～30g

二药相伍，化瘀止痛，化湿消肿，治各种肺胃肝癌，属血瘀痰湿者。肺癌与升陷汤同用；治食管癌与旋覆花、代赭石、桃仁、杏仁同用；治胃癌与白花蛇舌草、藤梨根合用；治肝癌与合欢皮、白蒺藜同用。

13. 莪术 6～10g，猪苓 6～10g

二药相伍，利水逐瘀，治肝癌腹水，或用于不适宜放疗、化疗者。或用于放化疗患者出现免疫抑制或白细胞减少者。

14. 黄芪 10～30g，知母 10～15g

二药相伍，益气清热，出自张锡纯的升降汤，用于治大气下陷，似喘非喘等症。

15. 黄芪 15～30g，桔梗 6～10g，生甘草 6～10g

三药相伍，益气升阳，治疮疡久治不愈，溃后不收口，证属气血不足者。

16. 黄药子 6～10g，当归 6～10g

二药相伍，能治各种癌症，黄药子与当归合用，能减轻肝脏损害。

17. 苦参 6～10g，女贞子 10～15g

二药相伍，一润一燥，治各种癌症，放化疗中的骨髓抑制反应和免疫抑制反应。另尚有其他治癌症的药对：玄参配牡蛎，陈皮配诃子，白僵蚕配地龙，全蝎配蜈蚣。

18. 青黛 6～10g，雄黄 1～3g

二药相伍，出自《仙拈集》之青黄散，主治血液肿瘤（慢性粒细胞白血病）。

（翁大伟　谭　芳　宋书婷　刘贾波　贾淑培　整理）